Praktische Notfallmedizin 2

Praktische Notfallmedizin 2
Herausgeber G. H. Engelhardt

Das Hirnödem

Intensivmedizinische Probleme in der Neurochirurgie

Symposium vom 17.–20.11.1983 in Cannes

herausgegeben von Thomas Grumme

Walter de Gruyter
Berlin · New York 1984

Prof. Dr. med. Thomas Grumme
Chefarzt der Neurochir. Klinik
Krankenhauszweckverband Augsburg
Zentralklinikum
Stenglinstraße
D-8900 Augsburg

Dieses Buch enthält 67 Abbildungen und 56 Tabellen.

CIP-Kurztitelaufnahme der Deutschen Bibliothek

Das **Hirnödem**: intensivmed. Probleme in d.
Neurochirurgie ; Symposium vom 17. 11.–20. 11. 1983
in Cannes / hrsg. von Thomas Grumme. –
Berlin ; New York : de Gruyter, 1984.
(Praktische Notfallmedizin ; 2)
ISBN 3-11-010072-X
NE: Grumme, Thomas [Hrsg.]; GT

Satz: Satz-Rechen-Zentrum Hartmann + Heenemann KG, Berlin. – Druck: Druckerei Gerike GmbH, Berlin. – Bindung: Dieter Mikolai, Berlin. – Umschlagentwurf: Rudolf Hübler, Berlin.

Vorwort

Das Hirnödem wurde bisher in zahllosen Kongressen und Tagungen abgehandelt. Unser Wissensstand ist sicher sehr hoch, er reicht aber immer noch nicht aus, die vielen Alltagsprobleme in der Behandlung des Hirnödems zu meistern. Viel fundiert Theoretisches ist bekannt, in der Praxis scheint manches dann ganz anders auszusehen. Wie wir alle wissen, ist deshalb vieles in der Behandlung von Schädelhirntraumen hinsichtlich des therapeutischen Vorgehens äußerst kontrovers. Konkret gefragt: soll man wirklich bei Schädelhirnverletzten mit Kortikoiden therapieren oder nicht? Wenn ja, welches Medikament soll gewählt werden?

Dieses Buch vereinigt Vorträge, die auf einem Symposium über das Hirnödem in Cannes (17.–20. 11. 1983) gehalten wurden, wobei bewußt auch Themen abgehandelt wurden, die über den Rahmen des Begriffes Hirnödem bei oberflächlicher Betrachtung hinausgehen. Die Krankheit „Hirnödem" kann nämlich nicht für sich allein losgelöst gesehen, sondern muß im Zusammenhang mit Unfallgeschehen, Unfallversorgung und im Rahmen der Intensivmedizin betrachtet werden. Dem ist dadurch Rechnung getragen, daß neben der Pathophysiologie und Klinik des Hirnödems sowie pharmakologischer Aspekte der Steroid-Therapie auch die komplexe Problematik der Behandlung von Schädelhirntraumen abgehandelt wird. Hierher gehören die Beiträge, die das weite Umfeld von Schädelhirnverletzten, so die Intensivmedizin oder Einzelaspekte wie z. B. das neurogene Lungenödem der CT-Kontrollbefunde, umgreifen.

Bei allem Bemühen sollte man bei dem heutigen Wissensstand nicht vergessen, daß der Versuch einer ausschöpfenden Behandlung des Problems Hirnödem ein Stückwerk bleibt.

Augsburg, Dezember 1983 Th. Grumme

Inhalt

Vorsitzende und Referenten

Prof. Dr. med. A. Baethmann	Klinikum Großhadern Neurochirurgie Marchioninistr. 15 D-8000 München 70
Prof. Dr. Dr. H. M. Bolt	Arbeitsphysiologisches Institut b. d. Universität Dortmund Ardeystr. 67 D-4600 Dortmund 1
Priv.-Doz. Dr. med. M. Brandl	Institut für Anaesthesiologie d. Universität Erlangen-Nürnberg Maximiliansplatz 1 D-8520 Erlangen
Prof. Dr. med. F. Daschner	Klinikum d. Albert-Ludwig-Universität Hugstetterstr. 55 D-7800 Freiburg
Prof. Dr. med. G. H. Engelhardt	Leitender Oberarzt Chir. Klinik Köln-Merheim II. Chir. Lehrstuhl d. Univ. Köln Ostmerheimer Str. 200 D-5000 Köln 91
Dr. med. G. Freier	Neurologische Klinik der Universitätskliniken D-6650 Homburg/Saar
Priv.-Doz. Dr. med. M. Gaab	Oberarzt der Neurochirurgischen Universitätskliniken Allgemeines Krankenhaus der Stadt Wien Alser Str. 4 A-1090 Wien 9
Prof. Dr. med. Th. Grumme	Chefarzt d. Neurochirurgischen Klinik, Zentralklinikum D-8900 Augsburg

Dr. med. D. Haack	Pharmakologisches Institut der Universität Heidelberg Im Neuenheimer Feld 366 D-6900 Heidelberg
Dr. med. St. Junghänel	Katharinen-Hospital Anaesthesie Kriegsbergstr. 60 D-7000 Stuttgart 1
Prof. Dr. med. A. Karimi	Universitätsklinik Köln Neurochirurgie Josef-Steltzmann-Str. 9 D-5000 Köln
Prof. Dr. med. H. Kretschmer	Chefarzt d. Neurochir. Abteilung des Knappschaftskrankenhauses Dorstener Str. 151 D-4350 Recklinghausen
Dr. med. C. Krier	Oberarzt der Abteilung für Anaesthesiologie Beatmungsstation Universität Heidelberg Am Neuenheimer Feld 366 D-6900 Heidelberg
Prof. Dr. med. W. R. Lanksch	Klinikum Großhadern Neurochirurgische Klinik Marchioninistr. 15 D-8000 München 70
Priv.-Doz. Dr. med. F. Leheta	Stadtkrankenhaus Offenbach Starkenburgring 66 D-6050 Offenbach/Main
Prof. Dr. med. D. Maroske	Chirurgische Universitätsklinik Robert-Koch-Str. 8 D-3550 Marburg
Prof. Dr. med. G. Meinig	Neurochir. Klinik u. Poliklinik Klinikum der J. G.-Universität Postfach 39 60 D-6500 Mainz

Prof. Dr. med. P. Tzonos	Leiter der Abteilung Kinder- u. Unfallneurochirurgie Katharinen-Hospital Kriegsbergstr. 60 D-7000 Stuttgart 1
Priv.-Doz. Dr. med. Th. Wallenfang	Oberarzt der Neurochirurgischen Klinik und Poliklinik Klinikum der J. G.-Universität Postfach 39 60 D-6500 Mainz
Dr. med. R. Weiske	Oberarzt der Neuroradiologie des Katharinen-Hospitals Kriegsbergstr. 60 D-7000 Stuttgart 1

I. Pathophysiologie und Klinik des Hirnödems

Vorsitz: Th. Grumme, Augsburg

Pathobiochemische und pathophysiologische Aspekte des Hirnödems*

A. Baethmann, A. Unterberg, O. Kempski und K. Maier-Hauff

Das Hirnödem ist definiert als eine Vermehrung des Wassergehaltes im Gewebe, die zur Vermehrung des Hirnvolumens führt. Weitere Veränderungen, wie z. B. die Erhöhung des intrakraniellen Drucks, eine vermehrte Durchlässigkeit der Blut-Hirnschranke – vor allem für intravasale Proteine – oder Veränderungen der neurologischen Funktion können beim Hirnödem vorkommen, sind jedoch weder obligat noch spezifisch (Pappius, 1974; Baethmann, 1978). Die direkte Erkennung eines Hirnödems ist unter experimentellen Bedingungen nicht schwierig, hingegen war dies in der Klinik früher so gut wie unmöglich. Wichtige Fortschritte zur Diagnose des Hirnödems in der Klinik brachte die Einführung der axialen Computertomographie, mit der zum ersten Mal das Hirnödem bei Patienten, wenn auch nicht in all seinen Erscheinungsformen, diagnostiziert werden kann (Lanksch, 1981). Die Kernspinresonanztomographie gestattet mit noch höherer Empfindlichkeit, Veränderungen des Hirnwassergehaltes unter pathologischen Bedingungen sichtbar zu machen (Doyle, 1981; Habermehl, 1982).

Die klassisch-deskriptive Terminologie: „Hirnödem“ vs. „Hirnschwellung“ von Reichardt ist im internationalen Schrifttum durch die Begriffe des „vasogenen“ und „zytotoxischen“ Hirnödems abgelöst worden (Reichardt, 1905). Das vasogene Hirnödem ist die Akkumulation einer proteinreichen Flüssigkeit aus dem Intravasalraum im Interstitium – vor allem – in der weißen Substanz des Gehirns. Das zytotoxische Hirnödem betrifft die Einlagerung von Flüssigkeit in Astrozytenfortsätzen, Dendriten, zwischen den Lamellen der Myelinscheiden oder in anderen zellulären Elementen. Der Begriff des „vasogenen“ Hirnödems weist auf die Herkunft der Ödemflüssigkeit sowie auf die zugrundeliegende pathophysiologische Störung der Gefäße, der Blut-Hirnschranke hin. Zu den akuten Formen des vasogenen Hirnödems gehört in der Regel das Vorhandensein fokaler oder disseminierter Hirngewebsnekrosen. In Tabelle 1 sind die wesentlichen Elemente des vasogenen und zytotoxischen Hirnödems zusammengefaßt. Tabelle 2 zeigt wesentliche klinische wie experimentelle Ursachen.

* Mit Unterstützung durch die Deutsche Forschungsgemeinschaft: Ba 452/5; 6-3

Praktische Notfallmedizin 2 · Das Hirnödem

Tabelle 1 Hirnödemeigenschaften (n. Klatzo)

	vasogen	zytotoxisch
Entstehung	Blut-Hirnschrankendefekt	toxischer parenchymschaden
Gefäßpermeabilität	erhöht	primär unverändert
Ödemflüssigkeit	plasmaähnlich enthält Proteine	kein Plasmafiltrat
Morphologie	Erweiterung des EZR in der weißen Substanz, sekundäre Astrozyten-schwellung	EZR reduziert Schwellung zellulärer Elemente in Abhängigkeit vom toxischen Agens

EZR: Extrazellulärraum

Tabelle 2 Klinische und experimentelle Ursachen des vasogenen Hirnödems (Baethmann, 1978)

Klinik	Experimentell
Schädel-Hirntrauma	Kälteläsion
Tumor	fokale und globale Ischämie
Abszess	Bakterientoxine
Enzephalitis	Embolisierung
Hypertension	Mechanische Läsion
Krämpfe	Toxische Chemikalien, z. B. HgCl
Hirnblutung	Radioaktive Strahlen
Infarkt	epidurale Balloninsufflation
Embolie	TU-Implantation
	Beschleunigungserschütterung, usw.

Unter klinischen Bedingungen besonders wichtige Ursachen des vasogenen Hirnödems, z. B. das Schädel-Hirntrauma, der zerebrale ischämische Insult haben praktisch immer eine zusätzliche zytotoxische, i.e. intrazelluläre Komponente. Aus diesem Grund ist es angebracht, von vasogenen und zytotoxischen Hirnödemprototypen zu sprechen.

Vasogenes Hirnödem

Die Entwicklung des vasogenen Hirnödems geht immer von einem oder mehreren Foci aus. Der Fokus kann ein Kontusionsherd, ein Infarkt oder ein Tumor sein. Als experimentelles Modell zur Induktion eines vasogenen Hirnödems wird mit Vorzug die Kältenekrose als Fokus untersucht (Abb. 1). Die Ursache des vasogenen Ödemeinbruchs ist der Verlust der Blut-Hirnschrankenfunktion in der fokal-perifokalen Grenzzone (Klatzo, 1965). Die abnorme Veränderung der Barrierefunktion der Blut-Hirnschranke bleibt – im Gegensatz zum Ödem –

auf den Fokus beschränkt. Die vasogene Ödemflüssigkeit breitet sich bevorzugt im Interstitium des Marklagers bis in entfernte Areale aus, während die Hirnrinde von unmittelbar benachbarten Arealen abgesehen weitgehend verschont bleibt (Abb. 1). Als Ursache hierfür werden strukturelle Eigenschaften verantwortlich gemacht.

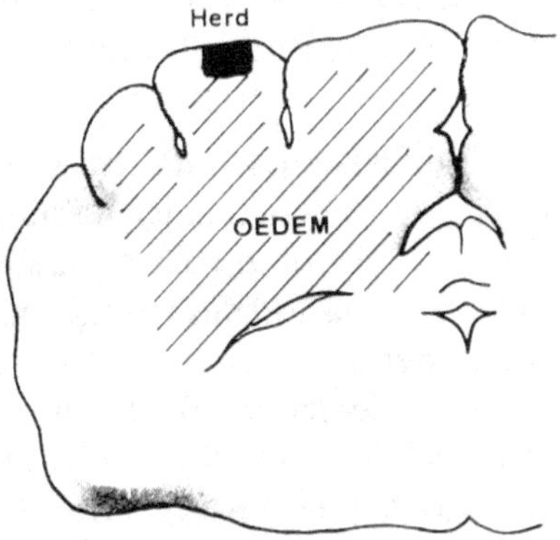

Abb. 1 Schematische Darstellung der Entwicklung des vasogenen Hirnödems ausgehend von einem Fokus. Als Herd kommen akute Läsionen, z. B. ein Kontusionsherd, ein ischämischer Infarkt in Betracht oder chronische Veränderungen, z. B. ein Hirntumor oder ein Abszeß. Die abnorme Permeabilität der Blut-Hirnschranke findet sich nur im fokal-perifokalen Grenzbereich, nicht in der Peripherie des ödematösen Parenchyms. Der fokal-perifokale Grenzbereich ist Eintrittspforte für die vasogene Ödemflüssigkeit, die sich bis in entfernte Areale der weißen Substanz unter Aussparung des Rindenbandes ausbreiten kann. Dieser Vorgang ist zeitabhängig, er erreicht seinen Höhepunkt nach 24–48 Stunden. Danach beginnt die Rückbildung des vasogenen Hirnödems (aus: Brendel, Reulen, 1967).

Nach elektronenmikroskopischen Befunden von Hirano kommt es in der weißen Substanz nachgerade zur Überflutung des Extrazellulärraums mit grotesker Auflockerung der dicht gepackten, myelinisierten Nervenfasern und Gliaelemente (Hirano, 1969). Gleichzeitig werden im ödematösen Areal auch zytotoxische Zellschwellungen gefunden (Hirano, 1969).

Der Umfang der Hirngewebsnekrose scheint für die Ausbreitung des perifokalen Ödems in die Peripherie von Bedeutung zu sein. Ein Beispiel ist die experimentelle, fokale Kälteläsion, die zu einem üppigen, perifokalen Ödem führt, während das Ödem bei ausgedehnten, disseminierten Störungen der Blut-Hirnschranke, z. B. bei Krampfanfällen, beim schweren arteriellen Hypertonus relativ gering ist. Unter den zuletzt genannten Bedingungen kommt es nicht zu ausgedehnten Hirngewebsnekrosen.

Bisher bestehen keine einhelligen Auffassungen darüber, wie die Ödemflüssigkeit aus dem Intravasalraum in das ödematöse Parenchym übertritt. Favorisiert werden:

a) Transport durch pinozytotische Vesikel durch das Zytoplasma der Endothelzellen (Westergaard, 1980), sowie
b) passive Passage durch geschädigte Gefäßendothelien und interendotheliale Spalträume entlang dem hydrostatischen Druckgradienten zwischen Intravasalraum und Parenchym (Baker, 1971).

Die Diskussion der Transportmechanismen hat keineswegs nur akademische Bedeutung. Es ist denkbar, daß ein zellbiologischer Vorgang, wie z. B. die Pinozytose, pharmakologischen Einflüssen zugänglich ist.

Unter akuten Bedingungen dauert die Phase des Blut-Hirnschrankenverlustes (z. B. beim Schädel-Hirntrauma, ischämischen Insult) wenige Tage. Danach kommt es durch reparative Vorgänge zur Erholung der normalen Schrankeneigenschaften der Gefäßelemente. Die Elimination des vasogenen Hirnödems gewinnt die Überhand. Die Entfernung der Ödemflüssigkeit aus dem interstitiellen Raum der weißen Substanz nimmt verschiedene Wege. Die im Ödem befindlichen Proteine werden von Zellen des Hirnparenchyms phagozytiert. Ein Teil der Ödemflüssigkeit gewinnt über extrazelluläre Kanäle Anschluß an das zerebroventrikuläre Liquorsystem (Reulen, 1978). Ein weiterer Teil verläßt das Parenchym durch vaskuläre Resorption.

Zytotoxisches Hirnödem

Klinisch wichtige Ursachen des primär-zytotoxischen Hirnödems sind die globale wie fokale zerebrale Ischämie, eine Reihe von Vergiftungen sowie schwere metabolische Entgleisungen (Baethmann, 1978). Die pathophysiologischen Vorgänge, die zur Schwellung von Nerven- oder Gliafortsätzen bzw. von interlamellären Zwischenräumen der myelinisierten Nervenfasern führen, sind bisher nicht geklärt. Es stehen jedoch folgende Mechanismen zur Diskussion:

1. Erhöhung der Membranpermeabilität für extrazelluläre Na^+-Ionen,
2. Störung der aktiven Na^+-K^+-Pumpen (i. e. Na^+-K^+-ATPase),
3. Hemmungen des Energiestoffwechsel mit ungenügender Versorgung der aktiven Ionenpumpen mit metabolischer Energie.

Bessere Kenntnisse über die molekularbiologischen Mechanismen der zytotoxischen Zellschwellung beim Hirnödem sind essentielle Voraussetzung für die Entwicklung besserer Therapiemethoden. Ein experimentelles Modell zur Klärung dieser wichtigen Frage ist kürzlich in unserer Arbeitsgruppe etabliert worden (Chaussy, 1981; Kempski, 1984). In diesem Modell wird als wichtigster Parameter für eine Zellschwellung das Zellvolumen vitaler Nerven- und Gliazellen bestimmt parallel zu Veränderungen der metabolischen Aktivität, z. B. der zellulären O_2-Aufnahme, der Membrandurchlässigkeit für Na^+- und

K^+-Ionen sowie anderer relevanter Größen. In diesen Untersuchungen trat in Bestätigung früherer Beobachtungen eine enorme Leistungsfähigkeit der Zellvolumenkontrolle unter pathophysiologischen Bedingungen zutage.

In Abbildung 2 ist die Reaktion des Zellvolumens von C_6-Gliomazellen nach Suspension in einem hypotonen Medium (ca. 150 mOsm/l) wiedergegeben. Wie Abbildung 2 deutlich macht, sind Gliazellen in der Lage, in einem Medium mit osmotischer Konzentration von nur 50% des Normwertes ihr Volumen nach vorübergehender Schwellung vollständig zu normalisieren. Dieser Vorgang ist mit einer Stimulierung der zellulären O_2-Aufnahme kombiniert (Kempski, 1984). Das spricht dafür, daß die an der Zellvolumenregulation beteiligten Vorgänge aktiv sind. Die unter verschiedenen Bedingungen beobachtete Erholung des Volumens eignet sich für Untersuchungen der pharmakologischen Beeinflussung der Zellschwellung. Hierzu können in absehbarer Zeit wichtige Erkenntnisse erwartet werden.

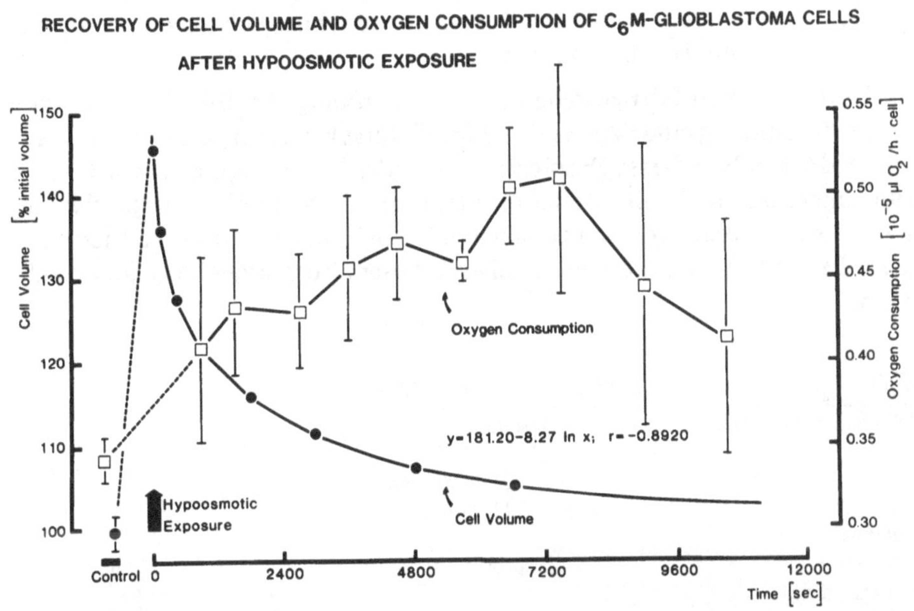

Abb. 2 Verlauf des Volumens von C6-Glioblastomzellen unmittelbar nach Suspension in einem hypotonen Medium (ca. 150 mOsm/l). Die Erholung des Zellvolumens ist als Regressionskurve aus insgesamt 36 Einzelmessungen dargestellt. Wie zu sehen, hat sich das Volumen nach 1,5 bis 2 Stunden vollständig normalisiert trotz Aufrechterhaltung der hypotonen Verdünnung des Mediums. Die Erholung des Zellvolumens ist von einer signifikanten Zunahme der zellulären O_2-Aufnahme begleitet. Erst nach Erreichen der vollständigen Zellvolumennormalisierung zeigt der zelluläre O_2-Verbrauch eine fallende Tendenz. Diese Beobachtung spricht dafür, daß die Regulation des Zellvolumens unter diesen Bedingungen den zellulären Energiestoffwechsel stimuliert (aus: Kempski et al., 1983).

Mediatoren des vasogenen und zytotoxischen Hirnödems

Die pathophysiologischen und -biochemischen Vorgänge beim vasogenen und zytotoxischen Hirnödem machen eine Beteiligung chemischer Mediatorsubstanzen wahrscheinlich (Baethmann, 1980). Es ist denkbar, daß Mediatoren im nekrotisch zerfallenen Fokus, z. B. im Kontusionsherd, in der Infarktzone gebildet oder freigesetzt und von dort zusammen mit der Ödemflüssigkeit in das perifokale Hirngewebe transportiert werden. Davon abgesehen können beim vasogenen Hirnödem Substanzen wie Plasmaproteine, Fettsäuren etc. aus dem Intravasalraum zusammen mit der Ödemflüssigkeit in das Parenchym eintreten (s. Abb. 3). Mediatoren sind u. U. für verschiedene Aspekte des Primär- und Sekundärschadens verantwortlich, z. B. für die Verstärkung des nekrobiotischen Prozesses im Fokus mit Vergrößerung der primären Nekrose, für eine Beeinflussung der Blut-Hirnschrankenstörung mit Verstärkung des Ödemeintritts, für Veränderungen der Mikrozirkulation mit ihren Folgen, für die sekundäre Schwellung von Nerven- und Gliazellen (s. o.) und schließlich für Funktionsstörungen dieser Zellen (Baethmann, 1981).

Beim Untergang von Hirngewebe und der Eröffnung der Blut-Hirnschranke kann mit der Bildung einer Vielzahl von Mediatorsubstanzen gerechnet werden, wodurch die Analyse dieses Problems außerordentlich kompliziert wird. Es ist anzunehmen, daß nicht ein Mediator allein für alle pathophysiologischen Sekundärprozesse verantwortlich zu machen ist. In Tabelle 3 sind besonders vielversprechende Faktoren aufgeführt, die in diesem Zusammenhang untersucht werden.

Tabelle 3 Mediatoren des sekundären Hirnschadens (Baethmann, 1982)

- Kallikrein-Kinin-System	- Biogene Amine z. B. Serotin Noradrenalin Histamin
- Glutamat	
- Freie Fettsäuren Prostaglandine Freie Radikale	- Lysosomale Enzyme

Die Identifizierung von Mediatorsubstanzen und die Aufklärung ihrer Mechanismen ist klinisch von großer Bedeutung. Sie ist die Voraussetzung für die Entwicklung besserer „weil spezifischerer“ Therapiemethoden zur Verhinderung der Bildung und Wirkung dieser Faktoren. Es gelten daher strenge Kriterien, die ein Mediator erfüllen muß:

Ein Mediator muß neurotoxische Eigenschaften haben, z. B. zu einem vasogenen oder zytotoxischen Hirnödem führen, er muß im Zusammenhang mit ischämischen und traumatischen Läsionen des Gehirns gebildet werden, der Umfang der Läsion sollte mit dem Umfang seiner Freisetzung korrelieren, und die pharmakologische Hemmung der Bildung oder Wirkung eines Mediators sollte mit einer therapeutischen Verringerung der Läsion, z. B. des Ödems, einhergehen (Übersicht s.: Baethmann, 1982). Wir haben uns mit der Mediatorfunktion von Glutamat, des Kallikrein-Kinin-Systems und freier Fettsäuren beim vasogenen Hirnödem auseinandergesetzt. Die zerebrale Applikation von Glutamat induziert ein zytotoxisches Hirnödem (Rothenfußer, 1982; Kempski, 1982). Glutamat kommt im Hirngewebe in hohen Konzentrationen vor, ist jedoch fast ausschließlich intrazellulär lokalisiert. Wir postulieren, daß die Aminosäure aus untergegangenen Zellen in traumatischen oder ischämischen Läsionen freigesetzt und in das perifokale Gewebe transportiert wird. Eine extrazelluläre Anreicherung von Glutamat könnte Ursache für die sekundäre Schwellung von Nerven- und Gliazellen sein (Van Harreveld, 1971). Wir haben beobachtet, daß Glutamat nach traumatischen Läsionen des Gehirns in der perifokalen Ödemflüssigkeit in hohen Konzentrationen akkumuliert, ein Vorgang, der durch das Hinzutreten einer zerebralen Ischämie verstärkt wird (Maier-Hauff, 1984).

Wie für Glutamat gibt es solide Hinweise für eine pathophysiologische Funktion freier Fettsäuren beim Hirnödem (Chan, 1978; Kontos, 1980). Von besonderem Interesse ist Arachidonsäure als Ausgangsmaterial für die Prostaglandin- und Leukotriensynthese. In der vasogenen Ödemflüssigkeit ist die Konzentration freier Fettsäuren ebenfalls stark erhöht (Maier-Hauff, 1984). Die therapeutische Wirkung von Glukokortikoiden beim vasogenen Hirnödem könnte u. a. mit der Hemmung der Lipolyse durch Inhibition der Phospholipase A_2 zusammenhängen (Flower, 1979).

Biochemische und pharmakologische Befunde über das Kallikrein-Kinin-System sprechen dafür, daß seine aktiven Peptide eine Rolle spielen als Mediatoren beim Hirnödem und anderen Formen des sekundären Hirnschadens (Baethmann, 1982; Unterberg, 1983; Unterberg, 1984). Die Eröffnung der Blut-Hirnschranke für Plasmaproteine ist die Voraussetzung für den Übertritt des Systems aus dem Intravasalraum in das geschädigte Gewebe. Die Bildung der hochwirksamen Peptide, Bradykinin oder Kallikrein könnte den Influx des Ödems verstärken. Kinine bewirken eine selektive Erhöhung der Blut-Hirnschrankendurchlässigkeit sowie eine beträchtliche Zunahme der Gefäßweite von Arteriolen bei gleichzeitiger Konstriktion von Venolen (Unterberg, 1984). Die Kombination dieser Effekte auf die Blut-Hirnschranke und die Mikrozirkulation muß als potenter Verstärkungseffekt für die Entwicklung des vasogenen Hirnödems in Betracht bezogen werden. Die im fokalen Nekroseherd ablaufenden Thrombosevorgänge bilden günstige Voraussetzungen für seine Aktivierung.

Sicuteri und Mitarbeiter glauben, daß das Kallikrein-Kinin-System bei Subarachnoidalblutungen aktiviert wird (Sicuteri, 1970). Unsere Untersuchungen beim kälteinduzierten, vasogenen Hirnödem zeigen, daß im Fokus wie perifokalen ödematösen Gewebe Kinine im beträchtlichen Umfang gebildet werden. Das Hinzutreten von zerebralen Durchblutungsstörungen bei Anstieg des intrakraniellen Drucks durch die intrakranielle Raumforderung verstärkt die Kininbildung (Maier-Hauff, 1984). Als noch ausstehendes Indiz für die Überführung des Kallikrein-Kinin-Systems als Mediator bleibt zu prüfen, ob die pharmakologische Beeinflussung seiner Aktivierung durch Inhibitoren, z. B. Aprotinin oder Sojabohnentrypsininhibitor (SBTI) das Hirnödem vermindert. Experimentelle Ansätze in dieser Richtung erscheinen erfolgversprechend.

In Abbildung 3 ist das Konzept der Aktivierung von Mediatorsubstanzen beim Hirnödem als Synopsis dargestellt. Der fokale Insult eines Traumas bei Ischämie ist die Primärläsion, die zur Eröffnung der Blut-Hirnschranke führt. Die Eröffnung der Blut-Hirnschranke gestattet die Extravasation intravasaler Plasmaproteine in das fokale und perifokale Gewebe. Der Untergang von Nerven- und Gliazellen ist Ursache für die Freisetzung intrazellulärer, potentiell neurotoxischer Substanzen wie Glutamat und Fettsäuren. Gerinnungsvorgänge im Fokus begünstigen die Aktivierung des Kallikrein-Kinin-Systems sowie der Prostaglandin- und Leukotrienkaskade. Arachidonsäure wird als Ausgangsmaterial im nekrotischen Gewebe bereitgestellt. Bei Aktivierung des Kallikrein-Kinin-Systems ist mit einer Verstärkung des Schadens der Blut-Hirnschranke und mit vasomotorischen Veränderungen zu rechnen, die die Extravasation begünstigen. Sekundäre Schwellungen von Nerven- und Gliazellen könnten Folge der Akkumulation von Glutamat und freien Fettsäuren im ödematösen Parenchym sein.

Die Komplexität dieser Vorgänge spricht dafür, daß mit einfachen Methoden therapeutisch nicht viel auszurichten sein wird, sondern daß ebenso aufwendige Ansätze für eine erfolgreiche therapeutische Beeinflussung vonnöten sind. Unabhängig von der Bedeutung dieser interessanten pathophysiologischen Mechanismen muß als wichtigste Folge des Hirnödems die intrakranielle Raumforderung angesehen werden, weil sie zum Anstieg des intrakraniellen Drucks führt und damit zur Verminderung der Hirndurchblutung und zur fatalen intrakraniellen Massenverschiebung mit Kompression von Mittel- und Stammhirn.

Zusammenfassung

Das vasogene Hirnödem entsteht als Folge einer Störung der Blut-Hirnschrankenfunktion im Bereich eines Fokus. Bei akuten Prozessen spielen Nekrose-

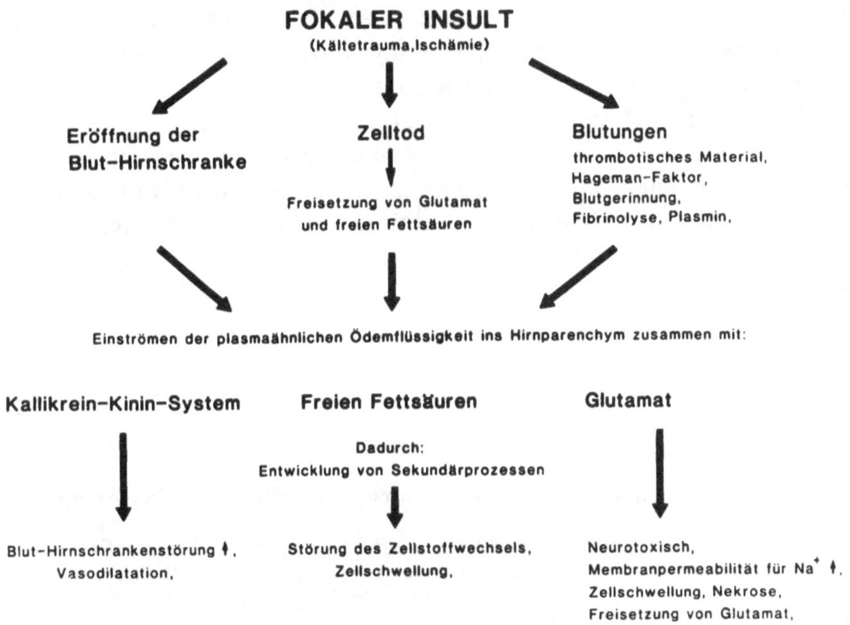

Abb. 3 Schematische Zusammenfassung der Bildung bzw. Freisetzung von Mediatoren und ihren pathophysiologischen Folgen beim fokalen, zerebralen Insult (z. B. Kältenekrose, Kontusion, Infarkt). Die Eröffnung der Blut-Hirnschranke verschafft den Komponenten des Kallikrein-Kinin-Systems aus dem Intravasalraum Zutritt in das Hirnparenchym. Eine Bildung von Kininen im Hirngewebe unterstützt die Extravasation durch Verstärkung des Blut-Hirnschrankenschadens und durch Veränderungen der Mikrozirkulation. Im Fokus untergehende Zellen verlieren Glutamat; gleichzeitig kommt es zur Freisetzung von Fettsäuren infolge einer Aktivierung der Lipolyse. Diese Substanzen werden zusammen mit der Ödemflüssigkeit in die ödematöse Peripherie transportiert und können dort Anlaß zu Sekundärprozessen geben, z. B. einer Schädigung des Energiestoffwechsels und Veränderungen der Membranpermeabilität für Na^+-Ionen als Ursache des sekundären zytotoxischen Hirnödems. Im Fokus ablaufende Thrombosevorgänge begünstigen nicht nur die Aktivierung des Kallikrein-Kinin-System sondern auch die Bildung anderer Faktoren wie Serotonin, Prostaglandine und Thromboxan, deren Beteiligung an Sekundärprozessen ebenfalls in Betracht gezogen wird (aus: Maier-Hauff, in Vorbereitung).

herde eine wichtige Rolle. Die plasmaähnliche Ödemflüssigkeit überflutet das Hirnparenchym mit Bevorzugung der weißen Substanz. Als Ursache des zytotoxischen Hirnödems kommen toxische Parenchymschäden in Betracht, die mit einer Störung des intermediären Energiestoffwechsels, einer Hemmung der Na^+-K^+-ATPase und Veränderungen der Ionendurchlässigkeit der Zellmembranen einhergehen. Das ischämische Hirnödem ist primär zytotoxisch, es wird sekundär von einer vasogenen Komponente überlagert.

Die Identifizierung von im Fokus gebildeten oder freigesetzten Mediatorsubstanzen verdient Interesse, weil dadurch neue Methoden für ein besseres therapeutisches Vorgehen abgeleitet werden können. Wahrscheinlich sind chemische Mediatoren an verschiedenen pathophysiologischen Mechanismen beteiligt, z. B. der Verstärkung des Blut-Hirnschrankenschadens und der Schwellung von Nerven- und Gliazellen. Es besteht kein Zweifel, daß die intrakranielle Raumforderung, der resultierende intrakranielle Druckanstieg mit seinen fatalen Folgen die bedrohlichste Komplikation eines Hirnödems darstellt. Daher ist verständlich, daß viele derzeit praktizierte Therapiemethoden primär die Senkung des intrakraniellen Drucks anstreben, das Hirnödem aber nicht beeinflussen.

Literatur

Baethmann, A.: Pathophysiological and pathochemical aspects of cerebral edema. Neurosurg. Rev. *1* (1978) 85–100.

Baethmann, A., O. Kempski, A. Unterberg, K. Maier-Hauff, M. Lange und L. Schürer: Entstehung und Therapie zerebraler Sekundärschäden. Münch. med. Wschr. *124* (1982) 941–944.

Baethmann, A., K. Maier-Hauff, O. Kempski, A. Unterberg, M. Lange und U. Groß: Hirnödem und Bewußtsein. Z. Allg. Med. *57* (1981) 2121–2126.

Baethmann, A., K. Maier-Hauff, M. Lange and O.. Kempski: Activation of the kallikrein-kinin system in brain tissue secondary to cerebral injury and ischemia. J. Cerebr. Blood Flow Metabol. *1* Suppl. 1 (1981) 218–219.

Baethmann, A., W. Oettinger, W. Rothenfußer, O. Kempski, A. Unterberg and R. Geiger: Brain Edema factors: Current state with particular reference to plasma constituents and glutamate. In: Cervos-Navarro J., Ferszt, R. (Eds.): „Brain Edema", Adv. Neurol. 28, 171–195. Raven Press, New York 1980.

Baker, R. N., P. A. Cancilla, P. S. Pollock and S. P. Frommes: The movement of exogenous protein in experimental cerebral edema. J. Neuropath. Exp. Neurol. *30* (1971) 668–679.

Brendel, W. und H. J. Reulen: Die experimentelle Erforschung des Hirnödems. In: Kienle, G. (Hrsg.): „Hydrodynamik, Elektrolyt- und Säure-Basen-Haushalt im Liquor und Nervensystem". S. 207–214. G. Thieme, Stuttgart 1967.

Chan, P. H. and R. A. Fishman: Brain edema: Induction in cortical slices by polyunsaturated fatty acids. Science *201* (1978) 358–360.

Chaussy, L., A. Baethmann and W. Lubitz: Electrical sizing of nerve and glia cells in the study of cell volume regulation. In: Cervos-Navarro, J., Fritschka, E. (Eds.): „Cerebral Microcirculation and Metabolism". pp. 29–40. Raven Press, New York 1981.

Doyle, F. H., J. M. Pennock, J. S. Orr, J. C. Gore, G. M. Bydder, R. E. Steiner, I. R. Young, H. Clow, D. R. Bailes, M. Burl, D. J. Gilderdale and P. E. Walters: Imaging of the brain by nuclear magnetic resonance. Lancet *II* (1981) 53–57.

Flower, R. J. and G. J. Blackwell: Anti-inflammatory steroids induce biosynthesis of a phospholipase A_2 inhibitor which prevents prostaglandin generation. Nature *278* (1979) 456–459.

Habermehl, A. und E. H. Graul: Kernspinresonanz-Tomographie, physikalisch-technische Grundlagen, klinische Anwendungen und Perspektiven. Deutsches Ärzteblatt *79* (30) (1982) 17–29.

Van Harreveld, A. and E. Fifkova: Light- and electronmicroscopic changes in central nervous tissue after electrophoretic injection of glutamate. Exp. Mol. Pathol. *15* (1971) 61–81.

Hirano, A.: The fine structure of brain in edema. In: Bourne, G. H. (Hrsg.): „The Structure and Function of Nervous Tissue", 2: 69–135. Academic Press, New York 1969.

Kempski, O.: Die Lokalisation des Glutamat-induzierten Hirnödems. Inaugural-Dissertation, München 1982.

Kempski, O., L. Chaussy, U. Gross, M. Zimmer and A. Baethmann: Volume regulation and metabolism of suspended C6 glioma cells: An in vitro model to study cytotoxic brain edema. Brain Res., 279 (1983) 217–228.

Klatzo, I., H. Wisniewski and D. Smith: Observations on penetration of serum-proteins into the central nervous system. In: De Robertis, E. P. D., Carrea, R. (Eds.): „Biology of Neuroglia", Progr. Brain Res. *15* (1965) 73–88.

Kontos, H. A., E. P. Wei, J. T. Povlishock, W. D. Dietrich, C. J. Magiera and E. F. Ellis: Cerebral arteriolar damage by arachidonic acid and prostaglandin G_2. Science *209*(1980) 1242–1245.

Lanksch, W., A. Baethmann and E. Kazner: Computed tomography of brain edema. In: De Vlieger, M., de Lange, S. A., Beks, J. W. F. (Eds.): „Brain Edema". pp. 61–98. J. Wiley, New York 1981.

Maier-Hauff, K.: Mediatoren des zerebralen Sekundärschadens. Habilitationsschrift, München (in Vorbereitung).

Maier-Hauff, K., M. Lange, L. Schürer, C. Guggenbichler, W. Vogt, W. Jacob and A. Baethmann: Glutamate and free fatty acid concentrations in extracellular vasogenic edema fluid. In: Go, K. G., Baethmann, A. (Eds.): „Recent Progress in the Study and Therapy of Brain Edema". Plenum Press, New York 1984.

Pappius, H. M.: Fundamental aspects of brain edema. in: Vinken, P. J., Bruyn, G. W. (Eds.): „Tumours of the Brain and Skull", Handb. Clin. Neurol. *16* 167–187. North. Holland Publ., American Elsevier, New York 1974.

Reichardt, M.: Zur Entstehung des Hirndrucks. Deutsche Zeitschr. Nervenheilkunde *28*(1905) 306.

Reulen, H. J., M. Tsuyumu, A. Tack, A. Fenske and G. Proileau: Clearance of edema fluid into cerebrospinal fluid. A mechanism for resolution of vasogenic brain edema. J. Neurosurg. *48* (1978) 754–764.

Rothenfußer, W.: Die Bedeutung von Glutamat als Hirnödemfaktor. Inaugural-Dissertation, München 1982.

Sicuteri, F., M. Fanciullacci, A. Bavazzano, G. Franchi and P. L. Del Bianco: Kinins and intracranial hemorrhages. Angiology *21* (1970) 193–210.

Unterberg, A., K. Maier-Hauff, M. Wahl, L. Schürer, M. Lange and A. Baethmann: Cerebral uptake and consumption of plasma-kininogens in vasogenic brain edema; Recent findings of kinin-mechanisms. In: Go, K. G., Baethmann, A. (Eds.): „Recent Progress in the Study and Therapy of Brain Edema". Plenum Press, New York, 1984.

Unterberg, A., M. Wahl and A. Baethmann: Effects of bradykinin on cerebrovascular permeability and resistance. J. Cerebr. Blood Flow Metabol. *3* Suppl. 1 (1983 b) 234–235.

Westergaard, E.: Ultrastructural permeability properties of cerebral microvasculature under normal and experimental conditions after application of tracers. In: Cervos-Navarro, J., Ferszt, R. (Eds.): „Brain Edema", Adv. Neurol. *28* (1980) 55–74.

Möglichkeiten der computer-tomographischen Diagnostik bei Schädelhirnverletzungen

W. R. Lanksch

Die kraniale Computer-Tomographie ist die einzige Untersuchungsmethode, mit der intrakranielle Verletzungsfolgen in der Mehrzahl der Fälle direkt dargestellt werden können. Inwieweit die Kernspin-Tomographie ähnliche, gleichwertige oder die Computer-Tomographie sogar übertreffende Untersuchungsergebnisse bei Schädelhirnverletzungen liefern kann, muß abgewartet werden. Im folgenden sollen neben der Darstellung typischer Verletzungsfolgen im Computer-Tomogramm die Möglichkeiten der computer-tomographischen Diagnose von sekundären Hirnschädigungen diskutiert werden.

Epidurale Hämatome

Akute epidurale Hämatome stellen sich im Computer-Tomogramm als bikonvexe Zonen erhöhter Dichte unter der Schädelkapsel dar. Diese typische Konfiguration resultiert einerseits aus der Form der Schädelkapsel und andererseits aus der Tatsache, daß die Dura nur zwischen ihren Anheftungsstellen von der Tabula interna abgedrängt werden kann. Volumenvermehrung und Druckerhöhung durch das Hämatom führen im Schädelinnenraum zur sogenannten Massenverschiebung mit Kompression der inneren und äußeren Liquorräume und Verlagerung der Mittellinienstrukturen. Sowohl die Kompression der äußeren Liquorräume als auch die Einengung und Verlagerung der Ventrikelabschnitte sind im Computer-Tomogramm eindeutig zu erkennen. Das Ausmaß der intrakraniellen Massenverschiebung, gemessen an der Verlagerung des Septum pellucidum, kann als paraklinischer Parameter für die prognostische Beurteilung der Schädelhirnverletzung angesehen werden (Lanksch, Grumme, Kazner, 1979).

Computer-tomographische Untersuchungen an 62 Verletzten mit epiduralen Hämatomen ergaben, daß Unfallpatienten, die ihre Schädelhirnverletzung nicht überlebten, eine Septum pellucidum-Verlagerung von mindestens 7,5 mm, durchschnittlich jedoch von 12,7 mm aufwiesen. Von 18 Verletzten, die nur eine Septum pellucidum-Verlagerung von 7 mm im CT aufwiesen, verstarben 8. Im

Praktische Notfallmedizin 2 · Das Hirnödem

Vergleich zu den Überlebenden wiesen diese im CT ausnahmslos ein akutes traumatisches Ödem und eine komplette Tamponade der basalen Zisternen auf. Letztere ist im CT indirekt daran zu erkennen, daß sich weder die Cisterna opticochiasmatica, noch die Cisterna ambiens darstellen. Das Hirnödem als Folge einer sekundären Hirnschädigung durch das extrazerebrale Hämatom stellt sich am deutlichsten dar, wenn ein ganzer Hirnlappen davon betroffen wird. Als typischer Befund kann das Ödem eines ganzen Occipitallappens bei temporaler Hämatomlokalisation angesehen werden; vermutlich kommt es durch den Druck des Hämatoms zu einer Kompression der den Occipitallappen drainierenden Venen und damit zu einer akuten Ödementwicklung. Dieses sekundäre Hirnödem darf als pathognomonischer Befund einer länger bestehenden tentoriellen Herniation angesehen werden.

Epidurale Hämatome, die zu einer diffusen Ödembildung in mehr als einem Hirnlappen führen, sind außerordentlich selten.

Bifrontale, akute epidurale Hämatome sollten stets Anlaß zu besonders rascher operativer Intervention sein, da diese Hämatome ihre intrakranielle Druckwirkung in axialer Richtung ausführen. Infolge der axialen intrakraniellen Massenverschiebung kann es ohne Prodromi nach einem freien Intervall sofort zu einem kompletten Mittelhirnsyndrom infolge transtentorieller Herniation bzw. zu einem Bulbärhirnsyndrom bei Einklemmung im Foramen occipitale magnum kommen.

Akute epidurale Hämatome kommen ebenso wie die akuten subduralen Hämatome kombiniert mit homolateralen und kontralateralen Kontusionsblutungen vor. Akute epidurale Hämatome manifestieren sich gelegentlich erst sekundär, so daß die primäre computer-tomographische Untersuchung nicht das wahre Ausmaß der Verletzungsfolgen zeigt. Gerade bei polytraumatisierten Patienten muß immer daran gedacht werden, daß durch die mechanische äußere Gewalteinwirkung ein traumatisierender Prozeß in Gang gesetzt worden ist, der bei der computer-tomographischen Erstuntersuchung noch nicht abgeschlossen sein muß. Als typisches Beispiel sei der Verlauf eines Patienten angeführt, bei dem das erste Computer-Tomogramm eine ausgedehnte Mittelgesichtsverletzung und ein nicht raumforderndes epidurales Hämatom zeigt. Während des hals-nasen-ohren-ärztlichen Eingriffes wurde dann eine rechtsseitige Mydriasis bemerkt, die Anlaß zur sofortigen Unterbrechung der Operation und Durchführung eines Kontroll-Computer-Tomogramms war. Dabei zeigte sich dann das ausgedehnte epidurale Hämatom.

Akute subdurale Hämatome

Von den extra-zerebralen Blutungen sind die akuten subduralen Hämatome im Gegensatz zu den epiduralen Hämatomen in der Regel mit einer primären

Hirnverletzung verbunden. Akute subdurale Hämatome sind Ausdruck einer wesentlich größeren mechanischen Gewalteinwirkung mit höherer kinetischer Energie, die auf den freibeweglichen oder fixierten Schädel wirksam wird. Es handelt sich zumeist um sogenannte Beschleunigungstraumen (Unterharnscheidt, 1963). Quellen der akuten subduralen Blutungen sind entweder abgerissene Brückenvenen oder Venen und Arterien im Bereich von kortikalen mechanischen Gewebsläsionen. Diese Blutungen breiten sich auf der spiegelblanken Hirnoberfläche ungehindert aus und können sich bis in den vorderen und hinteren Interhemisphärenspalt ausdehnen. Im Computer-Tomogramm erscheinen sie als konkavkonvexe mehr oder weniger schmale Zonen erhöhter Dichte zwischen Hirnoberfläche und Schädelkalotte bzw. zwischen beiden Hirnhemisphären im Interhemisphärenspalt. Da die Dura mater selbst im Nativ-CT nicht zur Darstellung kommt, kann die Differentialdiagnose epidurale/subdurale Blutung nur aufgrund der unterschiedlichen computer-tomographischen Erscheinungsbilder gestellt werden.

Die Zeichen der intrakraniellen Massenverschiebung treten bei akuten subduralen Hämatomen wesentlich deutlicher als bei den epiduralen Hämatomen in Erscheinung. Dabei fällt insbesondere die Diskrepanz zwischen der Dicke des Hämatoms und dem Ausmaß der Massenverschiebung, gemessen im Bereich des Septum pellucidum, auf. Die Verlagerung des Septum pellucidum betrug in unserem Krankengut durchschnittlich 10,6 mm (Schwankungsbreite 3,0–24 mm) und lag damit deutlich über der durchschnittlichen Verlagerung bei epiduralen Hämatomen. Kein Patient mit einer Septum pellucidum-Verlagerung von mehr als 10 mm überlebte. Nur in etwa 18 % der von uns untersuchten Verletzten mit akuten subduralen Hämatomen konnte im CT unterhalb des akuten subduralen Hämatoms im Parenchym eine Zone verminderter Dichte als Ausdruck eines Ödems nachgewiesen werden. In allen anderen Fällen lag der Verlagerung der Mittellinienstrukturen neben dem akuten subduralen Hämatom eine deutliche Volumenvermehrung der betroffenen Hemisphäre zugrunde. Diese Volumenvermehrung geht ohne Veränderung der Dichtewerte im Computer-Tomogramm einher und kann somit nach den bisher geltenden Kriterien nicht als Ödem interpretiert werden. Der im CT nachweisbaren parenchymatösen Volumenzunahme konnte bisher kein pathomorphologisches Korrelat gegenübergestellt werden. In der Literatur wird nach wie vor eine Volumenzunahme aufgrund einer traumatischen Vasoparalyse mit vermehrtem Blutvolumen diskutiert.

Diese im Computer-Tomogramm bezüglich ihrer Morphogenese nicht interpretierbare Volumenzunahme weist den Operateur bereits darauf hin, daß er nach Ausräumung der akuten subduralen Blutung mit einem Hervortreten des Hirns durch die Trepanationslücke zu rechnen hat. Im Vergleich zu dieser Volumenzunahme ohne faßbare Dichteveränderung des Parenchyms im CT schienen die computer-tomographischen Veränderungen mit erkennbarer Dichteverminderung eindeutig auf ein Hirnödem hinzuweisen. Im Vergleich zu perifokalen Ödemformen bei nicht traumatischen raumfordernden Prozessen stellen sich diese Zonen verminderter Dichte diffus im angrenzenden Parenchym dar. Das perifokale Ödem bei nicht traumatischen raumfordernden Prozessen ist computer-tomographisch ausschließlich im Marklager der weißen Substanz nachweisbar. Für das tramatische Hirnödem wurde bisher eine Ausdehnung in weißer und grauer Substanz angenommen. Da nach wie vor keine pathomorphologischen Korrelate für diese computer-tomographischen Befunde vorliegen, kann nicht ausgeschlossen werden, daß es sich bei diesen ausgedehnten Zonen verminderter Dichte, die bisher als traumatisches Ödem interpretiert worden sind, um primär traumatische kontusionelle Veränderungen handelt. Diese primär traumatischen Veränderungen schließen das Vorliegen eines Ödems nicht aus, schließen aber eine substantielle Läsion aufgrund der mechanischen Gewalteinwirkung mit ein. Diese Interpretation wird insbesondere durch klinische Erfahrung gestützt, die bisher darauf hindeuten, daß Patienten mit akuten subduralen Hämatomen und derartigen Zonen verminderter Dichte im Computer-Tomogramm eine ausgesprochen schlechte Prognose haben und ihre Verletzungsfolgen in der Regel nicht überleben. Die in dem Beitrag von Herrn Baethmann vorgestellten Mediatorsubstanzen für die Entwicklung traumatischer Hirnödeme spielen möglicherweise bei diesen im Computer-Tomogramm nachweisbaren Veränderungen eine entscheidende Rolle. Es wäre danach durchaus denkbar, daß in einem Areal primär traumatischer Läsion das Vorhandensein oder Freiwerden von Mediatorsubstanzen die Ausdehnung eines traumatischen Ödems vehement begünstigen.

In Analogie zu den tierexperimentellen Untersuchungsergebnissen muß neben dem akuten subduralen Hämatom zusätzlich eine primärtraumatische Gewebsläsion vorhanden sein, damit Mediatorsubstanzen wirksam werden können. Daß in der Mehrzahl der Fälle akute subdurale Hämatome mit primärtraumatischen Läsionen einhergehen, können computer-tomographische Kontrolluntersuchungen belegen. Postoperative Kontroll-CTs zeigen nach Wochen und Monaten in der Umgebung ausgeräumter akuter subduraler Hämatome Substanzläsionen, die als Spätfolgen stattgehabter Gewebsläsionen interpretiert werden.

Die Sicherheit in der Diagnose perifokaler Ödeme bei nicht traumatischen intrakraniellen raumfordernden Prozessen gründet sich auf die Korrelation von computer-tomographischen Befunden und Hirngewebsanalysen (Lanksch et al., 1976).

Diese vergleichenden Untersuchungen haben eindeutig ergeben, daß es sich bei den Zonen verminderter Dichte in der Umgebung von intrakraniellen raumfordernden Prozessen um Ödemareale handelt. Das hervorstechende Merkmal dieser Zonen verminderter Dichte war es, daß sie sich computer-tomographisch ausschließlich im Marklager der weißen Substanz unter Aussparung der Stammganglienareale und der cortikalen Rindengebiete nachweisen ließen. Die Zonen verminderter Dichte in der Umgebung von intrakraniellen traumatischen Läsionen überschreiten nun die topographischen Grenzen des Marklagers und bieten deshalb Schwierigkeiten der Bildinterpretation.

Hirnkontusionen

Die unterschiedlichen computer-tomographischen Befunde bei kontusionellen Hirnverletzungen sind nach computer-tomographischen Gesichtspunkten eingeteilt worden (Lanksch und Mitarbeiter, 1976).

Als Hirnkontusion Typ 1 wurden Schädigungsfolgen nach stumpfer Gewalteinwirkung auf den Schädel bezeichnet, die sich im Computer-Tomogramm als umschriebenes Areal verminderter Dichte darstellen. Überwiegend sind diese Areale verminderter Dichte im Marklager lokalisiert, selten erreichen sie die Oberfläche. Topographisch lassen sich diese Areale keinem Gefäßversorgungsgebiet zuordnen. Diese Läsionen bilden sich innerhalb von 14 Tagen bis zu 3 Wochen völlig zurück und hinterlassen keine Spuren im CT. Parallel dazu normalisiert sich das klinische Bild. Derartige Traumafolgen haben wir bisher als traumatisches umschriebenes Hirnödem angesehen; das Vorliegen von flohstichartigen Blutungen innerhalb dieses Areals verminderter Dichte kann jedoch nicht ausgeschlossen werden.

Hirnkontusionen vom Typ 2 zeigen innerhalb eines Areals verminderter Dichte auch Zonen erhöhter Strahlenabsorption, die Blutkoageln bzw. einer blutigen Imbibierung des Gewebes entsprechen. Anzahl und Größe der Blutungsherde variieren stark, sie treten fleckenförmig oder zu größeren Blutungen konfluierend in Erscheinung. Häufig liegen ausgedehnte intrazerebrale Blutungen vor. Kontusionsblutungen von mehr als 5 mm Durchmesser können computer-tomographisch aufgrund der Dichteunterschiede zu normalem Hirngewebe eindeutig erkannt werden. Traumatische Stammganglienblutungen treten vor allem im jugendlichen Alter häufiger als bisher angenommen auf. Verantwortlich dafür dürfte die erhöhte Vulnerabilität der rechtwinklig abgehenden Rami perforamtes der Aa. lenticulostriatae sein. Hensell und Mitarbeiter (1972) haben auf diesen Locus minoris resistentiae bei Beschleunigungstraumen hingewiesen. Diese traumatischen Blutungen treten gelegentlich sekundär auf. Von Monakow hat 1897 bereits diskutiert, ob nicht eine prädisponierende hämorrhagische Erweichung den kontusionellen Blutungen, vor allem den „Spätblutungen“ vorausgeht. Die Ausdehnung derartiger Hämatome beschränkt sich in der Regel auf das Grau der Stammganglien, das der weiteren Ausbreitung der Blutung einen erheblich höheren Widerstand entgegensetzt als das Marklager. Primärtraumatische Blutungen im oberen Hirnstamm sind Folge von Gefäßläsionen bei Beschleunigungstraumen und Torquierung des Hirnstammes. Dabei sollen die senkrecht in den Hirnstamm hineinziehenden Rr. perforantes abgeschert werden (E. Th. Mayer, 1976).

Hirnkontusionen vom Typ 3 zeigen im Computer-Tomogramm typische contre coup-Verletzungen; entweder liegen gleichzeitig kontusionelle Läsionen in beiden Großhirnhemisphären, am Stoß- und am Gegenstoßpol vor, oder es liegen gleichzeitig kontusionelle Läsionen im infra- und im supratentoriellen Raum vor.

Eine besondere Form der kontusionellen Hirnschädigung bei Kindern und Jugendlichen stellt die posttraumatische generalisierte Volumenzunahme der Großhirnhemisphären dar. Im Computer-Tomogramm sind weder die äußeren noch die inneren Liquorräume zu erkennen, das Hirnparenchym weist eine normale Verteilung der Dichtewerte auf. Als Ursache dieser Hirnvolumenzunahme wird in erster Linie eine intrakranielle Blutvolumenzunahme infolge einer Vasodilatation diskutiert (Zimmermann et al., 1978). Dieser Schwellungszustand bildet sich in der Regel innerhalb von 5–8 Tagen parallel zur Besserung des klinischen Zustandes zurück. Nicht selten wird in diesen Fällen gleichzeitig mit der Entfaltung des Ventrikelsystems ein periventrikuläres Marklagerödem sichtbar. Nach einigen Wochen ist eine Normalisierung der Ventrikelweite oder eine unterschiedlich starke Ventrikelerweiterung zu beobachten. Ohne eine strenge Korrelation führen zu können, haben wir beobachtet, daß mit der Länge der Bewußtlosigkeit die endgültige Weite des Ventrikelsystems zunimmt. Die Grenzen der computer-tomographischen Diagnostik zeigen sich bei den Patienten, die klinisch eindeutig Symptome einer Hirnkontusion (Bewußtseinsstörung oder Bewußtlosigkeit, Anisokorie, Störungen der langen Bahnen usw.) aufweisen, aber keinen pathologischen Befund im Computer-Tomogramm zeigen. Diese Diskrepanz zwischen klinischem Bild und unauffälligem computer-tomographischen Befund haben wir bei 24% unserer Patienten mit schweren gedeckten Schädelhirnverletzungen festgestellt.

Computer-tomographische Verlaufsbeobachtungen bei schädelhirnverletzten Patienten mit Kontusionen haben folgende Resultate ergeben:

1. Hirnkontusionen vom Typ 1 (Zonen verminderter Dichte) bilden sich ohne Folgeerscheinungen im CT zurück.
2. Hirnkontusionen vom Typ 2 zeigen nach Resorption der Blutung im Computer-Tomogramm als Restzustand unterschiedlich große Substanzdefekte und führen je nach Lokalisation zu umschriebenen Ausweitungen des Ventrikelsystems bzw. der angrenzenden Zisternensysteme.
3. Die klinische Verschlechterung von Patienten mit nicht operationsbedürftigen Kontusionsblutungen sind nicht Folge einer Größenzunahme der Blutung, sondern einer Zunahme des perifokalen Ödems.

Zusammenfassung

Die Möglichkeiten der Computer-Tomographie haben die Diagnostik von gedeckten Schädelhirnverletzungen sicherer und präziser gemacht. Sowohl die extrazerebralen, als auch die intrazerebralen Blutungen sind in ihrem gesamten Ausmaß eindeutig zu erkennen. Darüber hinaus werden die Folgen der raumfordernden Wirkung intrakranieller Verletzungsfolgen und die sekundären Hirnschäden, wie das Hirnödem und die Hirnschwellung (vermutliche Volumenzunahme durch Vasodilatation), deutlich sichtbar. In bescheidenem Umfang ermöglichen die computer-tomographischen Befunde prognostische Aussagen. Die Indikationsstellung zur operativen Intervention bei Kontusionsblutungen ist durch die Computer-Tomographie nicht wesentlich erleichtert worden. Computer-tomographische Kontrolluntersuchungen haben gezeigt, daß das wahre Ausmaß posttraumatischer Verletzungsfolgen während der Erstuntersuchung häufig nicht zu erkennen ist. Die Computer-Tomographie hat uns gezeigt, daß das traumatische Hirnödem seltener als bisher angenommen vorhanden ist. Die Grenzen der computer-tomographischen Diagnostik werden immer dann deutlich, wenn Patienten mit den klinischen Zeichen einer Hirnkontusion im Computer-Tomogramm entsprechende Veränderungen vermissen lassen. Deshalb darf der computer-tomographische Befund allein nur einen Teil der Diagnostik bei schädelhirnverletzten Patienten darstellen. Die kritische Bewertung neurologischer Symptome kann keinesfalls durch einen computer-tomographischen Befund ersetzt werden.

Diskussion

I. Pathophysiologie und Klinik des Hirnödems

Gaab: Ich habe Anmerkungen praktisch zu beiden Vorträgen zu machen. Herr Baethmann hat uns die pathophysiologischen Grundlagen des Hirnödems sehr schön demonstriert. Herr Lanksch hat dann doch gezeigt, daß allein der Begriff des Ödems praktisch einem Patienten nicht weiterhilft. Wir finden sehr viel Raumforderung, ohne daß man ein Ödem definieren könnte. Man findet sehr viel Drucksteigerung, man findet Behandlungsnotwendigkeit, ohne daß die Theorie des Ödems hier wirklich greift. Hirnödem muß nicht unbedingt eine Gewebsvolumenzunahme sein, es genügt eigentlich schon, wenn der Gewebswassergehalt vermehrt ist. In der Regel wird natürlich das Gewebsvolumen zugenommen haben. Umgekehrt kann aber durchaus eine Hirnschwellung vorliegen, ohne daß der Wassergehalt zugenommen hat, und hier dürfte eigentlich das wesentliche Bindeglied das cerebrale Blutvolumen sein. Wir haben sehr viele intracranielle Druckmessungen durchgeführt bei Patienten mit ausgeprägtem Hirnödem, ohne daß der Druck angestiegen ist. Er steigt dann kritisch an, wenn die Vasoparalyse folgt und das Blutvolumen akut zunimmt. Wir konnten selbst messen, daß jede akute Volumenbelastung des intracraniellen Raumes akut zum Zusammenbruch des Venenabstromes führt, zumindest über einige Minuten. Ich glaube, daß hier mehrere Phänomene ineinandergreifen, eine frühe Schwellung, wahrscheinlich auf dem Boden von Gefäßregulationsstörungen, die später in ein Ödem übergehen können oder auch nicht.

Schuster: Ich möchte es unterstützen, was der Kollege Gaab sagt. Wir entfernen ein akutes subdurales Hämatom, die Hirnoberfläche liegt zuerst unter dem Duraniveau oder im Duraniveau, und 10 Minuten später kommt es zu einer Schwellung. Ich glaube, es ist völlig verständlich, daß das nicht eine intrazelluläre Schwellung im Sinne eines Ödems sein kann, die innerhalb von Minuten auftritt, sondern daß das unbedingt ein Faktor im Sinne des gesteigerten Blutvolumens sein muß, weil nur über die Gefäße selbst so ein Mechanismus so rasch zustandekommen kann.

Baethmann: Herr Gaab, Sie wissen ja selber, wie es um die Hirnödemforschung steht; die Neuropathologen haben lange gebraucht, um allein mit definitorischen Problemen fertig zu werden. Und jetzt steht dieser schöne Satz da – „Das Hirnödem ist eine Zunahme des Wassergehaltes, die zur Vermehrung des Volumens führt“. Darauf sind wir alle sehr stolz, denn es hat lange gedauert, bis man sich dazu einigen konnte, und jetzt wollen wir diese Tatsache nun nicht wieder über den Haufen werfen. Ich finde schon, daß der Aspekt der Volumenzunahme außerordentlich wichtig ist, denn ohne Volumenzunahme hat das Hirnödem keine große Konsequenz. Ich stimme Ihnen, Herr Gaab, völlig zu, was Sie zur Bedeutung des Ödems als solches, besonders des vasogenen Aspektes beim Schädelhirntrauma gesagt haben. Beim Schädelhirntrauma passiert viel mehr und überhaupt bei anderen akuten Läsionen. Ich stimme Ihnen völlig zu, daß die Pathophysiologie des Schädelhirntraumas und auch der Ischämie weit über das Ödem als solches hinaus geht. Auf der anderen Seite sollten Sie aber froh sein, daß man überhaupt schon gewisse Aspekte bei diesem Gesamtkomplex versteht und interpretieren kann und sogar Mechanismen weiß, wo eventuell sich therapeutische Ansatzpunkte ergeben. Das ist vor 10 oder 20 Jahren noch wesentlich diffuser gewesen.

Auer: Ich wollte kurz etwas zu dem Vortrag von Herrn Lanksch sagen, die isodense Volumenzunahme im Computertomogramm bei Schädelhirntraumen betreffend. Ich glaube, daß es durchaus richtigerweise eine Zunahme des Hirnblutvolumens sein kann, die hierfür verantwortlich ist; nur dürfte es sich hierbei wahrscheinlich doch nur um ein pathophysiologischs Symptom und nicht um eine Diagnose handeln, denn dieses eine Symptom korreliert mit dem Symptom Hirndurchblutung überhaupt nicht. Es kann das Hirnblutvolumen erhöht sein, zusammen mit einer normalen Hirndurchblutung oder einer reduzierten

Hirndurchblutung oder einer angehobenen Hirndurchblutung; somit kann das Symptom des erhöhten Hirnblutvolumens im Akutstadium des Schädelhirntraumas mit völlig verschiedenen Prozessen einhergehen bzw. Ausdruck völlig verschiedener Prozesse sein. – Es ist des öfteren nach der Diagnose eines Hirnödems diskutiert worden im Rahmen der therapeutischen Überlegungen, welche funktionelle Bedeutung das Hirnödem hat und welche Konsequenzen sich aus dieser Diagnose ergeben. Das Ödem an sich ist von der funktionellen Sicht her noch kein pathologischer Umstand, d. h. das Gehirn ist in der Lage, völlig normal zu funktionieren, obwohl ein Ödem besteht. Herr Baethmann, gibt es irgendwelche Hinweise auf Ödemformen, die behandelt werden sollen und welche Faktoren spielen dabei eine Rolle?

Baethmann: Die Hauptkonsequenz ist natürlich die, daß das Ödem im allgemeinen eine Raumforderung darstellt; die Frage, die eben ungeklärt ist oder in der Klinik nicht voll erfaßt werden kann, ist wirklich die, ob das Ödem behandlungsbedürftig ist, wenn keine raumfordernde Wirkung besteht, also der intrakranielle Druck nicht gesteigert ist und die Hirndurchblutung normal bleibt. Unter akuten Bedingungen gibt sicher die intrakranielle Druckmessung eine ganz klare Antwort. Wenn das Ödem, oder das was Sie im CT sehen, eine Raumforderung macht und den Druck steigert, werden alle therapeutischen Möglichkeiten ergriffen werden müssen; dabei ist uns selber klar, daß die Therapie des Hirnödems meist immer die Therapie des intrakraniellen Druckes darstellt, ganz egal was wir machen, ob wir entwässern, ob wir Diuretika geben oder hyperventilieren; das Hirnödem speziell wird also direkt nicht therapiert. Insgesamt ist das Hirnödem primär immer wegen seiner Raumforderung gefährlich, zumal man bei akuten Prozessen nie wissen kann, wann der intrakranielle Druck steigt und wann die Compliance aufgebraucht ist.

II. Pharmakologische Aspekte der Steroid-Therapie

Vorsitz: A. Baethmann, München

Pharmakologie der Solubile-Glukokortikoide

H. Bolt

Theoretische Grundlagen zur Pharmakologie der Kortikoide

Nach den uns heute vorliegenden biochemischen Informationen verläuft die physiologische Wirkung der Glukokortikoide auf molekularer Ebene so, daß das betreffende Steroid (z. B. Kortisol) zunächst, von außen kommend, in das Zytoplasma der Zellen des Erfolgsorgans permeiert, wobei neben einem passiven Diffusionsprozeß zum Teil auch aktive „Carrier"-Mechanismen eine Rolle spielen [1]. Im zytoplasmatischen Raum tritt das Glukokortikoid mit dem spezifischen Glukokortikoid-Rezeptorprotein zusammen [2]. Unter Vermittlung dieses zytoplasmatischen Rezeptorproteins erfolgt die Aufnahme des Glukokortikoids in den Zellkern [3]. Der nukleäre Kortisol/Rezeptorkomplex interferiert mit der Synthese bestimmter RNS-Spezies, so daß eine Modulation der Proteinsynthese der Zelle eintritt [4].

Die biologische Affinität eines Glukokortikoids ist zunächst durch dessen Affinität zum Glukokortikoid-Rezeptor bestimmt. So wird im Vergleich zum natürlichen Glukokortikoid des Menschen, dem Kortisol, die Rezeptoraffinität beispielsweise durch 6-alpha-Substitution und durch 9-alpha-Fluorierung deutlich erhöht [5].

Für die pharmakologische Aktivität eines Kortikosteroids ist neben den spezifischen biochemischen Rezeptoreigenschaften die Pharmakokinetik der betreffenden Substanz ganz wesentlich von Bedeutung. Einer umfassenden vergleichenden Evaluierung der pharmakokinetischen Eigenschaften synthetischer Glukokortikoide standen früher erhebliche methodische Schwierigkeiten entgegen. So genügt es nicht, lediglich den Verlauf der Radioaktivität im Blut oder Plasma nach Verabfolgung eines radioaktiven Glukokortikoids zu verfolgen, wie dies in früheren Arbeiten öfters beschrieben wurde, denn bei einer solchen Art des Vorgehens kann nicht zwischen dem pharmakologisch aktiven Stoff und pharmakologisch inaktiven Metaboliten unterschieden werden. In neuester Zeit ist durch die Entwicklung spezifischer Radioimmunoassays für synthetische Kortikoide ein erheblicher Fortschritt erzielt worden [6]. Auf Grund bisher vorliegender Informationen erscheint es als wahrscheinlich, daß insbeson-

Praktische Notfallmedizin 2 · Das Hirnödem

dere die Halbwertszeit von Dexamethason relativ lang ist [7], länger als beispielsweise die Halbwertszeit von Prednisolon [8]. Dies würde im Einklang stehen mit der relativ starken und lang andauernden Suppression des Hypophysen-Nebennierenrinden-Systems bei Langzeitbehandlung gerade durch Dexamethason [9].

Unterschiede zwischen den verfügbaren Kortikoiden betreffen neben pharmakokinetischen Parametern in erster Linie das Verhältnis der Glukokortikoidaktivität zur Mineralkortikoidwirkung der Substanzen; während Kortison noch eine deutliche Mineralkortikoidaktivität zeigt, war es eine Hauptbestrebung bei der Entwicklung synthetischer Kortikoide, zu Präparaten zu gelangen, die möglichst keine nachweisbare natriumretinierende Wirkung besitzen.

Während Prednison und Prednisolon noch eine geringe, doch experimentell nachweisbare Mineralkortikoidwirkung besitzen, fehlt diese bei den anderen synthetischen Glukokortikoiden vollkommen. Dies ist auch einleuchtend, denn die Glukokortikoidwirkung und die Wirkung des Aldosterons am distalen Nierentubulus wird über völlig verschiedene Steroidrezeptoren vermittelt, die unterschiedliche Affinitäten in bezug auf verschiedene Substanzen haben. Bisher muß man davon ausgehen, daß die Nebenwirkung der Glukokortikoide, z. B. Suppressionseffekt auf die hypophysäre ACTH-Ausschüttung, Steroidosteoporose, Steroiddiabetes etc., mit der hauptsächlichen therapeutischen Glukokortikoidwirkung, der antiphlogistischen bzw. antiallergischen Wirkung, eng gekoppelt sind. Bis heute ist der Beweis nicht dafür angetreten worden, daß etwa bei bestimmten synthetischen Kortikoiden eine Dissoziation dieser Nebenwirkung von dem gewünschten antiphlogistischen Effekt zu finden wäre.

In bezug auf das Triamcinolonacetonid ist von Interesse, daß bei dieser Substanz, ähnlich wie bei anderen fluorierten Kortikoiden, keine Natrium- und Wasser-retinierende Wirkung nachzuweisen ist. Es wirkt im Gegenteil über eine Steigerung der glomerulären Filtrationsrate und eine Hemmung der tubulären Rückresorption leicht diuretisch und natriuretisch [10, 11].

Solubile-Glukokortikoide

Für die intravenöse Injektion von Kortikoiden werden wasserlösliche Derivate benötigt, die aus in der Pharmakologie gebräuchlichen Grundkörpern abgeleitet werden. Die Wasserlöslichkeit wird dadurch erreicht, daß ein mehrwertiger Säurerest an eine Hydroxylgruppe des betreffenden Steroid-Grundkörpers angekoppelt wird; bei physiologischem pH bzw. dem pH der Injektionslösung liegt der Säurerest in ionisierter Form vor. Hierdurch wird das ursprünglich ungenügend wasserlösliche Steroid in eine sehr wasserlösliche Form überführt. Wichtig ist jedoch, daß nach Einbringen dieses Moleküls in den Organismus der Säurerest schnell abgespalten wird, was durch unspezifische Esterasen, die sowohl im Serum als auch in einer Reihe von Organen vorhanden sind, geschieht. Gebräuchlich ist die Benutzung von Hemisuccinaten, also Monoestern der Bernsteinsäure, und von Phosphaten. Bei Glukokortikoiden werden in der Regel C-21-Phosphate verwendet. Eine vergleichende Arbeit von Miyabo und Mitarbeitern [12] hat die Pharmakokinetik von Dexamethason-21-Phosphat und 21-Sulfat verglichen. Dabei wurde gefunden, daß das 21-Phosphat relativ schnell in freies Dexamethason, also die pharmakologisch wirksame Substanz, überführt wird. Dies war bei dem 21-Sulfat nicht der Fall. Das Sulfat wurde als solches im Urin ausgeschieden und praktisch nicht desulfatiert: Es war deshalb unwirksam. Dieses Beispiel zeigt, daß gerade der Einführung eines Solubile-Kortikoides ausgedehnte theoretische und klinische Studien vorausgehen müssen.

Die Hydrolyseraten der Hemisuccinatester von Prednisolon und Methylprednisolon sowie Triamcinolonacetonidphosphat nach i.v. Gabe wurde in einer neueren Arbeit von Haack und Vescei [13] untersucht. Hierbei zeigte sich, daß das Phosphat des Triamcinolonacetonid schneller in die aktive Form (Triamcinolonacetonid) gespalten wird als die beiden Hemisuccinate. Für eine schnelle therapeutische Verfügbarkeit eines intravenös zu applizierenden Kortikoids ist dies von Bedeutung.

Bezüglich des Triamcinolonacetonid ist anzumerken, daß diese Substanz selbst wirksam ist und nicht etwa erst in Triamcinolon überführt werden muß. Dies wird daraus klar, daß in einer Reihe von Untersuchungen gut belegt ist, daß Triamcinolonacetonid beim Menschen etwa die doppelte Wirksamkeit von Triamcinolon besitzt im Hinblick auf den Glukokortikoid- und antiinflammatorischen Effekt.

Die klinischen Indikationen für die intravenöse Gabe wasserlöslicher Glukokortikoide (z. B. allergische Sofortreaktionen oder Hirnödem) ist dadurch gekennzeichnet, daß häufig hohe bis extrem hohe Dosierungen zur Anwendung kommen. Die Höhe dieser Dosen liegt um das Vielfache über solchen Dosierungen, die bei täglicher Gabe zur Substitution eines Ausfalles der Glukokortikoidproduktion ausreichen würde. Die physiologischen Steroidrezeptoren sind jedoch grundsätzlich in ihrer Charakterisierung durch die zugehörigen Dissoziations- bzw. Affinitätskonstanten auf die „physiologischen" Verhältnisse eingestellt. Sind die Rezeptoren gesättigt, so ist in der Theorie – selbst bei weiterer Erhöhung der Dosen – keine Wirkungssteigerung mehr zu erwarten. Dem steht die klinische Erfahrung entgegen, daß spezielle Soforteffekte durch hohe Glukokortikoid-Dosen auslösbar sind. Die theoretischen Überlegungen und die Tatsache, daß physiologischerweise Glukokortikoideffekte über eine Neusynthese von RNS und Enzymproteinen, die gewisse Zeit beansprucht, ausgelöst werden, sprechen dafür, daß die Wirkungsweise hochdosierter Solubile-

Glukokortikoide von der „physiologischen" Wirkungsweise, möglicherweise auch von der Wirkungsweise pharmakologischer Dosen, die den antiinflammatorischen Effekt ausnutzen, abgekoppelt werden muß. Es ist jedoch nicht zu übersehen, daß die theoretische Bearbeitung der Wirkungsweise solch extrem hoher Steroiddosen bisher noch nicht im eigentlich notwendigen Ausmaß erfolgt ist. Dies ist wohl daraufhin zurückzuführen, daß Wissenschaftler aus dem Bereiche der Endokrinologie, die sich in erster Linie mit Fragen der physiologisch-chemischen Steroidwirkungen und ihrer Mechanismen befassen, an reinen pharmakologischen Problemen weniger beteiligt sind.

In Fällen allergischer Sofortreaktionen hat man Anhaltspunkte, daß die Wirkungsweise hochdosierter Glukokortikoide zumindest teilweise auf einen „membranprotektiven" Effekt beruht. Bei der Anaphylaxie wird vermutet, daß infolge Stabilisierung der Lysosomenmembran ein Schock unterhaltender Austritt lytischer Enzyme verringert wird und dadurch zu einer Unterbrechung des pathophysiologischen Geschehens beigetragen wird. Ferner gibt es Belege dafür, daß infolge der membranstabilisierenden Wirkung an Mitochondrien die im Rahmen einer allergischen Reaktion eintretende Freisetzung von Histamin aus Mastzellen verringert wird [14].

Die Wirkungsweise extrem hoher Kortikoiddosen beim Hirnödem ist am ehesten ebenfalls durch direkte Membraneffekte der Kortikoide zu erklären. Auch hier muß davon ausgegangen werden, daß die zur Applikation kommenden wasserlöslichen Ester wegen ihrer geringen Membranaffinität nicht die eigentlichen Wirksubstanzen sind, sondern daß das durch Hydrolyse freigesetzte Muttersteroid diese Wirkung ausübt. Die Wirkung der hochdosierten Steroide beim Hirnödem wird in einer reduzierten Ödembildung gesehen, die mit einem verminderten Hirndruckanstieg einhergeht. Welcher Wirkungsmechanismus dieser Steroidwirkung zugrunde liegt, kann bislang auf Grund der vorhandenen Arbeiten als nicht geklärt gelten. Membranstabilisierende Wirkungen der Steroide dürften aber hier eine Rolle spielen.

Aspekte des Metabolismus von Triamcinolonacetonid-21-phosphat

Der Metabolismus von Triamcinolonacetonid und Triamcinolonacetonid-21-phosphat wurde in zwei Arbeiten [15, 16] an einer Reihe von Tierspezies (Ratten, Kaninchen, Hunde, Affen) untersucht. Diese Arbeiten zeigen wesentliche Unterschiede zum Metabolismus natürlicher Glukokortikoide auf. Während der überwiegende Abbauweg im Stoffwechsel endogener Glukokortikoide die Reduktion am Ring A ist, die durch sehr substratspezifische Enzyme erfolgt, erfolgt der Metabolismus synthetischer Kortikoide häufig durch mehr unspezi-

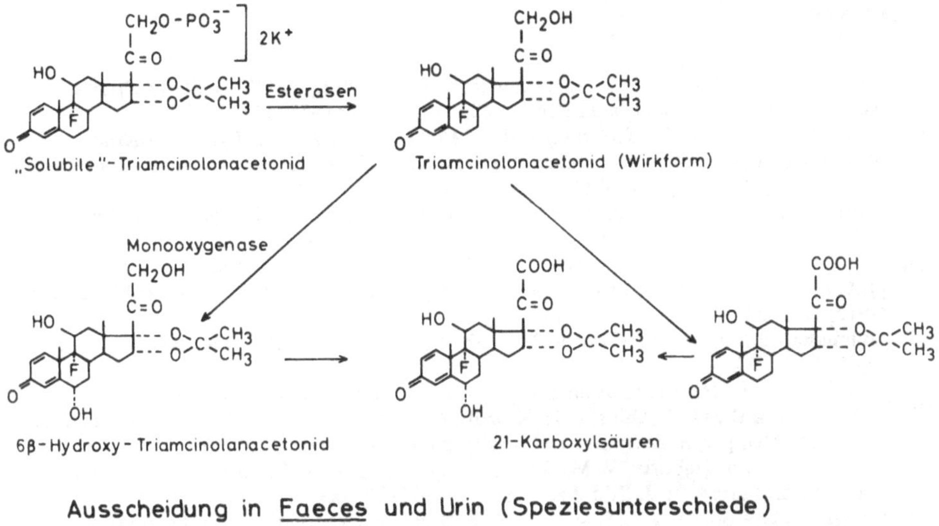

Abb. 1 Metabolismus von Triamcinolonacetonid (Stoffwechselschema), nach [15, 16].

fische Enzyme. Dies wird im Falle des Triamcinolonacetonids und seines Phosphats belegt. Die 6β-Hydroxylierung ist für den Stoffwechsel von Kortisol ein quantitativ unbedeutender Nebenweg, von dem jedoch bekannt ist, daß er durch das unspezifische fremdstoffmetabolisierende Enzymsystem Cytochrom P-450 in der Leber durchgeführt wird. Änderungen in der Aktivität dieses Enzymsystems lassen sich an der Urinausscheidung von 6β-Hydroxykortisol ablesen. Triamcinolonacetonid, das entweder direkt als Pharmakon appliziert wird oder aus dem 21-Phosphat freigesetzt wird, wird größtenteils in 6β-Hydroxytriamcinolonacetonid überführt. Dies bedeutet, daß die sehr substratspezifischen Enzyme des Steroidstoffwechsels, die endogene Hormone zu metabolisieren vermögen, Triamcinolonacetonid nicht umsetzen. Folge hiervon ist eine gegenüber den endogenen Hormonen verlängerte Halbwertszeit der synthetischen Substanz im Organismus, die zu einer verstärkten Wirksamkeit führt. Neben der Hydroxylierung an Position 6β besteht die Möglichkeit der Oxydation von Triamcinolonacetonid an C21 zur Carboxylsäure. Die entsprechenden Metaboliten sind in Abbildung 1 dargestellt. Die Ausscheidung der Metabolite erfollt bei den meisten Spezies in den Faeces, in geringerem Ausmaße im Urin. Speziesunterschiede sind hier deutlich; so steht beim Kaninchen die Urinausscheidung im Vordergrund.

Die über Triamcinolonacetonid vorliegenden Untersuchungen bilden ein gutes Beispiel für generelle Prinzipien des Metabolismus synthetischer Steroide im Verhältnis zu endogenen Steroidhormonen [17].

Literatur

[1] Rao, M. L., G. S. Rao, M. Höller, H. Breuer, P. Schattenberg and W. D. Stein: Uptake of cortisol by isolated rat liver cells. Z. Physiol. Chem. *357* (1976) 573–584.

[2] Beato, M., M. Kalimi, M. Konstam and P. Feigelson: Interaction of glucocorticoids with rat liver nuclei. II. Studies on the nature of the cytosol transfer factor and the nuclear acceptor site. Biochemistry *12* (1973) 3372–3379.

[3] Kalimi, M., M. Beato and P. Feigelson: Interaction of glucocorticoids with rat liver nuclei. I. Role of cytosol proteins. Biochemistry *12* (1973) 3365–3371.

[4] Van der Meulen, N., A. D. Abraham and C. E. Sekeris: Role of the nuclear cytosol binding protein in the control of transcription of the thymocyte nuclei by cortisol. FEBS Letters *25* (1972) 116–122.

[5] Simonssen, B.: Uptake of H-cortisol by rabbit polymorphonuclear leucocytes in vitro. Steroids *20* (1972) 23–29.

[6] Vescei, P. und D. Haack: Kortikoid-RIA's. Münch. Med. Wschr. *121* (1979) 1549.

[7] Osathanondh, R., D. Tulchinsky, H. Kamali, M. Fencl and H. W. Taeusch: Dexamethasone levels in treated pregnant women and newborn infants. J. Pediatr. *90* (1977) 617–620.

[8] English, J., J. Chakraborty, V. Marks, D. J. Trigger and A. G. Thomson: Prednisolone levels in plasma and urine. Br. J. Clin. Pharmacol. *2* (1975) 327–332.

[9] Ortega, E., C. Rodriguez, L. J. Strand and E. Segre: Effects of cloprednol and other corticosteroids on hypothalamic-pituitary-adrenal axis function. J. Int. Med. Res. *4* (1976) 326–337.

[10] McMahon, F. G. et al.: Renal and pituitary-inhibiting effects of exogeneous corticosteroids in normal subjects. Metabolism *9* (1960) 511–527.

[11] Ringler, J., et al.: Adrenal corticoid activities of 9-fluor-hydrocortisone-16,17-isopropylidenedioxy. Proc. Soc. Exp. Biol. Med. *102* (1959) 628–631.

[12] Miyabo, S., T. Nakamura, S. Kuwazima and S. Hishida: A comparison of the bioavailability and potency of dexamethasone phosphate and sulphate in man. Eur. J. Clin. Pharmacol. *20* (1981) 277.

[13] Haack, D. und P. Vescei: Radioimmunologische Bestimmungen von Triamcinolonacetonid und ihre Anwendung in einer Studie zur Hydrolyse wasserlöslicher Kortikoidester. Arzneimittelforsch. *32* (1982) 832–834.

[14] Graber, W.: Zur Schockbhandlung mit Kortikoiden. Klinikarzt *4* (1975) 215–223.

[15] Kripalani, K. J., A. I. Cohen, I. Weliky and E. C. Schreiber: Metabolism of triamcinolone-acetonide-21-phosphate in dogs, monkeys and rats. J. Pharm. Sci. *64* (1975) 1351–1359.

[16] Gordon, S. and J. Morrison: The metabolic fate of triamcinolone-acetonide in laboratory animals. Steroids *32* (1978) 25–35.

[17] Bolt, H. M.: Metabolism of estrogens – natural and synthetic. In: International Enzyclopedia of Pharmacology and Therapeutics, Section 106 (Pharmacology of Estrogens). pp. 19–48, Pergamon Press, Oxford 1981.

Wirkung von Di-Natrium-Dexamethason-Phosphat[1] und Di-Kalium-Triamcinolon-Azetonit-Phosphat[2] auf das Hirnödem nach Kälteläsion

G. Meinig, L. Schilling und A. Khalifa

Einleitung

Die antiödematöse Wirkung von Kortikosteroiden auf das vasogene Hirnödem, insbesondere auf das peritumorale Hirnödem, ist durch zahlreiche Arbeiten nachgewiesen [4, 5, 6, 7, 8, 9]. Im Prinzip sollten verschiedene Kortikosteroide für die Therapie des Hirnödems einsetzbar sein, wobei allerdings im Spektrum der Nebenwirkungen quantitative Unterschiede vorliegen, die bei bestimmten Patientengruppen auch berücksichtigt werden müssen. Zahlreiche Arbeiten stellen fest, daß die Glukokortikoidwirkung von Triamcinolon geringer ist als von Dexamethason. Auch hinsichtlich der ulzerogenen Wirkung, Gewichtszunahme, Ödembildung und psychotropen Wirkung scheint Triamcinolon nach Fiegel günstiger abzuschneiden [1]. Darüber hinaus wird dem Triamcinolon-Azetonit ein Natrium-diuretischer Effekt zugeschrieben. Einige Arbeiten stellen nun in jüngerer Zeit fest, daß unter Triamcinolontherapie der Hirndruck gesenkt wird z. B. beim Schädelhirntrauma [2, 10], wobei der Effekt auf eine antiödematöse Wirkung zurückgeführt wird. – Dieser antiödematöse Effekt sollte in der folgenden Studie am vasogenen Hirnödem nach Kälteläsion überprüft werden.

Material und Methode

Die Versuche wurden an erwachsenen Laborhasen (Neuseeländer-Hebriden) mit 3000 bis 5100 g Gewicht (beiderlei Geschlechts) durchgeführt. Nach i. v.-Anästhesie mit Pentobarbital[3] (30 mg/kg Körpergewicht) wurde die Schädelkalotte auf einer Fläche von ca. 11 x 11 mm, etwa im Mittellinienbereich,

[1] Decadron®
[2] Volon A solubile®
[3] Nembutal®

Praktische Notfallmedizin 2 · Das Hirnödem

Printed in Germany

eröffnet. Das Hirnödem wurde durch eine lokale Kälteapplikation modifiziert nach Klatzo bzw. Herrmann und Palleske [4, 8] von –56° C auf die freigelegte intakte Dura erzeugt (Läsionsgröße 10 x 10 mm, Applikationsdauer 30 s). 28 Stunden nach der Läsion wurden die Tiere durch eine Überdosis Pentobarbital[1] getötet und entblutet. Das Gehirn wurde rasch in toto entnommen und nach Abtrennen des Kleinhirns und der Medulla oblongata rasch tiefgefroren. Zur Durchführung der Laboranalysen wurden der Mittelhirnbereich abgetrennt und das Großhirn durch 2 vertikale Schnitte (Abb. 1) an der vorderen und hinteren Nekrosezone in 3 Abschnitte unterteilt. Vor der Analyse des mittleren Teiles wurde das nekrotische Gewebe vollständig entfernt. Der Wassergehalt wurde durch Ermittlung der Gewichtsdifferenz zwischen Feucht- und Trockengewicht (nach 48stündigem Trocknen bei 104° C) bestimmt. Der Natrium- und Kaliumgehalt wurde flammenphotometrisch bestimmt. Die Tiere wurden in 5 Versuchsgruppen (mit jeweils n = 11 Tieren) unterteilt: Leergruppe (L) ohne Manipulation, Kontrollgruppe (K) mit Kälteapplikation aber ohne weitere Behandlung, Dexamethasongruppe (D): 24, 16 und 8 Stunden vor sowie nach Kälteapplikation wurden 0,4 mg/kg KG Di-Natrium-Dexamethason-Phosphat (1 mg/ml) verabreicht, zusätzlich unmittelbar nach der Läsion nochmals die gesamte Tagesdosis (1,2 mg/kg KG/die).

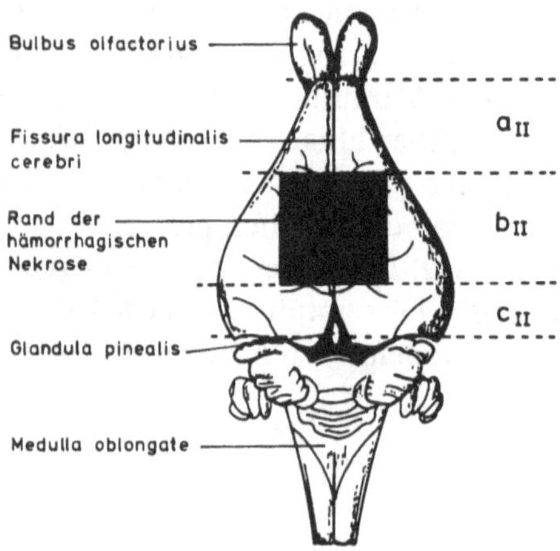

Abb. 1 Kälteläsion am Kaninchen modifiziert nach I. Klatzo [4, 8].

Zusätzlich wurden 2 Versuchsgruppen gebildet, die Di-Kalium-Triamcinolon-Azetonit-Phosphat in unterschiedlicher Dosierung verabreicht bekamen. Bei der 1. Gruppe (T_1) wurden 1,2 mg/kg KG verabreicht, bei der 2. Gruppe (T_2) wurden 2,4 mg/kg KG Di-Kalium-Triamcinolon-Azetonit-Phosphat, entsprechend dem oben für Dexamethason beschriebenen Schema, verabreicht.

[1] Nembutal®

Ergebnisse

In Tabelle 1 sind die Mittelwerte mit Standardabweichung vom Wasser- und Elektrolytgehalt für die verschiedenen Gruppen im Läsionsbereich und für das „Gesamthirn“ angegeben. Sowohl nach Dexamethason als auch nach Triamcinolon (T_1) kommt es zu einer deutlichen Reduktion des Wassergehaltes im Hirngewebe, der statistisch signifikant ist (U-Test). Ein kleiner Unterschied zwischen Dexamethason- und der Triamcinolongruppe ist statistisch nicht signifikant. Bei den Elektrolytverschiebungen unterscheiden sich die Dexamethason- und die Triamcinolongruppe deutlich. Während der Natriumgehalt bei der Dexamethasonbehandlung nicht statistisch signifikant absinkt, ist die Verminderung des Natriumgehaltes nach der entsprechenden Triamcinolondosierung deutlich ausgeprägter und ist nach doppelter Dosierung mit Triamcinolon statistisch signifikant. Der Kaliumgehalt zeigt unter der Dexamethasontherapie einen leichten Anstieg (nicht signifikant), nach der Triamcinolontherapie sinkt er in Abhängigkeit der Dosierung ab, wobei die Verminderung bei doppelter Dosierung statistisch signifikant ist. Auffällig ist, daß der Kaliumwert unter der Triamcinolongabe in beiden Gruppen unter den Normalwert abgesunken ist.

Tabelle 1 Mittelwerte und Standardabweichungen des Wassergehaltes (in % Feuchtgewichts) und der Elektrolytgehalte (in mEq/kg Feuchtgewebe) in den verschiedenen Versuchsgruppen. In der Spalte „Gesamthirn“ werden die entsprechenden Mittelwerte nach Palleske et al. (1970) zum Vergleich mit angegeben.

L = Leergruppe; K = Kontrollgruppe; D = Dexamethasongruppe; T_1 = 1. Gruppe; T_2 = 2. Gruppe.

	Läsionsbereich	„Gesamthirn“	
H_2O-Gehalt			
L	80,45 ± 0,72	78,10 ± 0,82	
K	81,81 ± 0,73	79,74 ± 0,35	(79,99 ± 0,50)
D	80,74 ± 0,38	79,03 ± 0,27	(78,97 ± 0,20)
T_1	80,95 ± 0,64	79,22 ± 0,28	
T_2	80,96 ± 0,59	79,37 ± 0,41	
Na^+-Gehalt			
L	48,92 ± 1,9	49,3 ± 1,8	
K	68,0 ± 7,4	65,4 ± 4,9	(68,0 ± 3,5)
D	61,7 ± 3,5	61,7 ± 4,8	(62,1 ± 4,2)
T_1	57,4 ± 4,8	59,5 ± 5,1	
T_2	55,5 ± 2,7	57,5 ± 1,9	
K^+-Gehalt			
L	83,8 ± 3,0	81,7 ± 3,2	
K	88,4 ± 3,5	86,7 ± 5,9	(89,5 ± ?)
D	93,8 ± 9,0	88,6 ± 9,2	(87,2 ± 2,7)
T_1	82,4 ± 7,4	80,7 ± 9,4	
T_2	79,9 ± 8,8	74,4 ± 1,4	

Diskussion

Die Ergebnisse zeigen, daß sowohl Dexamethason als auch Triamcinolon den Wassergehalt im ödematösen Gewebe nach Kälteläsion im vergleichbaren Umfang senken. Im Gegensatz dazu sind die Verschiebungen im Elektrolytgehalt des Gewebes unterschiedlich. Die Natriumreduktion im Hirngewebe durch Triamcinolon ist deutlich stärker ausgeprägt als beim Dexamethason und ist dosisabhängig. Beim Kaliumgehalt zeigt die mit Dexamethason behandelte Versuchsgruppe eine leichte Steigerung, während nach Triamcinolonbehandlung in Abhängigkeit der Dosis eine deutliche Minderung vorliegt. – Während die Verschiebungen im Wassergehalt etwa erwartet wurden und auch mit den verschiedenen Literaturangaben über Kortikosteroide auf das Hirnödem übereinstimmen, überraschen die Veränderungen im Elektrolytgehalt. Hier wurde eine parallele Verminderung des Wassergehalts und des Natriumgehalts im Hirngewebe erwartet. Zur Abklärung und Absicherung dieses Ergebnisses ist eine weiterführende Studie geplant, bei der eine Langzeitbehandlung beim chronischen Hirnödemmodell mit Kortikosteroiden durchgeführt werden sollte. Gleichzeitig sollten dann die Elektrolytverschiebungen im Serum auch im Urin kontrolliert werden. Eventuell sollte auch die Applikation des Kortikosteroids modifiziert werden. Mit Blick auf den vorausgehenden Beitrag von Herrn Bolt wären evtl. geringere Gaben in kleineren Zeitabständen für einen gleichmäßigeren Wirkspiegel, insbesondere beim Triamcinolon, sinnvoll. – In jedem Falle ist aufgrund der vorliegenden Ergebnisse an einen vergleichbaren antiödematösen Effekt auf das vasogene Hirnödem nach Kälteläsion für das Dexamethason wie für das Triamcinolon nicht zu zweifeln.

Zusammenfassung

Die antiödematöse Wirkung von Dexamethason und Triamcinolon wurde am Hirnödemmodell nach Kälteläsion überprüft. Im Vergleich zu unbehandelten Versuchstieren kam es unter Dexamethason als auch unter Triamcinolon zu einer deutlichen Reduktion des Wassergehaltes im Gewebe, der statistisch signifikant ist. Bei den Elektrolytverschiebungen im Hirngewebe zeigen sich Unterschiede der Dexamethason- und Triamcinolonbehandelten Gruppe.

Literatur

[1] Fiegel, G.: Vergleichende Untersuchungen bezüglich Wirkungen und Nebenwirkungen von Hydrocortison, Prednison, Triamcinolon und Dexamethason. Arzneim.-Forsch. (Drug Res.) *25* (1975) 560–563.

(2) Gaab, R.: Schädel-Hirn-Trauma und intrakranieller Druck. In press.
[3] Heni, F.: Die Nebennierenrindenhormone und ihre Derivate. In: Klinik und Therapie der Nebenwirkungen. 248–273. G. Thieme Verlag, Stuttgart.
[4] Herrmann, H.-D., D. Neuenfeldt, J. Dittmann and H. Palleske: The Influence of Dexamethasone on Water Content, Electrolytes, Blood-Brain Barrier and Glucose Metabolism in Cold Injury Edema. In: Steroids and Brain Edema. Reulen, H. J., Schürmann, K. (eds). 77–85. Springer-Verlag, Berlin-Heidelberg-New York 1972.
[5] Long, D. M., J. F. Hartmann and L. A. French: The response of human cerebral edema to glucosteroid administration. Neurology *16* (1966) 521–528.
[6] Maxwell, R. E., D. M. Long and L. A. French: The clinical effects of a synthetic glucocorticoid used for brain edema in the practice of neurosurgery. In: Steroids and Brain Edema. Reulen, H. J., Schürmann, K. (eds). 219–232. Springer-Verlag, Berlin-Heidelberg-New York 1972.
[7] Meinig, G., H. J. Reulen, S. Wende and K. Schürmann: Use of Dexamethasone and Furosemide in Brain Edema Resulting from Brain Tumors. In: Treatment of Cerebral Edema. Hartmann, A., Brock, M. (eds). 139–156. Springer-Verlag, Berlin-Heidelberg-New York 1982.
[8] Palleske, H., H.-D. Herrmann und G. Kremer: Verlaufsuntersuchungen über Veränderungen des Elektrolyt- und Wassergehaltes des Gehirns im experimentellen Hirnödem und deren therapeutische Beeinflussung durch Dexamethason. Zbl. Neurochir. *31* (1970) 31–37.
[9] Reulen, H. J., A. Hadjidimos and K. Schürmann: The effect of dexamethasone on water and electrolyte content and on rCBF in perifocal brain edema in man. In: Steroids and Brain Edema. Reulen, H. J., Schürmann, K. (eds). 239–252. Springer-Verlag, Berlin-Heidelberg-New York 1972.
[10] Umlauf, B., A. Trappe, D. Haack and C. Rompel: The Influence of Triamcinolone-Acetonid on Elevated ICP. VTH International Symposium on Intracranial Pressure *Tokyo*, 30. Mai–3. Juni 1982. In press.

Vergleichende Untersuchungen über die Konzentrationen synthetischer Kortikosteroide im Plasma, Liquor cerebrospinalis und im Hirngewebe

D. Haack, U. Weik, H.-U. Thal, Rauhut, H. Clar und B. Umlauf

Bei der systemischen Applikation von Medikamenten interessiert uns neben der Pharmakokinetik besonders die aktuelle Konzentration am Wirkungsort selbst. Die Pharmakokinetik, die den zeitlichen Ablauf der Plasmakonzentration darstellt, gibt uns Auskunft über die Verteilungsgeschwindigkeit und indirekt auch über die Verteilungsräume z. B. Ein-, Zwei- oder Mehrkompartmentsysteme und über die Eliminationsgeschwindigkeit. Daraus kann man die Plasmahalbwertszeit und indirekt auch die Wirkungsdauer ableiten. Entscheidend für die lokale Wirksamkeit ist aber die Konzentration am Wirkungsort selbst. Es ist bisher nicht sicher nachgewiesen, daß die Konzentration im Plasma mit der in anderen extrazellulären Verteilungsräumen, wie z. B. Liquor cerebrospinalis und im Gewebe parallel geht. Da Kortikosteroide systemisch angewandt werden zur Prophylaxe und Therapie des Hirnödems bei Hirntumoren oder nach Verletzungen, ist es wichtig zu untersuchen, in welchen Konzentrationen verschiedene Kortikosteroide in das Hirngewebe und den Liquor cerebrospinalis gelangen.

In den letzten Jahren haben wir uns bemüht, radioimmunologische Bestimmungsmethoden für die klinisch interessanten synthetischen Kortikosteroide zu entwickeln [1]. Dabei hängt die Reproduzierbarkeit, die Spezifität und Empfindlichkeit der Bestimmung von der Qualität des entsprechenden Antikörpers ab. Wir konnten gegen Dexamethason, Betamethason und Triamcinolonacetonid sehr spezifische und empfindliche Antikörper erzeugen, während diejenigen gegen Triamcinolon, Prednisolon und Methylprednisolon auch sehr empfindlich, aber weniger spezifisch sind. Die Bestimmung von Triamcinolonacetonid- und Dexamethasonkonzentrationen läßt sich sehr einfach durch Inkubation von Plasma und auch von Liquor zusammen mit Tritium markiertem Steroid und mit dem entsprechenden Antikörper durchführen. Bei sehr hohen Konzentrationen ist ein Verdünnungsschritt notwendig. Die untere Nachweisgrenze für beide Bestimmungen liegt bei ca. 10 pg pro Probe, das entspricht einer Konzentration von 0.1 ng/ml.

Praktische Notfallmedizin 2 · Das Hirnödem

Für die Konzentrationsbestimmungen im Gewebe mußten die exakt gewogenen Gewebeproben mit Seesand homogenisiert werden und wurden dann mit Aceton oder Dichlormethan extrahiert (Abb. 1). Jede Extraktion wurde mindestens zweimal mit unterschiedlicher Gewebemenge als Ausgangsmaterial durchgeführt [2]. Die Gewebeproben waren beim Eintreffen in unserem Institut bereits tiefgefroren und nicht blutfrei, daher handelt es sich bei der bestimmten Steroidkonzentration um den Gesamtgehalt in Gewebe und Blut. Eine Steroidbestimmung aus lyophilisiertem, d. h. wasserfreiem, Gewebe wurde bei einzelnen Proben durchgeführt und ergab parallele Werte und identischen Wassergehalt in allen untersuchten Gewebeteilen; daher wurde auf diese wesentlich aufwendigere Methode verzichtet. Interessant wäre noch eine Differenzierung zwischen intrazellulärem rezeptorgebundenem Steroid und extrazellulärer Konzentration. Diese ist aber nur möglich nach Extraktion frischer Proben und Ultrazentrifugation und daher technisch und zeitlich viel aufwendiger.

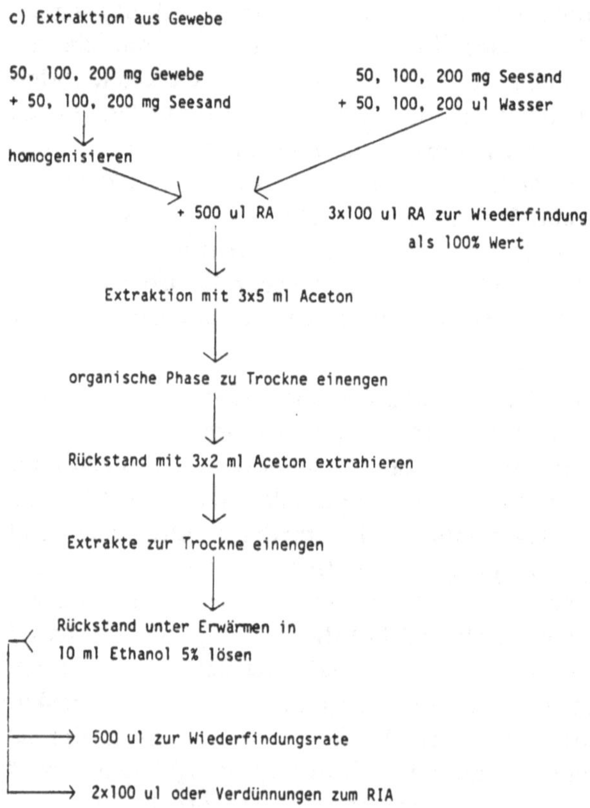

Abb. 1 Methode der Extraktion von Steroiden aus dem Gewebe.

Zur Überprüfung der Reinheit des im Gewebe bestimmten Steroids wurde eine immunochromatographische Analyse durchgeführt (Abb. 2). Dies zeigt für das Triamcinolonacetonid eine vollständige Übereinstimmung von Immuno-Aktivität und Radioaktivität.

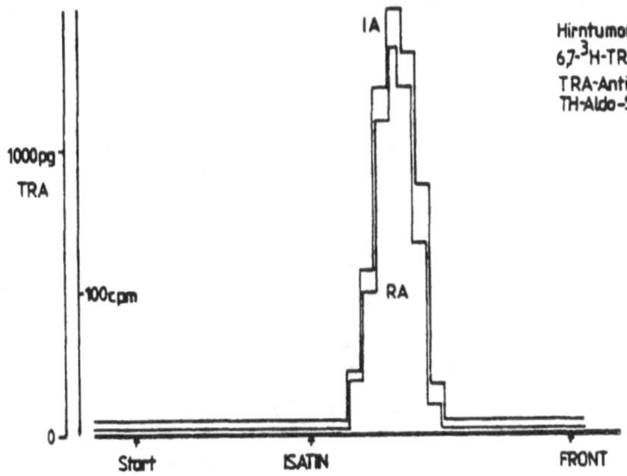

Abb. 2 Immunographische Analyse einer Gewebeprobe aus einem Hirntumor. Papierchromatographie im TH-Aldo-System.

Die Abbildung 3 zeigt den Verlauf der Triamcinolonacetonid-Konzentrationen im Plasma und im Liquor cerebrospinalis nach intravenöser Injektion von 200 mg Triamcinolonacetonid-Phosphat (Volon A solubile) bei 4 Patienten mit Schädelhirntrauma. Die individuellen Plasmawerte sind als Punkte und die Liquorwerte als Ringe dargestellt, die Kurven sind etwas idealisiert wegen der geringen Patientenzahl. Trotz der großen individuellen Unterschiede verlaufen die einzelnen Kurven fast parallel, und daher ist es gerechtfertigt, eine mittlere Halbwertzeit anzugeben, die für die Plasmakonzentration 7.8 h und für diejenige im Liquor 6.3 h beträgt. Ob diese Differenz signifikant ist, läßt sich bei der kleinen Fallzahl nicht entscheiden.

Die Abbildung 4 stellt die individuellen Verläufe des Quotienten aus Liquor- und Plasmakonzentrationen von Triamcinolonacetonid dar. Hier zeigt sich, daß bei drei Patienten die Verläufe parallel gehen, während bei einem Patient der Quotient später ansteigt und kaum abfällt. Das bedeutet, daß bei diesem Patient das Triamcinolonacetonid langsamer in den Liquor diffundiert. Bei den drei anderen Patienten nimmt die Liquorkonzentration nach einem Maximum bei 5 h im Verhältnis zur Plasmakonzentration schneller ab, was sich in der kürzeren Halbwertszeit ausdrückt. Erstaunlich sind die individuellen Unterschiede in der Verteilung des Triamcinolonacetonids zwischen Liquor und Plasma. Ob sich diese in der klinischen Wirksamkeit manifestieren, sollte das Thema weiterer Untersuchungen sein.

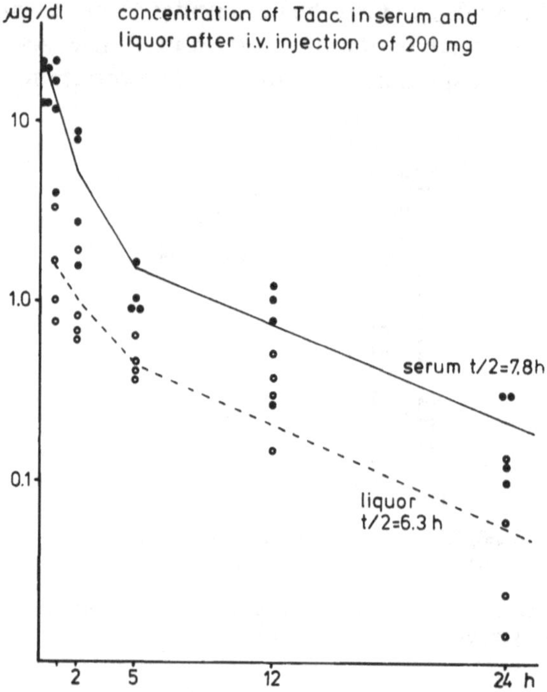

Abb. 3 Triamcinolonacetonidkonzentrationen im Plasma und im Liquor cerebrospinalis nach i. v. Injektion von 200 mg Triamcinolonacetonid-Phosphat (Volon A solubile).

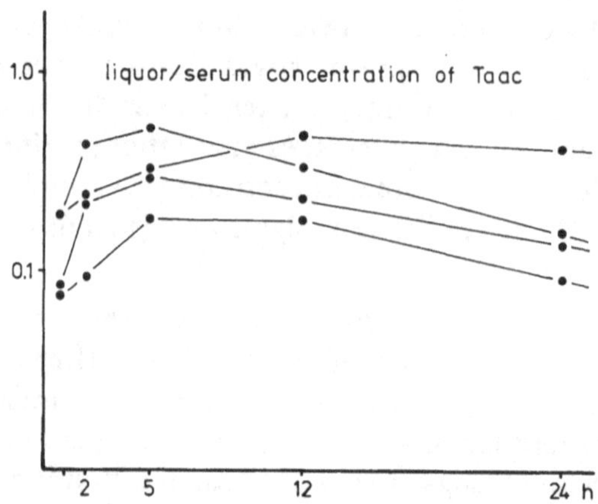

Abb. 4 Quotienten der Liquor- und Plasmakonzentrationen von Triamcinolonacetonid.

TRA-Phosphat wird schnell hydrolysiert, während andere Ester wie z. B. das Hemisuccinat von Methylprednisolon langsamer hydrolisiert werden [3]. Möglicherweise erscheinen diese auch langsamer in Liquor.

Die Abbildung 5 zeigt eine Tabelle, auf der die Triamcinolonacetonidkonzentrationen in Hirn- und Tumorgewebe und Zyste bei einem Patienten nach intravenöser Injektion von 80 mg Triamcinolonacetonid-Phosphat (Volon A solubile) angegeben sind. Außerdem zeigt diese Tabelle die gute Reproduzierbarkeit der Bestimmungsmethode. Leider hatten wir bisher nicht die Möglichkeit, die Triamcinolonacetonidkonzentrationen beim gleichen Patienten im Plasma-, Liquor- und im Hirngewebe zu bestimmen. Möglicherweise müßten diese Untersuchungen im Tierexperiment durchgeführt werden.

	1.Bestimmung	2.Bestimmung
Tumor	2.065	1.925
Hirn	1.74	1.86
Zyste	2.00	2.01

TAAC-Konzentration (µg/g) in Gewebe nach i.v. Injektion von 80 mg

Abb. 5 Triamcinolonacetonidkonzentrationen im Gewebe nach i. v. Injektion von 80 mg Triamcinolonacetonid-Phosphat (Volon A solubile).

Auf Abbildung 6 sind zum Vergleich die Konzentrationen von Dexamethason im Gewebe und im Plasma dargestellt. Hier sind die Werte von insgesamt 14 Patienten, denen Dexamethasonphosphat (Decadron Phosphat) in einer Dosis von 0.5 mg/kg 12 h vor der Operation injiziert wurde, in 4 Gruppen aufgeteilt. Diese Gruppenaufteilung erfolgte nur nach der Höhe der Plasmakonzentratio-

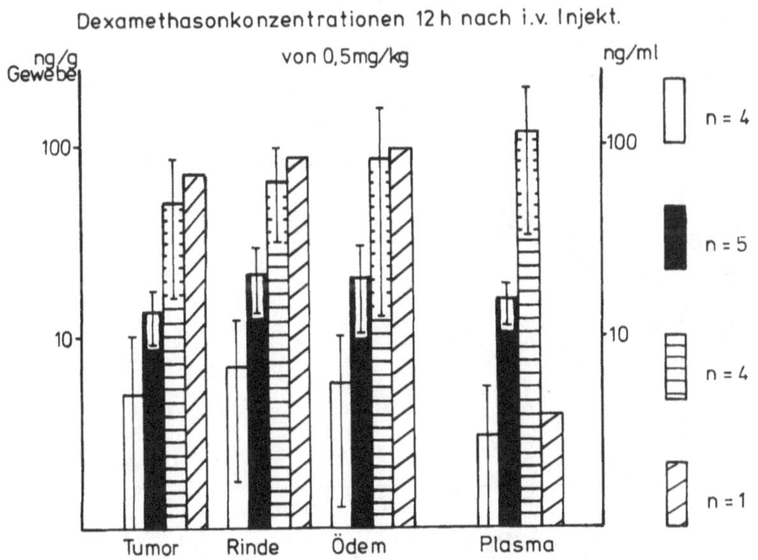

Abb. 6 Dexamethasonkonzentrationen im Gewebe- und im Plasma 12 h nach i. v. Injektion von 0.5 mg/kg Dexamethason-Phosphat (Decadron Phosphat).

nen, wobei eine Gruppe durch einen einzelnen Patienten dargestellt wird, bei dem die intraoperative Plasmakonzentration wesentlich unter der Dexamethasonkonzentration in Tumor- und Hirngewebe lag. Bei den übrigen Gruppen ist eine gute Übereinstimmung der Konzentrationen zu bemerken, wobei jedoch individuell erhebliche Streuungen möglich sind, die zum Teil auch methodisch bedingt sein können. Die großen Unterschiede der Dexamethasonkonzentrationen kann man mit individuellen Differenzen in der Halbwertszeit erklären. Die Beeinflussung der Dexamethason- und auch der Triamcinolonacetonid-Halbwertszeit durch begleitende Medikation, wie z.B. Barbiturate und Antiepileptika, müßte jedoch durch Messung der Pharmakokinetik am einzelnen Patienten überprüft werden.

Auf Abbildung 7 ist die Relation zwischen Gewebe und Plasmakonzentration bei den eben gezeigten Patienten dargestellt. Sowohl die Dexamethasonkonzentrationen im Tumor, als auch im Rinden- und Ödemgewebe zeigen signifikante Korrelationen zur intraoperativen Plasmakonzentration. Ein Patient, bei dem die Plasmakonzentration erheblich niedriger lag (auf der vorigen Abbildung extra mit einer Säule dargestellt), wurde in der Berechnung der Geraden und der Korrelationskoeffizienten weggelassen. Dazu muß gesagt werden, daß die Gewebekonzentration die Summe aus intra- und extrazellulärer und Blutkonzentration darstellt. Wichtiger wäre sicher eine Korrelation von intrazellulärem an den Rezeptor gebundenen Steroid zur Plasmakonzentration, deren Messung bisher wegen methodischer Schwierigkeiten nicht möglich war. Eine Bezie-

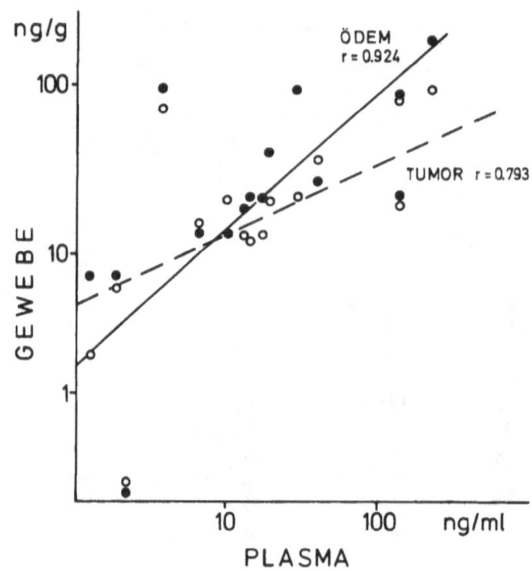

Abb. 7 Verhältnis zwischen Dexamethasonkonzentrationen in Tumor (Kreise, gestrichelte Gerade) und Ödem (Punkte, ausgezogene Gerade).

hung zur therapeutischen Wirksamkeit des jeweiligen Steroids konnte wegen der geringen Fallzahl und der unterschiedlichen Bedingungen bei den einzelnen Studien bisher nicht hergestellt werden. Es ist zu hoffen, daß dieses durch Erweiterung der Fallzahlen und der zu messenden Parameter noch möglich sein wird.

Literatur

[1] D. Haack, D. Günther, G. Kunkel, K. Lichtwald, U. Täuber und P. Vecsei: Radioimmunologische Bestimmung von synthetischen Glukokortikoiden. Atemw.-Lungenkrkh., *7*, 5 (1981) 283–289.

[2] U. Weik: Pharmakokinetik von Triamcinolonacetonidkristallsuspension und Triamcinolonacetonidphosphat. Thesis, Heidelberg 1983.

[3] D. Haack und P. Vecsei: Radioimmunologische Bestimmungen von Triamcinolonacetonid und ihre Anwendung in einer Studie zur Hydrolyse wasserlöslicher Kortikoidester. Arzneimittel-Forschung, *32* (II) 8 (1982) 832–834.

Diskussion

II. Pharmakologische Aspekte der Steroid-Therapie

Tzonos: Ich habe bei den Vorträgen der Theoretiker natürlich etwas vermißt und zwar die Angaben zur Äquivalenz der Kortikoide, zumal dies natürlich ganz besonders wichtig ist für uns Kliniker. Wenn ich Herrn Meinig richtig verstanden habe, hat er Triamcinolonacetonid zu Dexamethason bei seinen Untersuchungen 1 : 1 genommen. Von welcher Äquivalenz sollen wir in der Klinik ausgehen?

Meinig: Es gibt natürlich Äquivalenzdosen, aber für das Hirnödem ist mir eine Äquivalenzdosis nicht bekannt. Wir stehen ja auch noch ein bißchen in der Anfangsphase der Untersuchungen, was die antiödematöse Wirkung von Volon betrifft.

Baethmann: Wenn ich mir einen Kommentar erlauben darf, Herr Meinig: Nach den gängigen Äquivalenzdosen ist etwa das Triamcinolonacetonid im Verhältnis zum Dexamethason so wirksam wie ein Fünftel oder 1 : 5.

Bolt: Es ist nach meiner Überzeugung so, daß ein Teil der Äquivalenzdosen aus Tierexperimenten stammen. Das muß man ganz deutlich sehen. Die meisten klinischen Daten stammen von Patienten entweder mit obstruktiven Atemwegs- oder mit rheumatologischen Erkrankungen. Man hat punktuell den Eindruck, daß das Spektrum einzelner Steroide differieren kann, d. h. also, wenn Sie eine Äquivalenz von 5 : 1 etwa für obstruktive Atemwegserkrankungen oder für den rheumatologischen Formenkreis haben, muß diese für das Hirnödem nicht unbedingt zutreffen, zumal unterschiedliche Rezeptoren im Spiel sein können. Im Grunde zählt hier primär die klinische Empirie.

Baethmann: Ich glaube, daß man mit rein klinischen Methoden überhaupt nicht dieses Problem erfassen kann, zumal sehr heterogene Krankheitsbilder vorliegen und damit auch ganz heterogene Wirkungen bestehen. Ich kann mir nicht vorstellen, daß man mit einer rein klinischen Studie eine ganz klare Dosisempfehlung, die Herr Tzonos sicher zu Recht haben möchte, herausarbeiten kann.

III. Therapeutische Sofortmaßnahmen bei Schädel-Hirn-Trauma

Vorsitz: G. H. Engelhardt, Köln

Erstversorgung beim Schädel-Hirn-Trauma aus der Sicht des Notarztes

G.H. Engelhardt

Die ärztliche Versorgung des Unfallverletzten beginnt am Unfallort.

Besonders bei Verletzungen mit akut aufgetretener Lebensgefahr durch Störungen der Vitalfunktionen kommt es verlaufsentscheidend darauf an, die rettende Hilfe innerhalb der ersten 8–10 Minuten nach Eintritt des Schadens zu bringen. Dies gelingt im außerklinischen Bereich nur mit Hilfe eines gut organisierten Rettungsdienstes unter Einbeziehung des Arztes.

Wenn der Rettungs- und Notarztdienst jeden möglichen Ort seines Einzugsbereiches in längstens 10 Minuten erreichen soll, dann benötigt man dazu ein flächendeckendes Netz von dezentral gelegenen Rettungswachen, deren Koordinierung durch eine zentrale Einsatzleitstelle zu gewährleisten ist.

In Köln bestehen mit einer Leitstelle und 12 gleichmäßig über das Stadtgebiet verteilten Rettungswachen gute Voraussetzungen für einen funktionstüchtigen Rettungsdienst. Im Bedarfsfall wird einer der 4 im Stadtgebiet ständig stationierten Notärzte mit einem Dienst-PKW zur Notfallstelle gebracht, wo er nach dem Rendez-vous-Verfahren mit dem Rettungswagen zusammentrifft. Außerdem steht ein 5. Notarzt im Rettungshubschrauber zur Verfügung.

Die Leistungsfähigkeit dieser Organisationsform läßt sich vor allem an der Zeit bis zum Eintreffen der Rettungsmittel am Unfallort ablesen. Innerhalb von 10 Minuten können mehr als 97 % der Einsatzorte vom Notarzt erreicht werden [3].

Vor dem organisatorischen Hintergrund dieses Rettungsdienstes wie auch mit entsprechend qualifiziertem Rettungspersonal kann man darangehen, über die erweiterten Möglichkeiten ärztlicher Hilfeleistung am Unfallort zu sprechen.

Begleitverletzungen häufiger als isoliertes SHT

Der Notarzt hat es seltener mit isolierten Schädel-Hirn-Traumen, häufiger mit gleichzeitig entstandenen Verletzungen von mehreren Körperregionen oder Organsystemen zu tun. Daraus ergibt sich für die Praxis die Notwendigkeit eines abgestuften diagnostischen und therapeutischen Vorgehens, das oftmals schon am Unfallort synchron ablaufen muß.

Praktische Notfallmedizin 2 · Das Hirnödem

Printed in Germany

Bei 5201 ausgewerteten Einsätzen des Kölner Notarztdienstes im Jahre 1981 wurden 4252 Patienten behandelt. Von 891 Unfallverletzten waren 81 (8,3%) polytraumatisiert. Bei 72 erfaßten Mehrfachverletzten fanden sich 52mal ein Schädel-Hirn-Trauma, 64mal Verletzungen der Gliedmaße, 21mal Brustkorb- und 18mal Bauchverletzungen, 10 Wirbelsäulen-, 5 Hals- und 2 Beckentraumen [2].

Mit Umzug in ein neues Klinikum wurde der Kölner Rettungshubschrauber Christoph 3 mit Ärzten unserer Klinik besetzt. Im 1. Halbjahr vom 01.04.83 bis 30.09.83 wurden von Hubschrauberärzten 133 Schädel-Hirn-Traumen versorgt. Davon waren nur 68 isolierte Schädel-Hirn-Verletzungen, die übrigen hatten weitere Verletzungen erlitten (Tab. 1).

Tabelle 1 RTH Christoph 3 (01.04.83–30.09.83)

Gesamteinsätze	494
chirurgische Notfälle	313
Schädel-Hirn-Traumen,	133
davon isolierte	68
Thoraxverletzungen	37
Abdominalverletzungen	42
Extremitätenverletzungen	93
Verbrennungen	8

Diese Zahlen sind zwar nicht repräsentativ, weil sie ein selektioniertes Patientenkollektiv wiedergeben, aber sie sind für den Notarzt tägliche Realität bei der Erfüllung seiner *Aufgaben:*

- Abwendung einer akuten Lebensgefahr durch Behandlung von Vitalfunktionsstörungen,
- Herstellen der Transportfähigkeit, so daß der Notfallpatient ohne Verschlechterung seines Zustandes befördert werden kann,
- Transportbegleitung unter Fortführen der eingeleiteten Maßnahmen und Transport in ein für die erlittenen Verletzungen geeignetes Krankenhaus.

Zuerst immer Elementartherapie durchführen

Das rasche Erkennen einer medizinischen Notfallsituation infolge akut aufgetretener Funktionsstörungen der lebenswichtigen Organe wie Lungen, Hirn, Herz und Kreislauf erfordert die Klärung folgender *Fragen:*

- Atmet der Patient nicht oder ungenügend?
- Ist der Patient bewußtlos oder bewußtseinsgetrübt?

- Hat der Patient eine akute Kreislaufstörung (Schock) oder einen Kreislaufstillstand?

Aus diesen Bereichen *A*tmung, *B*ewußtsein und *C*irculation ergibt sich das *ABC der Elementartherapie*, deren vordringliches Ziel die Wiederherstellung und Sicherung einer ausreichenden Sauerstoffversorgung des Patienten ist. Auf Einzelheiten der Diagnostik und Therapie kann ich im Rahmen dieses Beitrags nicht eingehen.

Systematisch und sinnvoll untersuchen

Nach Prüfung der Vitalfunktionen und ihrer Störungen sowie Einleitung der erforderlichen Sofortmaßnahmen erfolgt als nächstes eine Orientierung über die erlittenen Verletzungen. Dazu muß sich der Notarzt folgende *Fragen* stellen:

- Liegt ein Schädel-Hirn-Trauma vor?
- Finden sich weitere Verletzungen?
- Welche Störungen und Verletzungen stehen im Vordergrund?
- Welche therapeutischen Maßnahmen sind in welcher Reihenfolge zu ergreifen?

Zur Frage, ob überhaupt ein Schädel-Hirn-Trauma vorliegt, bedient man sich am Unfallort folgender Befunderhebung:

- Reaktion auf Ansprache:
  orientiert, verwirrt, unverständliche, keine
- Motorische Reaktion:
  normal, gezielt nach Schmerz, Beugung nach Schmerz, Streckung nach Schmerz, keine
- Augenöffnen:
  spontan, auf Anruf, auf Schmerzreiz, keine
- Pupillenbefund:
  normal, Anisokorie, entrundet, beidseits weit, Reaktion auf Licht
- Verletzungszeichen am Kopf:
  Wunden, Monokel-/Brillenhämatom, Austritt von Blut, Liquor, Hirn aus Mund, Nase, Ohr
- Krampfanfälle, Streckkrämpfe
- Erbrechen

Bei Vorliegen von Störungen des Bewußtseins, der Pupillenfunktion, der Motorik, der Tonusregulation und der Atmung kann man davon ausgehen, daß ein schweres Schädel-Hirn-Trauma vorliegt. Außerdem ist bereits am Unfallort feststellbar, ob eine offene Hirnverletzung mit Austritt von Hirn oder Abfluß von Liquor oder ob äußerlich sichtbare Perforationsverletzungen vorliegen, worauf gelegentlich auch die Art der Verletzung (Schuß) hinweist.

Die Feststellung eines Kombinationstraumas, mit dem ein Notarzt immer rechnen muß, kann für das Schicksal des Hirnverletzten entscheidend sein, weil die Erstversorgung von Begleitverletzungen dringlicher sein kann als notwendige Maßnahmen zur Behandlung der gleichzeitig erlittenen Hirnverletzung. Deshalb gilt es festzustellen, ob sich *weitere Verletzungen* finden:

- HWS: vorsichtig tasten und bewegen
- Thorax: Schmerz, äußere Verletzungszeichen, Beweglichkeit, Kompressionsschmerz, Palpation, Perkussion
- Becken: Schmerz, äußere Verletzungszeichen, Stauchungsschmerz, Fehlstellung der Beine
- Extremitäten: Schmerz, äußere Verletzungszeichen, aktive/passive Beweglichkeit

Diagnostische und therapeutische Prioritäten beachten

Als nächstes stellt sich die Frage, welche *Störungen im Vordergrund* stehen:

- Respiratorische Insuffizienz
  Aspiration, Verlegung der Atemwege
  Instabiler Thorax
  Pneumo-Hämatothorax
  Schock
  Hohe Querschnittslähmung
- Schock ⟶ extrakranieller Blutverlust
- Kreislaufstillstand

Die erste Sorge gilt immer der Atmung. Eine respiratorische Insuffizienz ist selten die Folge einer Hirnverletzung. Meist handelt es sich um eine Aspiration, eine Verlegung der Atemwege, um einen instabilen Thorax, eine Pneumohämatothorax oder um einen Volumenmangelschock. Hier sind ganz gezielte therapeutische Maßnahmen erforderlich und erfolgversprechend.

Eine anhaltende Schocksymptomatik beim erwachsenen Schädel-Hirn-Verletzten ist selten durch das Schädel-Hirn-Trauma, fast immer jedoch durch einen größeren extrakraniellen Blutverlust verursacht. In diesem Falle muß nach einem Hämatothorax, einer intraabdominellen Blutung, einer massiven retroperitonealen Blutung bei Beckenfraktur oder nach Blutverlusten infolge geschlossener oder offener Gliedmaßenbrüche gefahndet werden.

Ein früher Kreislaufstillstand beim polytraumatisierten Patienten hat so gut wie keine Chance auf eine erfolgreiche kardiopulmonale Reanimation [4].

Die nächste Frage ist die nach den *im Vordergrund stehenden Verletzungen:*

- Brustkorbtrauma, „akuter Thorax".
  Spannungspneumothorax
  Offener Thorax
  Herztamponade
- Bauchtraumen mit Organverletzung
  Blutung ⟶ Schock
- Blutung aus Wunde nach außen/in Körperhöhlen
- SHT: offen, Koma, Hämatom
- Gliedmaßenbrüche und -verrenkungen

Bei einem „akuten Thorax" muß am Unfallort ein Spannungspneumothorax sofort punktiert oder notfallmäßig drainiert, ein offener Thorax steril, jedoch nicht luftdicht verbunden und eine selten zu diagnostizierende Herztamponade punktiert werden. Eine intraabdominelle Blutung, die sich am Unfallort trotz ausreichender Volumensubstitution nicht beherrschen läßt, verlangt eine schnellstmögliche Laparotomie. Blutungen aus Wunden oder in andere Körperhöhlen können ebenfalls die Schocksymptomatik unterhalten. Das offene Schädel-Hirn-Trauma, das gedeckte Schädel-Hirn-Trauma mit Koma und Hämatomverdacht steht an nächster Stelle der Dringlichkeitsskala. Und schließlich folgen Gliedmaßenbrüche und -verrenkungen, die noch am Unfallort reponiert und geschient werden sollen [1].

Intubation und Schockbekämpfung beim schweren SHT unverzichtbar

Die gezielte Versorgung des Schädel-Hirn-Traumas am Unfallort durch den Notarzt, der kaum je ein Neurochirurg sein dürfte, erfolgt nach den üblichen notfallmedizinischen Regeln unter Berücksichtigung neurochirurgischer Besonderheiten.

Bei Perforationsverletzungen wird der eingedrungene Gegenstand nicht entfernt, weil durch die Extraktion eine intrakranielle Blutung provoziert und die spätere Lokalisation des Schadens erschwert werden kann. Offene Hirnwunden werden steril abgedeckt.

Bewußtseinsgestörte Verletzte mit erhaltener Eigenatmung kann man bei einem isolierten Schädel-Hirn-Trauma zur Aspirationsprophylaxe in eine stabile Seitenlage bringen. Die Seitenlage ist kontraindiziert bei Verdacht auf Verletzungen der Wirbelsäule, bei Extremitätenfrakturen und bei massiven Blutungen mit hämorrhagischem Schock, der eine Hochlagerung der Beine erforderlich macht; die Seitenlage ist hinderlich und überflüssig, wenn der Verletzte intubiert werden soll oder muß.

In der Regel wird jeder bewußtlose Schädelhirnverletzte – wie auch nahezu jeder Polytraumatisierte – sofort intubiert und beatmet, weil die Atemwege immer verlegt sind. Wir benutzen dazu gern den Oxford-Tubus, der sich uns am Unfallort sehr bewährt hat. Bei geringstem Verdacht auf Verletzungen der Halswirbelsäule darf die Intubation nicht in der sonst üblichen Reklination des Kopfes erfolgen. Wenn möglich, sollte man dann die blinde nasotracheale Intubation ohne Kopf- und Halsbewegungen anstreben. Die Beatmung erfolgt im Atemrhythmus des Verletzten, weil bei asynchroner Beatmung der intrakranielle Druck ansteigt.

Unverzichtbar ist es, für die Schockbekämpfung und für die Medikamentenapplikation mindestens zwei sichere periphere Venenzugänge mit weitem Lumen zu schaffen, und zwar auch dann, wenn die klassischen Schockzeichen noch fehlen. Die anschließende Infusionstherapie ist selbstverständlich; hierzu eignen sich kolloidale Lösungen, etwa Dextran 60 bis zu einer Gesamtmenge von 1000–1500 ml sowie Ringerlaktatlösung.

Blutungen an den Gliedmaßen werden durch Kompressionsverbände gestillt.

Bei Unruhe, Krampfneigung oder bei Streckkrämpfen und hypertonen Blutdruckreaktionen ist eine medikamentöse Dämpfung nach vorausgegangener Sicherung freier Atemwege etwa mit Diazepam (10 mg–30 mg i. v.) erforderlich. Zuvor ist der neurologische Befund kurz erhoben worden. Verletzte mit vermindertem Muskeltonus oder schwachen Abwehrreaktionen dürfen wegen der Gefahr einer Atemdepression keine sedierenden Medikamente erhalten.

Über den nasal eingeführten Magenschlauch wird der Magen nach Möglichkeit entleert. Starke Kopfbewegungen sind zu vermeiden, weil sie durch Kompression der V. jugularis zu einem Anstieg des intrakraniellen Drucks führen sollen. Kopf und Oberkörper werden um 20°–30° hochgelagert, um den hirnvenösen Rückfluß zu verbessern [6].

Intubation und atemsynchrone Hyperventilation, Volumensubstitution, Hochlagern von Kopf und Oberkörper, Vermeiden von starken Kopfbewegungen sowie die frühzeitige Gabe von Steroiden stellen eine konzertierte Anti-Ödem-Therapie zur Prophylaxe eines Schädelinnendruckanstiegs dar.

Wenn auch der schlüssige Beweis für die protektive Wirkung der Steroide beim posttraumatischen Hirnödem noch fehlt, so haben auch wir diese Erstbehandlung übernommen und verabreichen noch am Unfallort entweder 200–400 mg Triamincinolon (Volon A solubile®) oder 100 mg Dexamethason (Fortecortin®) als Fertigspritze. Zwischen beiden Präparaten dürften kaum relevante Wirkungsunterschiede bestehen. An der primären Hirnsubstanzschädigung vermögen Nebennierenmedikamente jedenfalls nichts zu ändern [5].

Maßnahmen am Unfallort bei SHT

obligat:

- Intubation + Hyperventilation
- venöse Zugänge
- Infusion zur Schockbehandlung
- Blutstillung
- Schmerzbekämpfung (Fentanyl, Piritramid)
- Sedierung (Diazepam, Thiopental)
- Magenschlauch
- starke Kopfbewegungen vermeiden
- Lagerung mit erhöhtem Oberkörper

fakultativ:

- Kortikosteroide
- O_2-Gabe
- Wundverband
- Narkose (Thiopental)
- Blutentnahme (Hb, Hkt, Blutgruppe, Kreuzblut)

obsolet:

- Barbiturate zur Hirnödemprophylaxe

Begleitverletzungen versorgen und Transport begleiten

Keinesfalls an letzter Stelle steht die Primärversorgung der Begleitverletzungen, auf die hier nur hingewiesen werden kann:

- HWS-Verletzung: Lagerung + Schienung
- Spannungspneumothorax: Punktion/Drainage
- offener Thorax: steriler Verband, Intubationsbeatmung
- Herztamponade: Punktion
- intraabdominelle Blutung: schneller Transport zur Laparotomie
- Frakturen und Luxationen: Reposition und Schienung

Bei einer offenen Hirnverletzung, bei Verdacht auf eine intrakranielle Blutung und bei einer Impressionsfraktur wird der Schädel-Hirn-Verletzte primär in eine neurotraumatologische Klinik oder Abteilung transportiert. Ansonsten werden Schwerverletzte in eine chirurgische oder chirurgisch-traumatologische Abteilung mit den Möglichkeiten einer Intensivtherapie gebracht. Die Arbeit des Notarztes endet mit der Übergabe des Verletzten an den weiterbehandelnden Krankenhausarzt, wobei es wichtig ist, exakte Angaben über den Erstbefund und über die eingeleitete Therapie zu machen.

Literatur

[1] Engelhardt, G. H. und R. Stober: Die Erstversorgung Unfallverletzter mit Knochenbrüchen. Der Rettungssanitäter *2* 11. (1979) 6–12.

[2] Engelhardt, G. H.; Präklinische Diagnostik und Therapie beim Polytrauma. Materia Medica Nordmark, *35*, 3 (1983) 113–125.

[3] Engelhardt, G. H.: Einführungsreferat – 25 Jahre Kölner Notarztdienst. In: Praktische Notfallmedizin 1. Verlag Walter de Gruyter, Berlin, New York 1983.

[4] Engelhardt, G. H. und Chr. Zapf: Ergebnisse von 1214 kardiopulmonalen Reanimationen am Notfallort. In: Praktische Notfallmedizin 1. Verlag Walter de Gruyter, Berlin, New York 1983.

[5] Grumme, Th.: Das Schädel-Hirn-Trauma unter Berücksichtigung der Notfallsituation. In: Praktische Notfallmedizin 1. Verlag Walter de Gruyter, Berlin, New York 1983.

[6] Karimi-Nejad, A.: Schädel-Hirn-Verletzungen. In: Unfallheilkunde für die Praxis (Hrsg. G. H. Engelhardt). Verlag Walter de Gruyter, Berlin, New York 1983.

Primärversorgung von Schädelhirntraumen

Th. Grumme

In der Bundesrepublik Deutschland und Berlin-West nehmen etwa 1,2 Mio. Bürger die Rettungsdienste aus einer Unfallsituation heraus in Anspruch. Unter diesen Patienten befinden sich 150 000 Schwerverletzte im Straßenverkehr. 80 000 Arbeitsunfallopfer und 200 000 Schwerverletzte bei häuslichen Unfällen. Soweit die Situation ganz allgemein. Wie sieht es nun speziell mit den Schädelhirntraumen aus?

Es fallen jährlich ca. 200 000 Schädelhirnverletzte an. Mehr als die Hälfte dieser Unfälle werden durch den Straßenverkehr verursacht. Unfallfolgen im Hause, am Arbeitsplatz oder beim Sport entfallen auf den restlichen Anteil von Kopfverletzungen. Übermäßiger Alkoholgenuß spielt nicht selten eine nicht zu unterschätzende ursächliche Rolle. Von den ca. 200 000 Schädelhirnverletzten erleiden ca. 30 000 ein schweres Schädelhirntrauma, bei denen es sich in etwa der Hälfte um ein operationsbedürftiges intrakranielles Hämatom handelt.

Die Tatsache, daß in der Bundesrepublik Deutschland und Berlin-West ca. 80 neurochirurgische Kliniken existieren und daß nicht überall die zerebrale Computertomographie zur Verfügung steht, macht das Problem der Behandlung schwerer Schädelhirntraumen schwierig. Nachfolgend soll zunächst über Primärversorgung von Schädelhirntraumen am Unfallort und auf dem Transport gesprochen werden. Dem werden sich die Diagnostik und Therapie des Schädelhirntraumas in der Klinik anschließen, wobei dann die speziellen Probleme der unterschiedlich strukturierten Krankenhäuser mit Bezug zur neurochirurgischen Spezialklinik abgehandelt werden sollen.

1. Management am Unfallort und auf dem Transport

Bei primär oder sekundär relativ schnell eintrübenden oder bewußtlosen Patienten muß so rasch als irgendmöglich dafür Sorge getragen werden, daß Atmung, Kreislauf, Elektrolyte und Blutgase möglichst normal bleiben oder wieder werden. Dies ist durch stabile Seitenlagerung des Patienten mit leicht erhöhtem Kopf in der absoluten Anfangsphase und bei einer einfachen Fahrt im Unfallwagen ohne Arzt natürlich nicht zu erreichen. Im Notarztwagen oder bei

Praktische Notfallmedizin 2 · Das Hirnödem

Printed in Germany

einem entsprechenden Transport mit dem Hubschrauber hat unverzüglich eine Intubation zu erfolgen; Venenkatheter, gegebenenfalls eine Magensonde müssen gelegt werden. Hohe Blutdruckwerte sind in dieser Situation eher günstiger als niedrige. Langsam steigende Blutdruckwerte sollten wegen der Hirnperfusion auf keinen Fall gesenkt werden, da anderenfalls die für das Hirn protektive Wirkung des Cushing-Reflexes als Reaktion auf den erhöhten intrakraniellen Druck entfällt. Die Gabe von Nebennierenrindenhormonen sollte zu Anfang in einer einmaligen hohen Dosis erfolgen, sodann aber in mittlerer Dosierung über den ganzen Tag verteilt werden. Diese Medikation ist nicht ganz unumstritten. Sicher ist aber festzustellen, daß die Verabreichung von Nebennierenrindenhormonen, gleichgültig in welcher Höhe, an einer primären Hirnschädigung nichts zu ändern vermag; sie mildert oder verhütet vielleicht sekundäre, durch das Hirnödem entstehende Schäden. Schockbehandlung ist selbstredend immer wichtig. Eine massive Sedierung mit Barbituraten oder anderen Medikamenten ist auf dem Transport tunlichst zu unterlassen. Es ist unbedingt zu fordern, daß der verunfallte Patient bei der Aufnahme im Krankenhaus vom Arzt neurologisch untersucht und beurteilt werden kann, was bei total sedierten Verunfallten nicht mehr möglich ist. In der Eigenerfahrung war die Situation schon einmal so gravierend, daß nach Ableitung eines CT nurmehr die Implantation einer epiduralen Druckkapsel uns bezüglich der weiteren Behandlung geholfen hat. Sicher vermag die Behandlung mit Barbituraten den Hirndruck in gewissen Grenzen zu senken. Ob dies aber in der Anfangsphase von Schädelhirntraumen so wünschenswert ist, muß bezweifelt werden. So muß die Gabe von antiödematösen Medikamenten vor der diagnostischen Abklärung durch das CT und dem Ausschluß eines extrazerebralen Hämatoms als kontraindiziert angesehen werden, da bekanntlich durch dehydrierende Maßnahmen epi- und subdurale Blutungen sich durch den Raumgewinn erheblich vergrößern können.

Bei verunfallten, bewußtlosen Motorradfahrern sollte der Helm am Unfallort oder auf dem Transport abgenommen werden, um eventuelle Kopfverletzungen primär besser beurteilen und die intensivmedizinischen Maßnahmen besser wahrnehmen zu können. Allerdings ist dabei besonders auf die Halswirbelsäule zu achten wegen möglicher Frakturen.

Wenn irgend möglich hat der Arzt am Unfallort schon zu entscheiden, ob der Verletzte in der nächsten chirurgischen Abteilung behandelt werden *kann* oder sofort in eine neurochirurgische Spezialabteilung gebracht werden *muß.* Alle Kopfverletzungen, bei denen schon äußerlich Hirngewebe zu sehen ist, sollten nach steriler Abdeckung am Unfallort augenblicklich in eine neurochirurgische Abteilung gebracht werden, eine umgehende neurochirurgische Versorgung hat zu erfolgen. Sollte der Arzt am Unfallort den begründeten Verdacht auf eine intrakranielle posttraumatische Komplikation haben, sollte ebenfalls die nächste neurochirurgische Klinik angefahren bzw. angeflogen werden. Diesbezüglich sollte angeregt werden, regional durch allgemein interärztliche Absprachen für neurotraumatologische Eventualitäten generell vorbereitet zu sein bezüglich der dann anzusteuernden neurochirurgischen Abteilungen.

2. Management in der Klinik

Nach Einlieferung des verunfallten Patienten haben sofort folgende Maßnahmen zu erfolgen: Unter Erhaltung und Sicherung der vitalen Funktionen sind die Erhebung der Vorgeschichte, des Lokalbefundes und sonstiger Untersuchungsbefunde sowie eine Röntgen-Nativdiagnostik und spezielle neuroadiologische Diagnostik durchzuführen.

Informationen über den Unfallhergang und die Maßnahmen während des Transportes sind unerläßlich. Die Entwicklung einer sekundären Bewußtlosigkeit nach kurzer initialer Commotionssymptomatik oder bei einem primär ansprechbaren Verletzten stellt ein hochgradig hämatomverdächtiges Alarmsignal dar. Eine unverzügliche Abklärung ist dringend notwendig. Nach unfallunabhängigen Ursachen für das Schädelhirntrauma muß geforscht werden: Aneurysma-Ruptur, hypertonische Massenblutung, zerebrale Durchblutungsstörungen, Herzinfarkt, synkopaler Anfall. Bei Beurteilung des Lokalbefundes ist nur durch Darstellung des Wundgrundes eine knöcherne Verletzung exakt zu beurteilen. Absonderung von Hirnditritus und/oder Abfluß von Liquor beweisen eine offene Hirnverletzung und erfordern in der Regel die Überweisung zum Neurochirurgen.

Bei der neurologischen Untersuchung müssen in der Regel folgende zentralnervöse Funktionen überprüft werden: Bewußtseinslage, Pupillenfunktion, Muskeleigenreflexe, Motorik der Extremitäten, Pyramidenbahnzeichen, Nackensteifigkeit. Die Spiegelung des Augenhintergrundes besitzt keine besondere Aussagekraft. Die Gabe von Mydriatika zur Erweiterung der Pupillen und besseren Einsicht in den Fundus streift die Grenze des Kunstfehlers, weil dadurch die lebenswichtige Überprüfung der Pupillenmotorik nicht mehr möglich ist. Eine Bradykardie bei einem Schädelhirntrauma besitzt nicht die Wertigkeit, die ihr früher beigemessen wurde. Sie weist meist als präfinales Zeichen auf eine fortschreitenden Mittelhirneinklemmung. Zur Therapie eines Hämatoms ist es fast immer zu spät. Einen Blutdruckanstieg kann – wie schon vorhin gesagt – Hinweis auf eine intrakranielle Drucksteigerung sein. Bei polytraumatisierten Patienten muß bei nicht oder schlecht zu behandelndem Schock an eine ernste Nebenverletzung gedacht werden wie z. B. an ein Thoraxtrauma, eine abdominelle Blutung. Eine zerebrale Symptomatik kann hier sekundär vorgetäuscht werden. Die Beurteilung und Überwachung von Schädelhirnverletzten in einer unfallchirurgischen Abteilung kann auch durch einen versierten neurologischen Konsiliararzt erfolgen. Man sollte die Maxime beherzigen: Jeder Arzt, der sich mit der Diagnose und Behandlung von Kopfverletzten befaßt, sollte ohne Zeitverlust für den Patienten die Erhebung des neurologischen Status und Einordnung anderer Parameter wie z. B. Blutdruckverhalten usw. bewerkstelligen können.

Die Röntgendiagnostik sollte wie bisher mit Schädelaufnahmen in 2 Ebenen beginnen. Eine Schädelfraktur mit Kreuzung des Kanals der A. meningea media oder einer ihrer Äste sollte als besonders hämatomverdächtig angesehen werden. Gelegentlich sind zusätzliche Spezialeinstellungen notwendig wie z. B. bei Impressionsfrakturen und fronto- bzw. laterobasalen Frakturen. Außerdem sollte stets auch an Röntgenaufnahmen der Halswirbelsäule gedacht werden, um traumatische Veränderungen in dieser Region nicht zu übersehen. Bei rasch fortschreitender Einklemmungssymptomatik wie z. B. bei akuten epi- oder subduralen Hämatomen sollte zur Zeitersparnis auf Leeraufnahmen verzichtet werden.

Die eindimensionale Echo-Enzephalographie eignet sich in geübter Hand zur raschen Feststellung der Mittellinienverschiebung, ist aber durch die Computertomographie eigentlich völlig in den Hintergrund getreten. Die wichtigste diagnostische Maßnahme beim Schädelhirntrauma stellt heute die zerebrale Computertomographie dar. Sie sollte daher routinemäßig bei jedem Patienten mit einem Kopfunfall mit neurologischer Symptomatik, Bewußtseinsstörung oder bei Verdacht auf intrakranielle posttraumatische Komplikation durchgeführt werden, wie Lanksch/Grumme/Kazner dies schon 1977 in einem Buch über CT und Schädelhirntrauma gemeinsam vorgeschlagen haben. Abbildung 1 zeigt in einer geographischen Übersicht die Verfügbarkeit von CT-Geräten in der Bundesrepublik Deutschland und West-Berlin, erhoben vor einem Jahr. Die schwarzen Punkte meinen CT-Geräte, die jederzeit, also rund um die Uhr, einsetzbar sind. Sicher sind inzwischen weitere Geräte aufgestellt worden, so daß wahrscheinlich jetzt 300 CT-Geräte arbeiten, wovon 200 jederzeit benutzt werden können.

Bezüglich der zerebralen Angiographie sollte man sich immer die Frage stellen, ob gleichzeitig ein CT-Gerät vorhanden ist. Wenn ja, wird man immer zuerst die Computertomographie durchführen. Die Angiographie käme nur in Anwendung, wenn weitergehende Fragen, etwa nach Angiom und Aneurysma, auftauchen. Wo jedoch kein CT-Gerät, aber eine Angiographie-Anlage vorhanden ist, gelten unverändert die von Tönnis und Mitarbeitern angegebenen Indikationen: Bewußtseinsstörungen und Paresen, primär nach dem Unfall oder sekundär nach freiem Intervall aufgetreten.

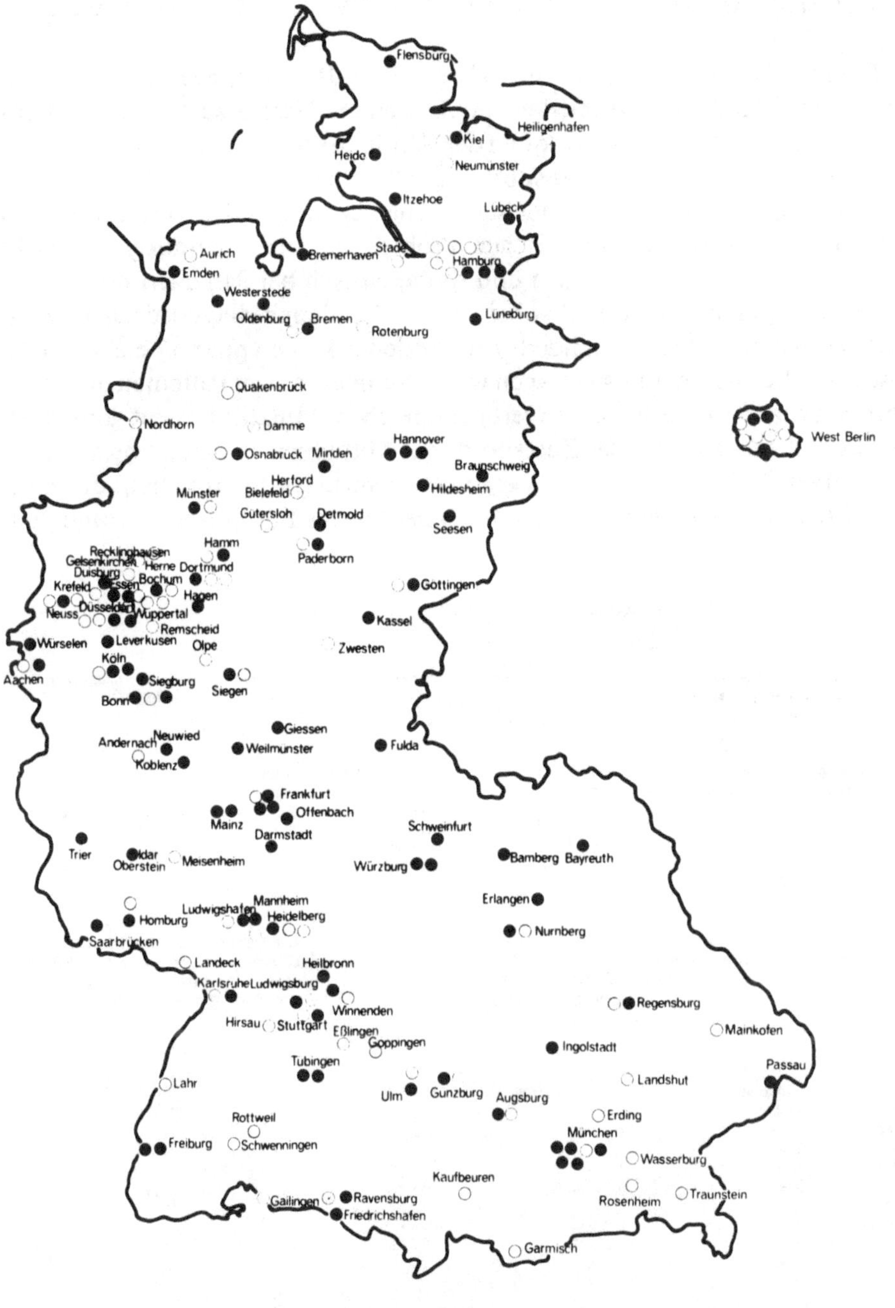

Abb. 1 Verfügbarkeit von CT-Geräten in der Bundesrepublik Deutschland und Berlin-West. Schwarze Punkte: Geräte, die jederzeit einsetzbar sind.

3. Management der Schädelhirntraumen aus der Sicht des Allgemein- bzw. Unfallchirurgen

Die Reihenfolge in Diagnostik und Therapie in der Akutphase von Schädelhirntraumen hängt von verschiedenen Faktoren ab: Gesamtzustand des Patienten, apparativ-technische Ausstattung der Klinik, Entfernung zur nächsten neurochirurgischen Abteilung, Transportmöglichkeiten. Eine wesentliche Grundvoraussetzung stellt vor allem – wie schon oben erwähnt – das Vertrautsein des Kollegen mit neurotraumatologischen Problemen. Die Abbildung 2 zeigt in einer Übersicht, was diagnostisch und therapeutisch bei Patienten mit Hämatomverdacht geschehen sollte, wobei den vorhandenen diagnostischen Möglichkeiten – einmal CT vorhanden, zum anderen keine apparative Zusatzdiagnostik möglich – Rechnung getragen wird. Wenn bei einem Patienten mit Schädelhirnverletzung eine hämatomverdächtige Symptomatik besteht und noch kein akut lebensbedrohender Zustand durch Mittelhirneinklemmung vorliegt, ist die unverzügliche Verlegung in eine neurochirurgische Abteilung die sinnvollste Maßnahme. Falls der Patient doch bereits das Bewußtsein verloren hat,

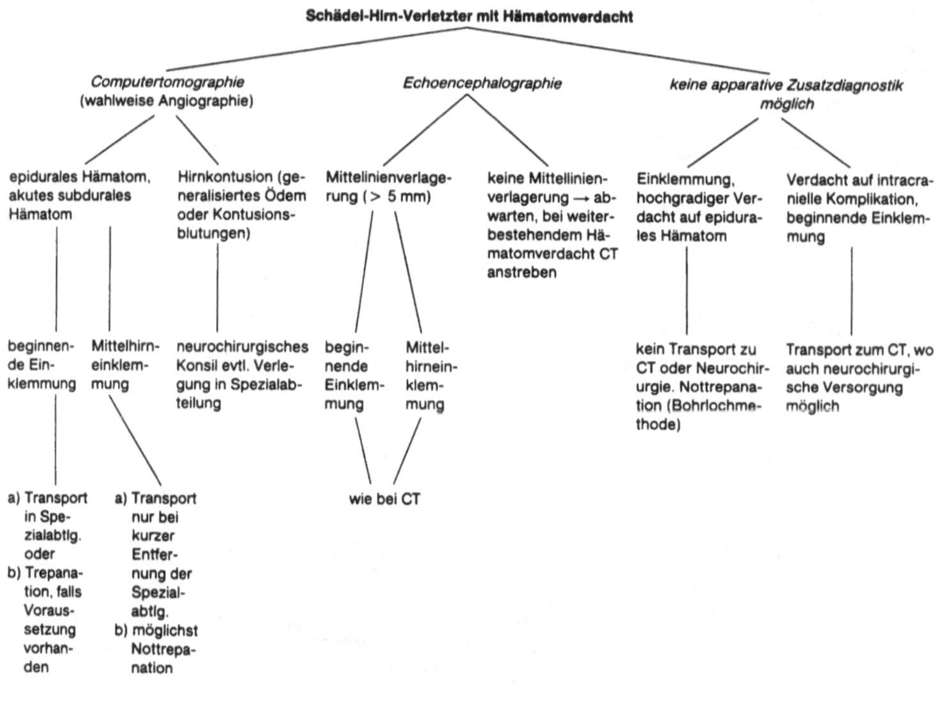

Abb. 2 Diagnostisches und therapeutisches Vorgehen des Allgemeinchirurgen bei Patienten mit frischem Schädelhirntrauma mit Bezug zu den apparativ-diagnostischen Möglichkeiten.

so ist stets eine Intubation zur Sicherstellung der Atmung während des Transportes erforderlich. Wenn bereits das Vollbild einer Mittelhirneinklemmung mit Bewußtlosigkeit, einseitiger Mydriasis und kontralateraler Halbseitenparese besteht, so ist die Entscheidung, ob im erstversorgenden Krankenhaus eine Nottrepanation durchgeführt werden muß oder ein rascher Transport zur Spezialabteilung durchgeführt werden kann, davon abhängig zu machen, welche zeitliche Verzögerung noch in Kauf genommen werden kann, ohne die Prognose des Patienten entscheidend zu verschlechtern. Häufig wird dabei von der Regel ausgegangen, daß um so weniger Zeit zur Verfügung steht, je rascher sich eine Symptomatik entwickelt hat. Die Faustregel, daß der Transport etwa so lange dauern darf, wie die Entwicklung der lebensbedrohlichen Symptomatik in Anspruch genommen hat, erscheint als zu riskant. Eine Bohrlochtrepanation unter Benutzung der bekannten Schemata wird in einem solchen Fall sicher sinnvoller sein als ein lebensgefährdender und die Prognose verschlechternder Transport in die neurochirurgische Spezialabteilung. Die Bohrlochtrepanation sollte in die Standardausbildung der Unfallchirurgen einbezogen werden.

Parenchymatöse Verletzungen des Gehirns (Kontusionsblutungen) werden heute nicht mehr in jedem Falle operativ angegangen. Die Entscheidung hierüber sollte in jedem Falle dem Neurochirurgen überlassen bleiben. Patienten mit intrakranieller Drucksteigerung auf dem Boden eines generalisierten posttraumatischen Hirnödems erfordern eine fortlaufende Messung des intrakraniellen Druckes mittels epiduraler Druckmessung, da die gesamte Behandlung mit Entwässerung, Beatmung und zentraler Sedierung hiervon abhängig ist. Auch können solche Patienten nur auf entsprechend eingerichteten Intensivstationen optimal versorgt werden.

Für den Fall, daß keine diagnostischen Möglichkeiten vorliegen, sollte bei Einklemmung und hochgradigem Verdacht auf ein epidurales Hämatom die Bohrlochmethode unmittelbar am Ort durchgeführt werden. Wenn andererseits noch Zeit vorhanden ist, sollte der Verletzte zur CT-Diagnostik gebracht werden, wo möglichst auch eine neurochirurgische Versorgung ist.

Bezüglich des Problems der Überwachung von Schädelhirntraumen unmittelbar nach Aufnahme in der Klinik, d.h. über 24 Std. nach Eintreffen in der Klinik, ist zu sagen, daß eine sorgfältige Verlaufsbeobachtung durch geschultes Personal, möglichst in 1/2- bis 1stündigem Abstand das Erkennen von im Entstehen begriffenen intrakraniellen Hämatomen gewährleistet. Ein anfänglich normales CT bedeutet nicht, daß nicht nach 2–3 Std. doch ein epidurales Hämatom entstanden ist, um so mehr dann, wenn das erste CT schon geringe traumatische Einwirkungen erkennen läßt. Der klinische Befund ist entscheidend und hat zu einer unverzüglichen CT-Kontrolle zu führen. Es passiert aber leider immer noch, daß Patienten nach einem mehr oder weniger harmlos erscheinenden Schädelhirntrauma auf einer Allgemeinstation untergebracht und am folgenden Morgen bewußtlos mit röchelnder Atmung und doppelseitig weiten reaktionslosen Pupillen aufgefunden werden. Die Prognose ist in diesen Fällen, selbst bei raschester Operation, als infaust anzusehen. Lediglich engmaschige Kontrolle der Bewußtseinslage und des neurologischen Status können diesen Zustand verhindern.

4. Management der Patienten mit Schädelhirntrauma und allgemeinchirurgischem Polytrauma

Häufig bestehen besondere Probleme bei polytraumatisierten Patienten. Die dritte Abbildung zeigt als Vorschlag das chirurgische und neurochirurgische Vorgehen in Abhängigkeit vom neurologischen und CT-Befund. Nach eigenen schlechten Erfahrungen würde ich vorschlagen, langwierige chirurgische Eingriffe bei zerebral gefährdeten Patienten nur bei liegender epiduraler Drucksonde durchführen zu lassen.

Bei polytraumatisierten Patienten besitzen Extremitätenfrakturen eine nachgeordnete Priorität gegenüber der Versorgung des lebensbedrohlichen intrakraniellen Hämatoms. Bei Thorax- und abdominellen Verletzungen muß die Dringlichkeit im Einzelfall entschieden werden, gelegentlich ist die Versorgung

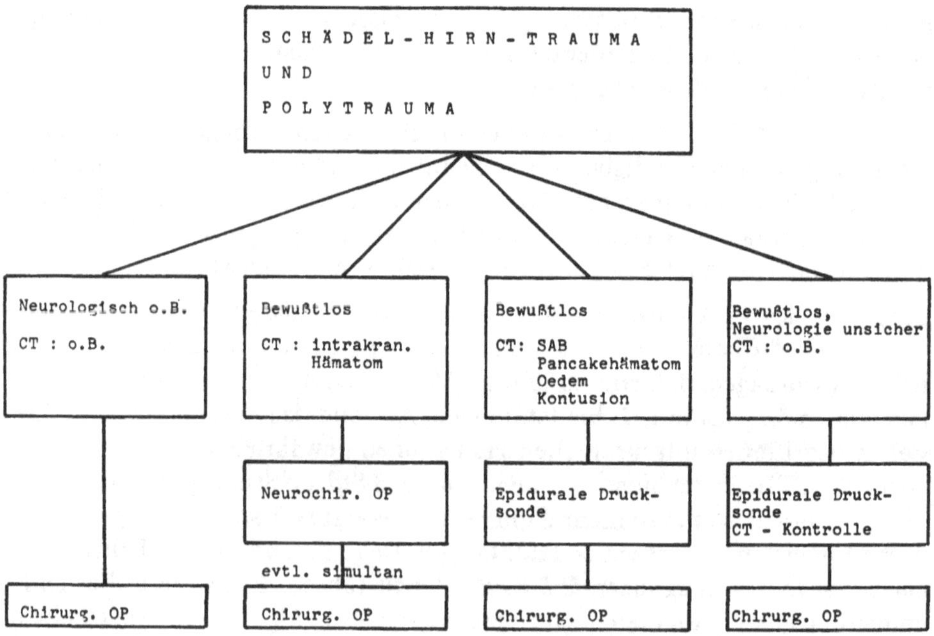

Abb. 3 Vorgehen bei polytraumatisierten Patienten.

einer Thorax- oder Bauchverletzung rascher erforderlich als die Ausräumung eines intrakraniellen Hämatoms. In geeigneten Fällen wird eine gleichzeitige Operation im Bereich der Schädelhöhe und des Thorax oder des Bauchraumes durchgeführt werden müssen. Der therapeutische Erfolg bei diesen schwerverletzten polytraumatisierten Patienten hängt von einer guten Zusammenarbeit zwischen den verschiedenen Disziplinen ab, wobei zusätzlich auch andere Fachrichtungen wie z. B. Anästhesisten, HNO-Ärzte, Kieferchirurgen u. a. zur Mitarbeit aufgerufen sind.

Literatur

Kazner, E. und Th. Grumme: Wertigkeit und Realisierbarkeit diagnostischer Verfahren beim Schädelhirntrauma. Der Chirurg *53* (1982) 477–482.

Lanksch, W., Th. Grumme und E. Kazner: Schädelhirnverletzungen im Computertomogramm. Springer, Berlin – Heidelberg – New York 1978.

Schiefer, W. und E. Kazner: Klinische Echo-Encephalographie. Springer, Berlin – Heidelberg – New York 1967.

Tönnis, W., R. A. Frowein und K. H. Euler: Zur Erkennung der akuten traumatischen intrakraniellen Hämatome. Chirurg *34* (1963) 145.

Klinische Verlaufskontrolle mit intrakranieller Druckmessung bei Schädel-Hirn-Trauma*

M. R. Gaab

1. Einleitung

In der Intensivstation sind *technische* Meßmethoden eine notwendige Ergänzung der klinischen Beobachtung. So ist eine fortlaufende Registrierung von Blutdruck, Herzfrequenz, Temperatur bei jedem schwer Schädel-Hirn-Verletzten heute unentbehrlich [1, 10]. Die *Überwachung des Gehirns* beschränkt sich aber noch weitgehend auf die klinische Kontrolle von Bewußtsein, Motorik und Pupille. Auch bei Anwendung standardisierter Schemata wie z. B. der Glasgow-Koma-Skala [5] gelingt damit aber nur eine sehr grobmaschige Verlaufskontrolle; bei den häufig polytraumatisierten, beatmeten Patienten wird die klinische Beobachtung fast unbrauchbar. Zwar ermöglicht das EEG eine Funktionskontrolle der zerebralen Neurone, die auch als Trendschreibung oder nach Computeranalyse (Fourier- oder Berg-Transformation) z. B. zur Überwachung der Narkosetiefe genutzt wird [11]; doch zeigt das Elektroenzephalogramm zerebrale Komplikationen zu spät, da es sich erst bei Störung des neuronalen Stoffwechsels verändert [11]. Gerade die wichtigste, behandelbare intrakranielle Komplikation nach Trauma, die Entwicklung einer intrakraniellen *Raumforderung* (Blutung, Ödem, Hydrozephalus) beeinträchtigt den Hirnstoffwechsel aber erst bei kritischer Einschränkung der Hirndurchblutung; vorher können im EEG sogar Aktivierungssymptome auftreten [6], und der rasch irreversible EEG-Kollaps durch Hirnkreislaufstillstand kann innerhalb Minuten folgen. Zu diesem Zeitpunkt ist der *intrakranielle Druck* (ICP, „Hirndruck“) also schon auf Werte nahe dem arteriellen Druck gestiegen. Zur frühzeitigen Erkennung raumfordernder intrakranieller Komplikationen ist daher die *intrakranielle Druckmessung* die wirksamste technische Methode, und zwar unabhängig von anderen technischen Untersuchungen wie z. B. Computertomographie [4, 5].

* Mit Unterstützung der DFG (Ga 273/1-2) und des BMFT (MMT 19)

Praktische Notfallmedizin 2 · Das Hirnödem

2. Die Pathophysiologie des intrakraniellen Druckes

Der *normale intrakranielle Druck* überschreitet in Horizontallage, gemessen im Niveau des For. Monroi, nicht 15 mmHg [4, 10]. Änderungen der Körperlage müssen bei der Druckmessung ebenso berücksichtigt werden wie die Topogra-

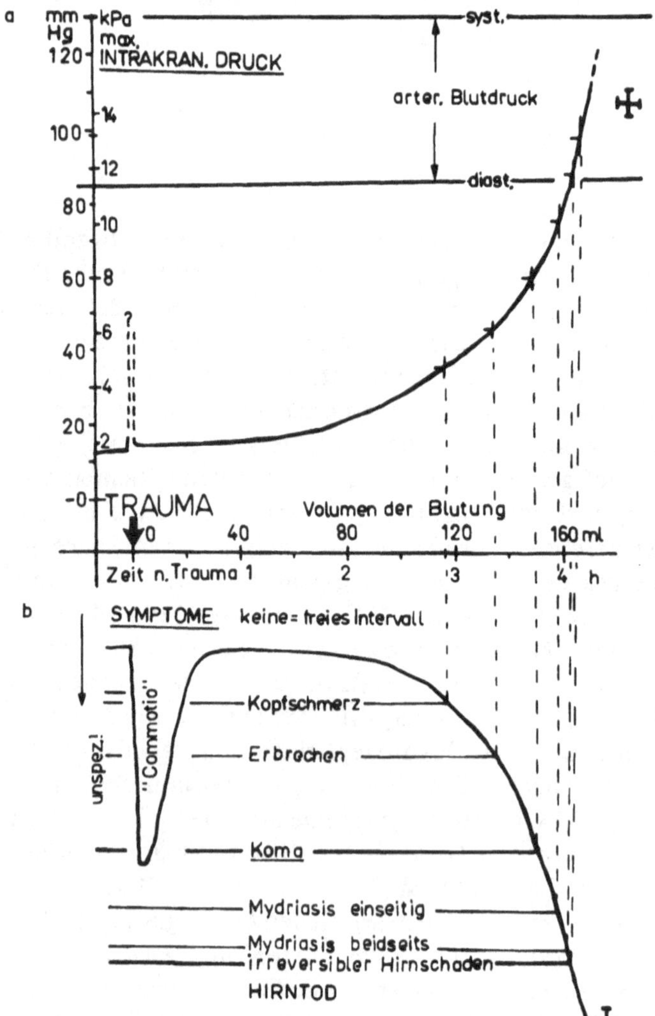

Abb. 1 a und b *Druck-Volumen („P/V")-Diagramm* des intrakraniellen (craniospinalen) Raumes (a) und klinische *Hirndrucksymptome* (b): Exponentieller Verlauf des Hirndruckanstieges mit zunehmender Raumforderung, z. B. Hämatomvolumen; intrakranielle Druckwellen schon im flachen Bereich der „kompensierten" Raumforderung. Klinische Symptome zunächst uncharakterist., druckspezifisch erst bei drohender irreversibler Druckdekompensation- „Sturz in den Abgrund" als *Spiegelbild* des P/V-Diagramms.

phie des Meßaufnehmers; so ist z. B. im Stehen ein leicht negativer ICP normal, das Nulldruckniveau liegt im Bereich der HWS; bei Liquordruckmessung über eine Flüssigkeitsleitung geht jede Höhendifferenz zwischen Meßaufnehmer und For. Monroi als hydrostatischer Fehler ein [4, 10]. Entwickelt sich eine Raumforderung im Schädel, z. B. eine Blutung (Abb. 1 a, 3, 4 b), so steigt der mittlere ICP zunächst nur wenig, die Raumforderung ist noch *„kompensiert"*, überwiegend durch Verlagerung und Resorption von Liquor [4]. Je schneller die Raumforderung wächst, desto früher wird diese Raumreserve von max. etwa 10% des Schädelvolumens erschöpft; der Druck steigt dann steil an. Es resultiert so ein *exponentielles Druck-Volumen-Diagramm* des intrakraniellen Raumes (Abb. 1 a). Sinkt der zerebrale Perfusionsdruck CPP, die Differenz zwischen arteriellem Blutdruck und ICP, unter etwa 50 mmHg, so bricht die Hirndurchblutung rasch zusammen, es droht der irreversible Hirntod (Abb. 1 a). Genau *spiegelbildlich* zu diesem Druck-Volumen-Diagramm verläuft die *klinische Symptomatik*, bei rascher Blutung wie dem Epiduralhaematom als „Sturz in den

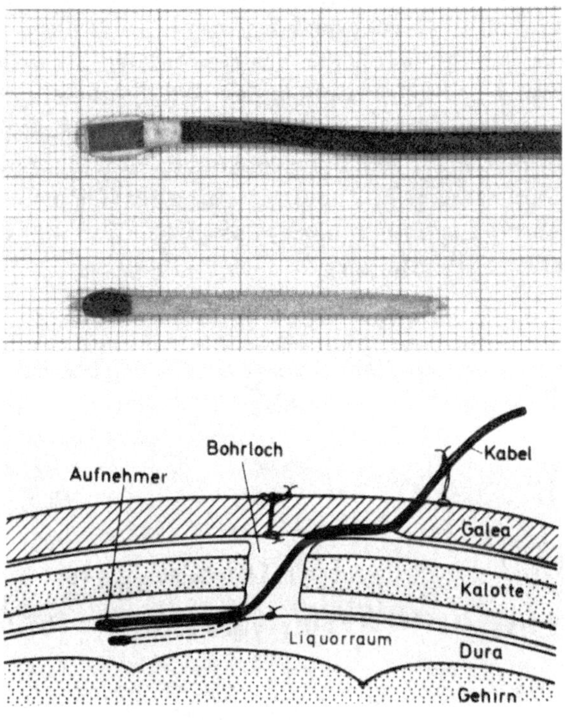

Abb. 2 a und b *Epiduraler Miniaturdruckaufnehmer* (Gaeltec ICT/b) mit seitlicher Membran und Möglichkeit der externen Nullpunktkontrolle, Größenvergleich mit einem Streichholz (a); der Druckaufnehmer wird zwischen Dura und Schädelknochen eingelegt (Membran Richtung Dura, b). Dura vorher mit Dissektor ausreichend ablösen („flottierende Membran" [4])!

Abgrund" (Abb. 1 b). Die klinischen Zeichen sind zunächst ganz unspezifisch, zuverlässige Symptome wie Pupillenerweiterung (Abb. 1) gehen der irreversiblen Hirnschädigung nur kurz voraus. Glücklicherweise ermöglicht aber der ICP durch eine typische *Wellendynamik* bereits bei Beginn der Raumforderung ihre Erkennung, obgleich der Mitteldruck noch kompensiert ist (Abb. 3 u. 4): Schon physiologisch kommt es durch den Eigenrhythmus der zerebralen Gefäßmuskulatur und durch pCO_2-Änderungen zu Schwankungen des zerebralen Blut-(CBV) und damit des Hirnvolumens; bei Hirndrucksteigerung prägen sich die verstärkten Blutvolumenschwankungen infolge des eingeschränkten Reserveraumes zunehmend im ICP aus:

Zunächst sind raschere Wellen von 1–2/min zu beobachten, teils von Sinus-, teils von „Rampenform" (Abb. 3), die nach Lundberg [10] als *B-Wellen* bezeichnet werden. Nach Bildung von immer steileren Komplexen gehen diese dann in die gefährlichen, rasch therapiebedürftigen *Plateau= A-Wellen* über, gekennzeichnet durch langsamen Anstieg und ein 5–20 min währendes Plateau mit einer Amplitude über 40 mmHg (Abb. 4); diese Wellen beruhen auf einer Lähmung der Gefäßmuskulatur mit Durchbruch des arteriellen Druckes („Vasoparalyse") und/oder einer Kompression der präsinusoidalen Hirn-Brückenvenen; statt in einen steilen Druckabfall können diese Wellen auch in den permanenten Hirndauerüberdruck mit dann rascher Abnahme der zunächst hohen zerebralen Pulsamplitude übergehen – ein Symptom des unmittelbar bevorstehenden Hirnkreislaufstillstandes (Abb. 7)! Die Beurteilung des ICP erfordert daher eine kontinuierliche Schreibung und pathophysiologische Kenntnisse der Wellendynamik ähnlich der EEG-Beurteilung!

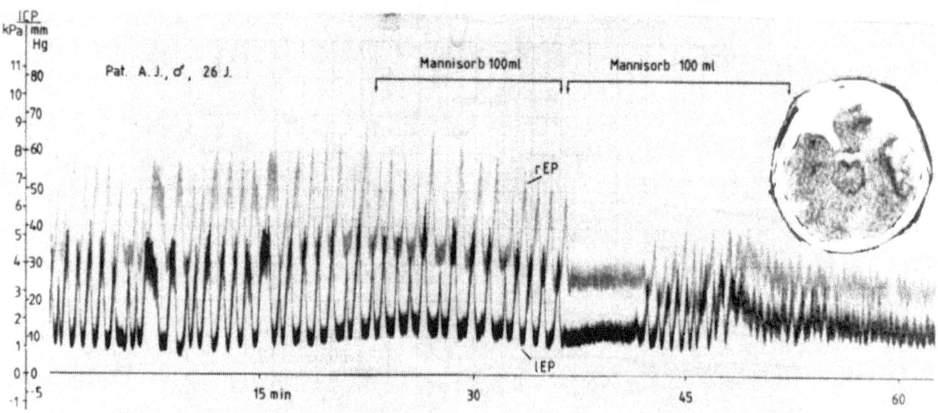

Abb. 3 Intrakranielle *Druckwellen* und *Druckgradienten* bei traumatischer Raumforderung: Die re. temporale Kontusion führt zu zunehmenden B-Wellen bei zunächst noch kompensiertem Ausgangsdruck; deutlich höherer Druck über der Kontusion (rEP, re. epidural) als über der Gegenhemisphäre (lEP, links epidural). Abnahme von Wellen und Druckdifferenz durch (präoperative!) Osmotherapie.

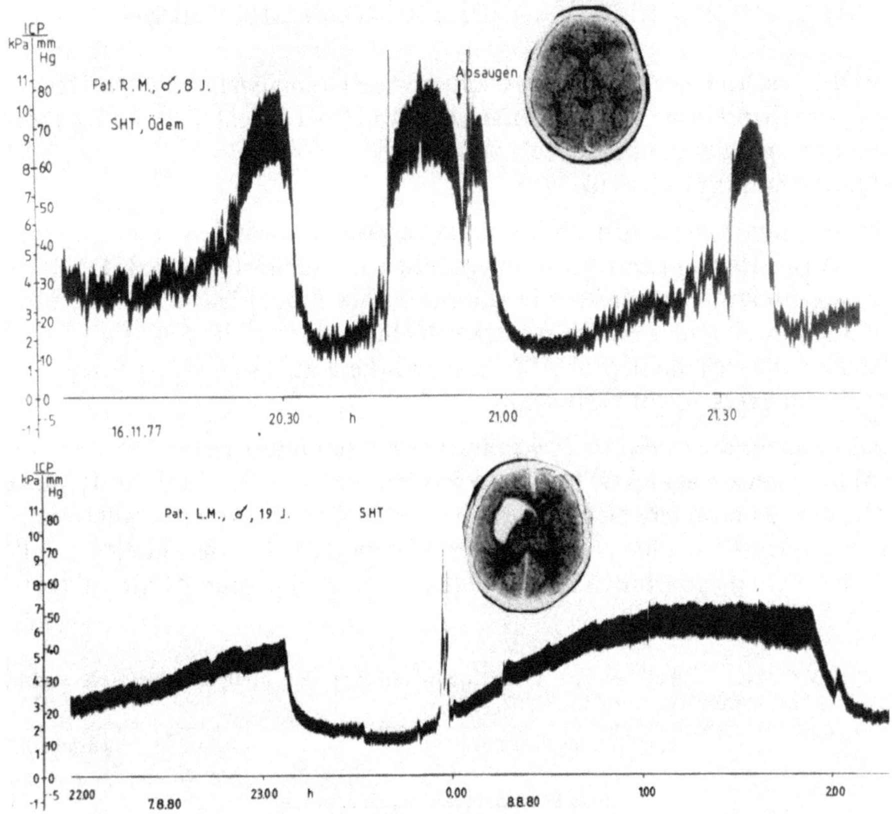

Abb. 4 a und b *Raumfordernde Komplikationen* nach Hirntrauma: Vor kritischem Dauerdruckanstieg bei Hirnschwellung (a) wie bei Hirnblutung (b) zunehmende *Druckwellen*, hier typische A = Plateauwellen, prognostisch noch günstig. In b bereits beginnende Dekompensation (Vasoparalyse) – verzögerter Abfall!

Neben dieser *allgemeinen Drucksteigerung* treten auch *gerichtete Druckwirkungen* auf: Besonders bei rasch wachsenden Raumforderungen bilden sich nach Kompression der druckausgleichenden Liquorräume erhebliche Druckdifferenzen im elastisch-viskösen Hirngewebe aus (Abb. 3); diese *Druckgradienten* [2, 4] sind Ursache der Massenverschiebungen des Gehirns unter Falx, Tentorium, For. magnum und führen zur gefürchteten Hirnstamm-Einklemmung. Man sollte daher den Druck möglichst (CT!) in der Nähe des Prozesses messen; wir messen oft sogar über beiden Hemisphären oder über vorderer und hinterer Schädelgrube (Abb. 3 [2, 4]).

3. Methoden zur intrakraniellen Druckmessung

Infolge der beschriebenen Druckgradienten ist eine *Lumbalpunktion* zur Druckmessung bei Hirntrauma *kontraindiziert*; der Druck wird nicht nach spinal übertragen, das spinale Punktionsleck verstärkt sogar die Druckdifferenz und damit Einklemmungsgefahr [4, 10].

Die *Ventrikeldruckmessung* nach Hirnkammerpunktion hat den Nachteil einer offenen Hirnverletzung, bes. bei Kindern bildet sich ein Defektkanal [4, 12]; sie ist ebenso infektionsgefährdet wie die subdurale Liquordruckmessung über eine Hohlschraube oder einen speziellen Katheter, der zudem häufig gespült werden muß, da sich die Hirnoberfläche gerade bei Drucksteigerung anlegt und den Meßkanal verschließt (Tab. 1).

Wir haben daher die *epidurale Druckmessung* mit miniaturisierten Drucksensoren (Abb. 2) weiterentwickelt [4, 9]. Zu kaufen und für die klinische Routine brauchbar sind besondere biegsame Katheter-Tip-Druckaufnehmer mit streichholzkopfgroßem Wandler und seitlicher Membran, z. B. von Gaeltec (Nullpunkt und Eichung von außen kontrollierbar) oder Philips (gute Nullpunktkon-

Tabelle 1 Meßzeiten, Zuverlässigkeit und Komplikationen der Meßmethoden (Neurochir. Univ. Klinik Würzburg, bis 31. 07. 1980)

		Flüssigkeitsdruckmessung			Dir. Wandler	davon Kombin.	insgesamt
		lumbal	subdural	ventrikulär	epidural	versch. Meth.	
	^{n}Pat.	49	13	71	346	44	479
	Messzeiten $\bar{x}$ (min-max), h	42,4 (1-168)	61,8 (1-230)	10,9 (1-124)	98,9 (1-696)	60,8 (1-333)	80,1 (1-696)
Komplikationen Techn.	spontan	-$^{+}$	13^{++} (100%)	6^{+} (8,5%)	19 (5,5%)	nicht angegeben	38 (7,9%)
Komplikationen Techn.	artefiz. (Gewalt)	-	-	5 (7%)	22 (6,4%)	nicht angegeben	27 (5,6%)
Komplikationen entzündl.	lok.Wundh.St.(folgenl.)	-	-	1 (1,5%)	3 (0,9%)	-	4 (0,8%)
Komplikationen entzündl.	sign.Liquorz.verm.(100/3)	2 (4%)	2 (15%)	8 (11%)	-	1 (2%)	12 (2,5%)
Komplikationen entzündl.	manif. Meningitis	-	1 (8%)	2 (3%)	-	1 (2%)	3 (0,6%)
Komplikationen entzündl.	Mening. m. Todesf.	-	-	1 (1,5%)	-	-	1 (0,2%)
	Einklemm. begünstigt	1	-	1?(umgek.)	-	-	1 (0,2%)

\+ Notwendige Spülung des Katheters / Kanüle nicht berücksichtigt
\+ + Messung jeweils nur durch rezidiv. Injektion / Dauerperfusion zu erhalten

Zuverlässigkeit und Komplikationen verschiedener *Methoden zur intrakraniellen Druckmessung.* Klare Überlegenheit epidural implantierter Miniaturdruckwandler, nur in der mech. Stabilität noch verbesserungsbedürftig.

stanz). Diese übertragen die Amplituden besser als die trägeren Ladd- und Meadox-Aufnehmer, die allerdings geringerer Pflege bedürfen. Die Druckmessung mit diesen Miniaturaufnehmern ist *risikoarm* (einzige Kontraindikation Gerinnungs- oder Haemostasestörung!), insbesondere sahen wir bei jetzt über 900 Messungen *keine* systemischen *Infektionen* wie etwa eine Meningitis (vgl. Tab. 1). Das noch bestehende Problem der mechanischen Belastbarkeit wird sich durch Telemetrie lösen lassen; wir bereiten z. Zt. zusammen mit dem Fraunhofer-Institut und Hellige entsprechende Druckwandler auf völlig nullpunktstabiler, direkt telemetriefähiger FM-Basis vor.

Wichtig ist eine *saubere operative Applikation:* Die Druckaufnehmer dürfen nach dem Bohrloch nur locker (Membran in Richtung Gehirn!) zwischen Schädelknochen und zuvor mit dem Dissektor ausreichend abgelöster Dura (!) eingelegt werden. Wird der Aufnehmer zwischen Dura und Knochen eingeklemmt, so wird die Duraspannung, d. h. ein zu hoher „Druck“ (Kraftvektor!), gemessen; nach Ablösen der Dura werden bei niederem Hirndruck 30 min bis 2 h bis zum Anlegen der Dura an die Membran und damit zur zuverlässigen Messung [4] benötigt. Nach Meßende wird der Druckaufnehmer einfach wie eine Drainage gezogen [4, 9].

4. Hirndruckmessung nach Schädel-Hirn-Trauma

Die *Indikation* zur intrakraniellen Druckmessung kann bei jedem Schwerverletzten gestellt werden, bei dem sich aus der Schwere der Verletzung (tiefes und/oder anhaltendes Koma, neurologischer Befund, CT) auf die Gefahr einer Hirndruckentwicklung schließen läßt. Die ICP-Messung ermöglicht dabei eine Komplikationserkennung und Therapiesteuerung und gibt Hinweise zu Differentialdiagnose und Prognose.

4.1. Komplikationserkennung

Das Auftreten einer *Raumforderung,* oft mit einer Latenz von Stunden und Tagen nach dem Trauma [5, 10], zeigt sich zunächst in den oben beschriebenen zunehmenden Hirndruckwellen; solange der Mitteldruck sich immer wieder normalisiert (Abb. 4 a), ist die Prognose noch gut. Zur Therapie bedarf es bei Auftreten eines pathologischen ICP meist zunächst einer ursächlichen Abklärung, in der Regel der Computertomographie; die zur Diagnostik notwendige Zeit kann dabei unter ICP-Kontrolle bereits durch gezielte (Abb. 3) Drucksenkung überbrückt werden [4]. Die häufige Komplikationserkennung durch ICP-Messung und damit den Nutzen der Messung zeigt Tabelle 2; dabei ist besonders darauf hinzuweisen, daß sich auch *extrakranielle Störungen* in der Hirndruckmessung zeigen (z. B. führen Beatmungsstörungen mit pCO_2-Zunahme zu einem steilen ICP-Anstieg, [4]).

Tabelle 2 Schlußfolgerungen aus der ICP-Messung in der Intensivüberwachung

	gesamt	keine weitere Information	Diagnostik ohne ther. Konsequenz	Indikation zur akuten Therapie		Keine Indikation zur Ther. entgegen klin. Vermutung	
				konserv.	operat.	konserv.	operat.
n	321	130	4	96	60	19	12
%	100	40,5	1,3	29,9	18,7	5,7	3,7

Insgesamt 321 Pat. (100%), mittl. Alter 34 ± 20 J.;
Meßdauer 4.3 ± 3.8 Tage, max. 29 Tage;
Mittlerer max. ICP für mind. 5 min 41 ± 28 mmHg, abs. max. ICP 162 (!) mmHg.

Schlußfolgerungen aus der „Hirndruckmessung" in der Intensivüberwachung: Bei 60% der Patienten war die Druckmessung von klinischem Nutzen!

4.2. Therapiesteuerung

Sofern keine *kausale* operative Beseitigung der Raumforderung möglich ist, steuert die ICP-Messung Zeit und Dosis konservativ hirndrucksenkender Maßnahmen (Einzelheiten s. 1,7). Beim Schädel-Hirn-Trauma nutzen wir eine mäßige *Hyperventilation* und eine *Oberkörperhochlagerung* als Basistherapie; bei Hirndruckkrisen hat sich neben der klassischen *Osmotherapie* auch die Gabe von *Barbiturat* oder *Etomidate* bewährt. In der Frühphase nach Trauma beruhen ICP-Anstiege besonders beim jüngeren Verletzten nicht auf einem Ödem, sondern auf einer zerebralen Hyperämie (Kongestion, „engorgement", [3, 4]); hier genügt oft eine relativ geringe, sedierende Barbituratdosis noch ohne blutdrucksenkende Nebenwirkung (zerebraler Perfusionsdruck!) zur Beseitigung der Hirndruckwellen (Abb. 5). Die maximale Barbituratdosis ist beim burst-suppression-EEG erreicht, wobei aber gerade beim älteren Patienten die erheblichen Nebenwirkungen auf Blutdruck und Herzleistung sowie die Pneumoniegefahr zu bedenken sind. Die Osmotherapie führt unter ICP-Messung mit wesentlich (Abb. 3) geringeren Dosen (0.25–0.5 g Mannit 25%, Sorbit 40%, 250 ml Glycerin 10%) zum Erfolg, womit Reboundgefahr und Nebenwirkungen im Wasser- und Elektrolythaushalt entscheidend verringert werden. Eine zusätzliche Kontrolle der Serumosmolalität ist regelmäßig indiziert.

4.3. Differentialdiagnose

Wir fanden [4, 8] bei einem überraschend hohen Anteil (über 30%, Tabelle 3!) gerade der schwer Schädel-Hirn-Verletzten mit primärem Mittelhirnsyndrom in der lückenlosen ICP-Überwachung überhaupt *keine* kritischen Hirndruckanstiege, oft sogar einen auffallend monoton-niedrigen ICP. Bei diesen Patienten fehlte auch im CT jede Raumforderung [8], oft sah man primäre Hirnstamm-

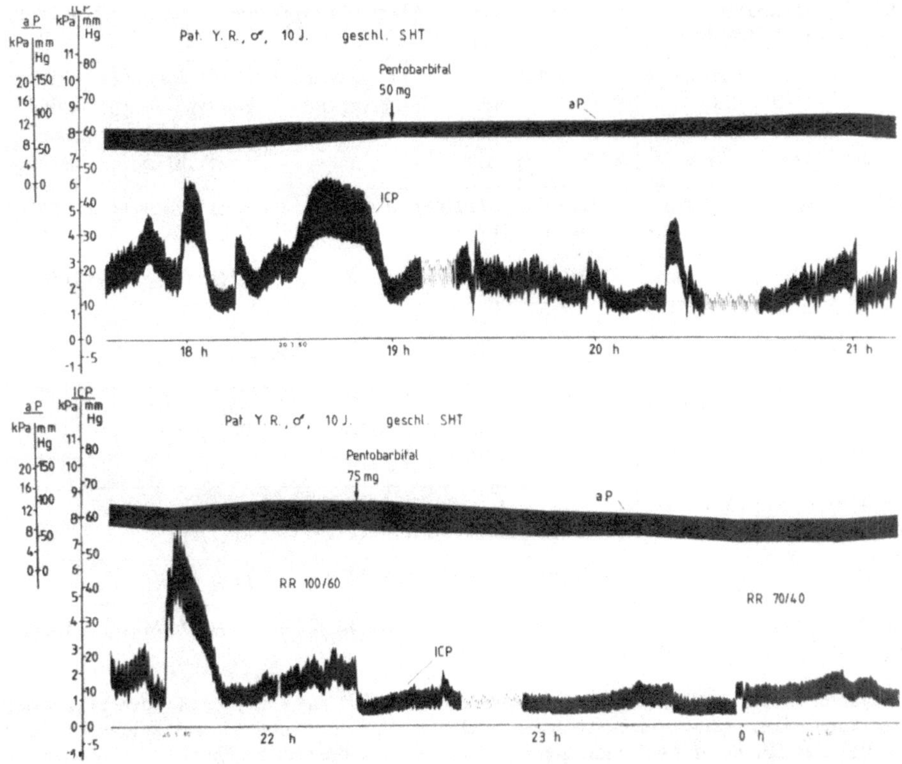

Abb. 5 a und b *Hirndruckkontrolle bei traumatischer Hirnschwellung* mit Barbiturat: Bei früher kongestiver Hirnschwellung gelingt eine Druckkontrolle durch *mäßige* Barbituratdosierung noch ohne Nebenwirkungen auf den Blutdruck (aP).

schäden; bei einem Teil dieses *„traumatischen Normaldruck-Komas"* wird heute auch ein „diffuse axonal injury" vermutet [8]. Bei diesen Patienten erübrigt sich jede Hirndruckbehandlung und damit auch die Nebenwirkungen!

4.4. Prognose

Die prognostische Bedeutung des ICP ließ sich an unserer großen Patientenzahl *eindeutig* sichern [4, 8]; der ICP ist neben dem *Alter* des Patienten der wichtigste prognostische Parameter (Abb. 7) und wird heute noch durch evozierte Potentiale [6, 11] ergänzt. Mit zunehmendem Alter nimmt die Prognose auch nach kurzdauernden ICP-Anstiegen ab (Abb. 7 a); der Prognoseknick liegt beim älteren Patienten bereits bei 30 mmHg (Abb. 7 a), weshalb wir Drucksteigerungen ab 25–30 mmHg konsequent behandeln [5, 7]. Eine zunehmende *Dauer* der Drucksteigerung verschlechtert die Prognose weiter (Abb. 7 b); dies macht die Notwendigkeit einer raschen, gezielten Therapie und damit der ICP-Messung

Tabelle 3 Intrakranieller Druckverlauf, max. ICP-Werte und Wellenhäufigkeit bei Schädel-Hirn-Trauma

Gruppen	Druck über mind. 5 min <30 mmHg/ 4 kPA	<60 mmHg/ 8 kPa	>60 mmHg/ 8 kPa	Verlaufscharakteristik des intrakr. Druckes immer unkrit.	nur typ. wellenart. Druckanstiege	prozeßhafte Druck-anstiege
bis 14 J (n=34)	17 (50%)	7 (20,5%)	10 (29,5%)	18 (53 %)	5 (15 %)	11 (32,5%)+
über 14 J (n=148)	47 (31,5%)	50 (34%)	51 (34,5%)	51 (34,5%)	14 (9,5%)	83 (56 %)
gesamt (n=182)	64 (35%)	57 (31,5%)	61 (33,5%)	69 (38%)	19 (10,5%)	94 (51,5%)

	keine typ.-Wellen	Nur B-Typ-Wellen	Nur A- = Plateau-Wellen	A + B-Wellen	atyp. flache Wellen („D")
bis 14 J	18 (53%)	4 (11,5%)	6 (18%)	4 (11,5%)	2 (6%)
über 14 J	71 (48%)	19 (13%)	28 (19%)	19 (12,5%)	11 (7,5%)
Gesamt	89 (49%)	23 (12,5%)	34 (19%)	23 (12,5%)	13 (7%)

(Alter der Patienten: 4 Wo–79 Jahre, im Mittel 30 Jahre. Meßd.: 2 h–29 Tage, im Mittel 5, 4 Tage)
+ sign. Gruppenunterschiede (X^2-Test)

Intrakranieller *Druckverlauf bei schwerem Hirntrauma* (mind. 1 Tag Koma): Besonders bei Kindern hoher Anteil eines „traumatischen Normaldruckkomas", d. h. keinerlei intrakranielle Druckstörung. Bei allen Pat. mit nur wellenartigen Druckanstiegen ist die gezielte Therapie erfolgreich.

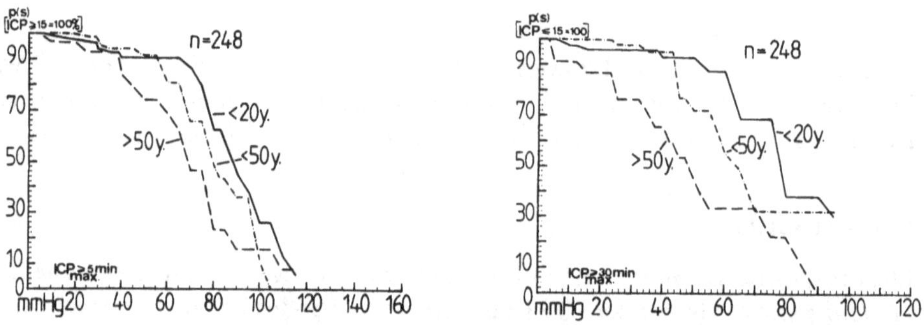

Abb. 6 a und b Intrakranieller Druck und *Prognose* nach Trauma: Deutlicher, altersabhängiger Abfall der Überlebenswahrscheinlichkeit ((P(S), %)) mit Höhe und Dauer des Hirndruck, a ICP-Krisen mind. 5 min, b mind. 30 min Dauer. Therapieschwelle daher 25–30 mmHg! y Alter in Jahren.

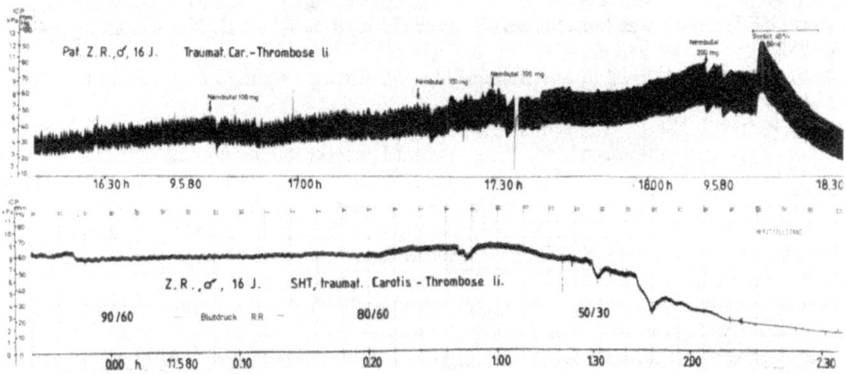

Abb. 7 a und b *Progredienter* Hirndruckanstieg (a) und *Hirntod* (b): Nicht wellenartige, langsame ICP-Anstiege z. B. nach Ischämie (a) prognostisch ungünstig; Barbiturat oft unwirksam, da niedriges Hirnblutvolumen. Übergang in die blutdruckgekoppelte intrakranielle Dauerhypertension mit nur noch schwacher Pulsation (b) als ein Zeichen des Hirnkreislaufstillstandes (Hirntod, b).

deutlich! Prognostisch noch günstiger sind dabei wellenartige Druckanstiege; bei langsam-progredienter Hirndrucksteigerung folgt in der Regel eine schlechte Prognose (Abb. 7); hier dürfte oft ein irreversibles „postnekrotisches" Hirnödem vorliegen. Bemerkenswerterweise ist hier Barbiturat häufig nicht wirksam, da das zerebrale Blutvolumen schon vermindert ist. Ein bleibend auf arterielles Druckniveau erhöhter ICP, der dem Blutdruck passiv folgt und nur noch ganz kleine Pulsamplituden aufweist (Abb. 7 b), ist ein zuverlässiges Zeichen des Hirnkreislaufstillstandes; aus dem ICP-Verlauf läßt sich so der Zeitpunkt weiterer Diagnostik zur Sicherung des Hirntodes für evtl. Transplantationen ablesen.

5. Literatur

[1] Becker, D. P., J. D. Miller and J. D. Ward: The outcome from severe head injury with early diagnosis and intensive management. J. Neurosurg. *47* (1977) 491–502.

[2] Brawanski, A. and M. R. Gaab: Intracranial pressure gradients in the presence of various intracranial space-occupying lesions. *In:* Advances in Neurosurgery, Vol. 9, pp. 355–362. Springer, Berlin-Heidelberg-New York 1981.

[3] Bruce, D. A., L. Schut and L. A. Bruno: Outcome following severe head injuries in children. J. Neurosurg. *48* (1978) 679–688.

[4] Gaab, M. R.: Die Registrierung des intrakraniellen Druckes, Grundlagen, Techniken, Ergebnisse und Möglichkeiten. Habil.-Schr., Med. Fakultät, Würzburg 1981.

[5] Gaab, M. R.: Schädel-Hirn-Trauma und intrakranieller Druck. *In*: Schädel-Hirn-Trauma (Hrsg. Bushe, K. A., Weis, K. H.), pp. 17–36. Bibliomed, Melsungen (Bd. 54) 1982.

[6] Gaab, M. R., F. v. Baumgarten, I. Marquardt, H. E. Heissler, W. Hassel and A. Brawanski: Intracranial pressure and EEG. Simultaneous longtime registration and analysis. *In:* Mobile long-term EEG monitoring (eds. Stefan, H., Burr, W.), pp. 179–192. G. Fischer, Stuttgart-New York 1982.

[7] Gaab, M. R. und K. A. Bushe: Die Behandlung der intrakraniellen Drucksteigerung. Intensivbehandlung *6* (1981) 34–52.

[8] Gaab, M. R. und I. Haubitz: Traumatisches Mittelhirnsyndrom: Differentialdiagnose primärer/sekundärer Hirnstammschäden, Prognose und intrakranieller Druck. *In:* Das traumatische Mittelhirnsyndrom und die Rehabilitation schwerer Schädel-Hirn-Traumen (Hrsg. Müller, E.), pp. 72–86. Springer, Berlin-Heidelberg-New York 1982.

[9] Gaab, M. R., O. E. Knoblich und K. Dietrich: Miniaturisierte Methoden zur Überwachung des intrakraniellen Druckes. Techniken und klinische Ergebnisse. Langenbecks Arch. Chir. *350* (1979) 13–31.

[10] Lundberg, N.: Continuous recording and control of ventricular fluid pressure in neurosurgical practice. Acta Psychiatr. Scand. *36,* Suppl. 149 (1960).

[11] Prior, P.: Monitoring cerebral function. Long-term recordings of cerebral electrical activity. Elsevier, Amsterdam 1979.

[12] Rosner, M. J. and D. P. Becker: ICP monitoring: Complications and associated factors. Clin. Neurosurg. *23* (1976) 494–519.

Das neurogene Lungenödem

D. Maroske

Unter dem Begriff des „Adult Respiratory Distress Syndrome“ (ARDS) wird eine pulmonale Insuffizienz verstanden, die Folge verschiedener Noxen darstellt (Tab. 1). Klinische Manifestation und Morphologie sind trotz unterschiedlicher Ursachen einheitlich. Ein wesentliches gemeinsames pathophysiologisches Kriterium stellt der Kapillarschaden dar, der auch beim akuten neurogenen Lungenödem gefunden wird. Wesentliche Merkmale des ARDS sind ein progredienter Verlauf mit Dyspnoe, Hypoxie sowie disseminierte Lungenveränderungen im Röntgenbild. Immer handelt es sich um eine sekundäre Lungenerkrankung.

Tabelle 1 Noxen und Krankheiten, die zum „Adult Respiratory Distress Syndrome“ (ARDS) führen können (modifiziert nach Ashbaugh)

- Kreislaufschock jeglicher Genese
- Trauma (inkl. Lungenkontusion und “blast injury“)
- Spetische Zustände
- Verbrauchskoagulopathie
- Fettembolie
- Massivtransfusionen
- Aspiration (inkl. Ertrinkungsunfall)
- Verbrennungen
- Inhalationsintoxikationen (Rauch- und Reizgasvergiftungen)
- Viruspneumonie
- Akute Pankreatitis
- Nierenversagen mit Urämie
- Extrakorporeller Kreislauf (sog. Perfusionslunge)
- Medikamentenintoxikationen (z. B. Paraquat)

Uns allen sind der Schock, das Polytrauma und die Sepsis als Ursache einer akuten pulmonalen Insuffizienz bekannt. Eine neurogen initiierte Gasaustauschstörung, insbesondere ein neurogen bedingtes Lungenödem dagegen sind wenig bekannt. Dies überrascht auch unter der Tatsache nicht, daß bereits 1871 ein typisches Lungenödem nach artifizieller Hirnschädigung von Brown-Sequard beschrieben wurde; denn nur 0,6–0,8 % aller isolierten und kombinierten Schädel-Hirn-Verletzungen lassen es erkennen.

Praktische Notfallmedizin 2 · Das Hirnödem

Das Lungenödem ist als abnorme Ansammlung von Flüssigkeit im extravasalen Lungengewebe definiert. Flüssigkeitsübertritt aus den Kapillaren führt zum interstitiellen Lungenödem. Ist der Lymphstrom nicht mehr gewährleistet, so entsteht das Bild des alveolären Lungenödems. Das *klinische Bild* ist typisch: Blutig-schaumige Exspektoration, progrediente Atemnot, Cyanose, Blässe und Tracheo-Bronchialrasseln. Hochgradige Angst und Unruhe sind typisch, beim Schädel-Hirn-Verletzten jedoch in der Regel überdeckt.

Den Begriff neurodynamisches Lungenödem prägten Sarnoff und Sarnoff. Die Ursachen sind vielfältig. Experimentell kann das neurogene Lungenödem durch verschiedene Noxen ausgelöst werden (Tab. 2), andererseits läßt es sich durch Lungendenervierung in seiner Entstehung verhindern (Grauer et. al.). Seit der ersten klinischen Beschreibung eines neurogenen Lungenödems nach Schädel-Hirn-Trauma durch Moutier im Jahre 1913 sind eine Reihe weiterer klinischer Krankheitsbilder als Ursache beschrieben worden (Tab. 3).

Tabelle 2 Neurogenes Lungenödem (Experimentelle Modelle)

1. Subletales Schädel-Hirn-Trauma (umschriebene/Massive Lässionen)
2. Akute Blutung ins Ventrikelsystem
3. Läsionen im Hypothalamusgebiet
4. Läsionen im Chiasma opticum-Bereich
5. Aconitin-Injektion in die prächiasmatische Region
6. Intracisternale Injektionen (Fibrin)
7. Suboccipitale Veratrin-Injektionen
8. Infusionen in den Hirnkreislauf
9. Vagotomie
10. Steigerung des intracraniellen Druckes
11. Isolierte Cerebrale Hypoxie
12. Zervikale Rückenmarksläsion

Tabelle 3 Neurogenes Lungenödem (Zerebrale Krankheitsbilder)

1. Schädel-Hirn-Trauma (gedeckt/offen)
2. Sub- und epidurales Hämatom
3. Intrazerebrale Blutung
4. Subarachnoidalblutung
5. Epilepsie
6. Rückenmarksläsion
7. Hirntumor
8. Hydrocephalus (postmeningitisch/Aquäduktstenose)
9. Meningeale Infiltrationen bei Leukämie
10. Akute Myelitis

Ausgangspunkt des neurogenen Lungenödems ist ein akutes Schädel-Hirn-Trauma, ein erhöhter intrakranieller Druck, eine Hypoxie bzw. eine Hypothalamusbeteiligung (Abb. 1). Eine ausgeprägte, ggf. sehr kurzzeitige Steigerung der alpha-adrenergen Stimulation führt zur pulmonalen oder systemischen Vasokonstriktion. Eine exzessive Erhöhung des peripheren Widerstandes führt zur Blutvolumenverschiebung von der systemischen in die pulmonale Strombahn. Nur selten wird der Anstieg des Aorten- und Systemdruckes in der Klinik gemessen, da der Anstieg nur von kurzer Zeitdauer ist. Die hämodynamischen und hypotensiven Reaktionen sind begleitet von Permeabilitätsstörungen an den Kapillaren, besonders an den Kapillaren der Alveolen.

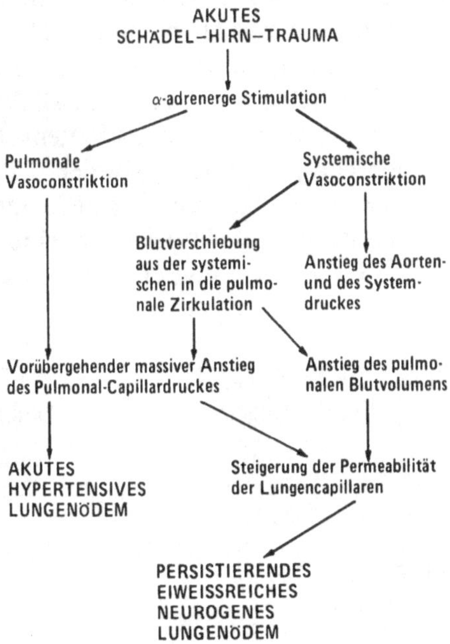

Abb. 1 Pathogenese des neurogenen Lungenödems (modifiziert nach Robin, Theodore und Robin).

Robin unterscheidet 2 Formen des neurogenen Lungenödems. Das *hypertensive neurogene Lungenödem* tritt als Folge einer Schädigung des Nucleus tractus solitarius auf (Läsion des Hirnstammes). Dabei liegt eine Störung der Barorezeptoren vor. Eine Blutdruckregulationsstörung führt zur Sympathikusaktivitätssteigerung. Der Anstieg des peripheren Widerstandes und der Blutdruck führen zur akuten Linksherzbelastung mit hydrostatisch bedingtem Flüssigkeitsaustritt in die Alveolen. Alpha-Blocker sind hier jederzeit wirksam. Dagegen sind Alpha-Blocker bei der zweiten Form, einem *eiweißreichen Permeabilitätsödem*, nur prophylaktisch verabreicht wirksam. Hier liegt eine Hypothalamusschädigung vor (Läsion oberhalb des Hirnstammes). Die kurzzeitig exzessive Steigerung des Blutdruckes im großen Kreislauf ist mit einer hypoxischen und/oder mechanischen Schädigung der Kapillarendothelzellen vergesellschaftet. Dabei wurde experimentell eine massive Freisetzung der Katecholamine gemessen. Eine Beta-Rezeptorenstimulation vermag die Kapillarpermeabilitätssteigerung zu verhindern. Der Eiweißgehalt des Lungenödems liegt zwischen 50 und 125% des Serum-Eiweiß-Spiegels (Singbartl).

Eigenes Krankengut

Im eigenen Krankengut der Jahre 1963–1983 wurde das neurogene Lungenödem 15mal beobachtet (Tab. 4). 9mal war das männliche und 6mal das weibliche Geschlecht betroffen. Der Altersmedian betrug 19 (4–35) Jahre. Ein leichtes Schädel-Hirn-Trauma 1. Grades beobachteten wir in keinem Fall. Von 8 Patienten mit einem Schädigungsgrad II verstarben drei Patienten (Letalität 37,5%), von 7 Patienten mit dem Schädigungsgrad III verstarben 5 Patienten (Letalität 71,4%). Nur 5 der 15 Patienten wiesen ein isoliertes gedecktes Schädel-Hirn-Trauma auf. Dabei wurde eine Kalottenfraktur nur bei einem dieser 5 Patienten beobachtet, es handelte sich um ein Schädel-Hirn-Trauma 3. Gra-

Tabelle 4

Begleitverletzung	Zeitintervall Unfall/Ödembeginn	Überlebenszeit
- Oberschenkelfraktur re.	45 min.	geheilt
- Kalottenfraktur	30 min.	4 Tage
- Schock, Oberschenkelfraktur re.	52 Std.	4 Tage
- - - -	50 min.	3 Tage
- Schock. Frakturen: 10. u. 11. Rippe, 3. BWK, Becken, Skapula re. u. li., Radius re. Ellenbogen li., Milzruptur	40 Std.	geheilt
- - - -	36 Std.	geheilt
- Frakturen: Oberschenkel re., Becken	38 Std.	geheilt
- Schock. Frakturen: kalotte, Oberschenkel re. u. li., Unterschenkel li., Milzruptur, Leberruptur	35 min.	geheilt
- Frakturen: Oberschenkel re., Oberarm re., Lungenkontusion	25 min.	20 Std.
- Schock, Thoraxkontusion	30 min.	5 Tage
- Schock. Frakturen: 2. - 5. Rippe li., Becken, Skapula li., Klavikula re. u. li., Pneu li., Milzruptur, Leberruptur	25 min.	12 Std.
- - - -	36 Std.	geheilt
- Frakturen: Becken, Oberschenkel re. u. li.	35 Std.	geheilt
- Frakturen: Kalotte, Unterschenkel re., Thoraxkontusion	45 min.	2,5 Std.
- - - -	15 min.	1,5 Std.

Daten unserer 15 Patienten mit zentral bedingtem Lungenödem. Angegeben sind die Begleitverletzungen zum Schädel-Hirn-Trauma, das Zeitintervall zwischen Unfallereignis und klinischer Beobachtung des Lungenödems sowie die Überlebenszeit bzw. der Heilerfolg. (1969–1983)

des. Einen Schock beobachteten wir bei 5 Patienten. Ein Polytrauma wiesen 10 Patienten auf, davon zeigten 7 Patienten ein schweres Polytrauma 3. Grades. Das Zeitintervall zwischen Unfallereignis und Auftreten des Lungenödems betrug 15 min bis 52 h. Immerhin entwickelten 9 der Patienten das Lungenödem innerhalb von 50 min nach dem Unfallereignis.

Therapeutisch konnte das Lungenödem bei 12 der 15 Patienten beherrscht werden, nur dreimal war es mit Eintritt des Todes noch nicht vollkommen abgeklungen, aber in seiner Intensität deutlich rückläufig.

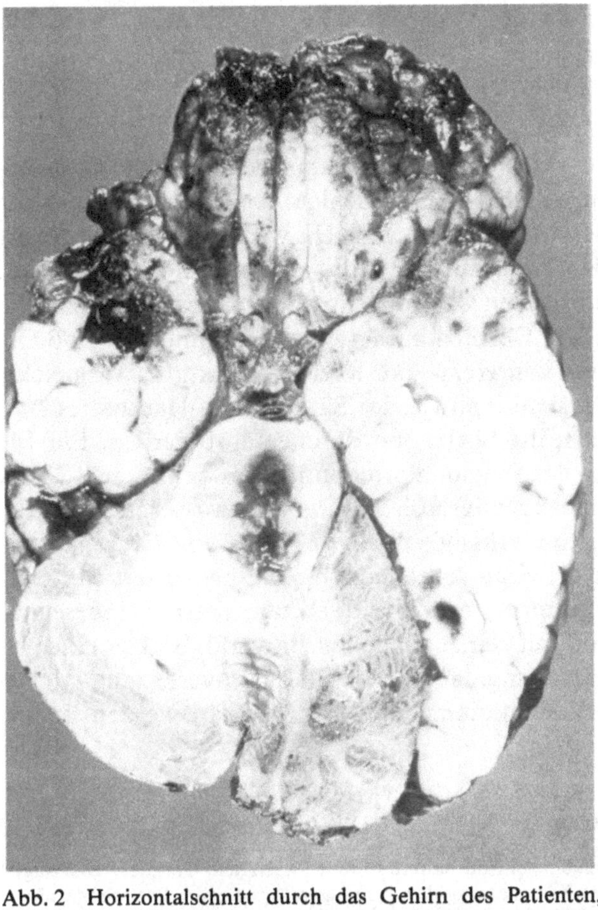

Abb. 2 Horizontalschnitt durch das Gehirn des Patienten, W. R., männlich, geb. 18. 5. 1967. Mehr als 2 cm große traumatische Markblutung re. temporobasal mit Verbindung zum Subarachnoidalraum. Ausgedehnte Lazerationen bds. frontobasal und temporobasal. Multiple Rindenprellungsherde im Kleinhirn. Konsekutive Subarachnoidalblutung. Zeichen des massiven Hirndruckes: Verstrichene Gyri in beiden Großhirnhemisphären, temporale Hernie bds., Druckkonus am Foramen occipitale magnum mit Nekrose, enges Ventrikelsystem und druckbedingte Verschiebeblutungen in der Brücke. Einblutungen in den Epi- und Subduralraum ohne wesentlichen raumfordernden Charakter.

Die Sektion der 8 verstorbenen Patienten bestätigte in allen Fällen eine schwere Hirnstammkontusion (Abb. 2). Eine Fettembolie im Gehirn, der Lunge und den Nieren wiesen drei der 8 Patienten auf, ohne daß klinische Zeichen einer Fettembolie zu beobachten waren. Zeichen einer primären oder sekundären Herzinsuffizienz bestanden bei keinem Patienten.

Alle 15 Patienten zeigten röntgenmorphologisch die typischen Zeichen des Lungenödems (Abb. 3 a–d). Eine symmetrische Flüssigkeitsüberlagerung der Lungenhälften – Schmetterlingsform – wiesen 12 der 15 Patienten auf. Eine starke Asymmetrie beobachteten wir nur dreimal (Abb. 3), dabei zweimal zugunsten der linken und einmal zugunsten der rechten Seite. Innerhalb weniger Stunden, in der Regel nach 24 Stunden, hatte sich unter der Therapie eine Normalisierung der Röntgenmorphologie eingestellt. Gleichzeitig trat auch eine Normalisierung der Lungenfunktion ein (Tab. 5).

Therapeutisch erfordert das akute neurogene Lungenödem die sofortige Intubation und Beatmung (PEEP). Engmaschige Kontrollwerte der Blutgase sind erforderlich. Mit allen Mitteln muß versucht werden, eine gute Arterialisation des Blutes bei stabilen Kreislaufverhältnissen zu erzielen. Erst dann kann die Senkung der inspiratorischen O_2-Konzentration unter den potentiell toxischen Bereich gesenkt werden. Der Beatmungstechnik kommt eine große Bedeutung zu. Eine Stabilisierung von Herz- und Kreislauffunktion, Ausgleich des Wasser-und Elektrolythaushaltes sowie des Säure-Basen-Haushaltes sind vordergründige Maßnahmen, die begleitend durchgeführt werden. Ein Monitoring (Tab. 6) mit Messung des Pulmonalarteriendruckes bzw. des PCWP sowie des Herzzeitvolumens ist dabei unerläßlich. Eine Überwässerung gilt es zu vermeiden. Eine leicht negative Flüssigkeitsbilanz (Gabe von Diuretika) ist anfangs angezeigt, eine Dehydrierung sollte jedoch nicht provoziert werden. Medikamentös werden Aldosteronblocker und Dexamethason eingesetzt. Ob dem Triamcinolonacetonid mit seiner schnellen Bioverfügbarkeit eine größere Bedeutung in der Beherrschung der ursächlichen Hirnverletzung mit Anstieg des intrakraniellen Druckes zukommt, muß noch geklärt werden. Inwieweit sich

Abb. 3 a–d Pat. W. R., männlich, geb. 18. 5. 1967. *Diagnose:* Gedecktes Schädel-Hirn-Trauma 2.–3. Grades, Thoraxprellung.

3 a: Die Thoraxübersichtsaufnahme 1 Stunde nach dem Unfallereignis zeigt eine weitgehend homogene Verschattung der li. Lunge mit positivem Bronchogramm und eine typische fleckige Verschattung der re. Lunge. Unter PEEP-Beatmung tritt innerhalb einer Stunde eine deutliche Transparenz insbesondere der li. Lunge ein, ohne daß zu diesem Zeitpunkt bereits eine verbesserte Arterialisation zu verzeichnen ist (Abb. 3 b). Nach 3stündiger Beatmung hat sich der röntgenmorphologische Befund (Abb. 3 c) entscheidend gebessert, ohne daß zu diesem Zeitpunkt eine Normalisierung des Sauerstoffpartialdruckes eingetreten ist (Tab. 5). Mit der Normalisierung des röntgenmorphologischen Befundes am 27. 10. 1983 (Abb. 3 d) war auch eine Normalisierung der Blutgasanalyse stabil geworden.

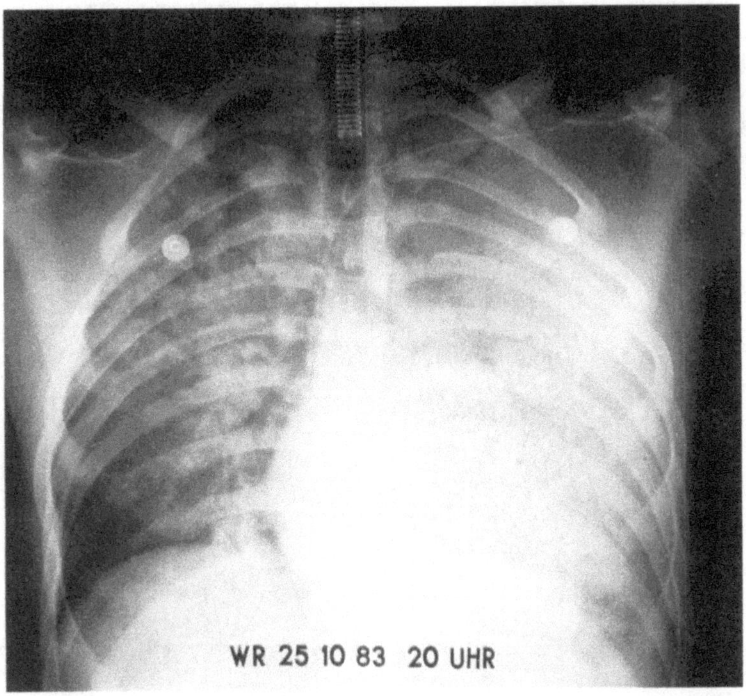

a

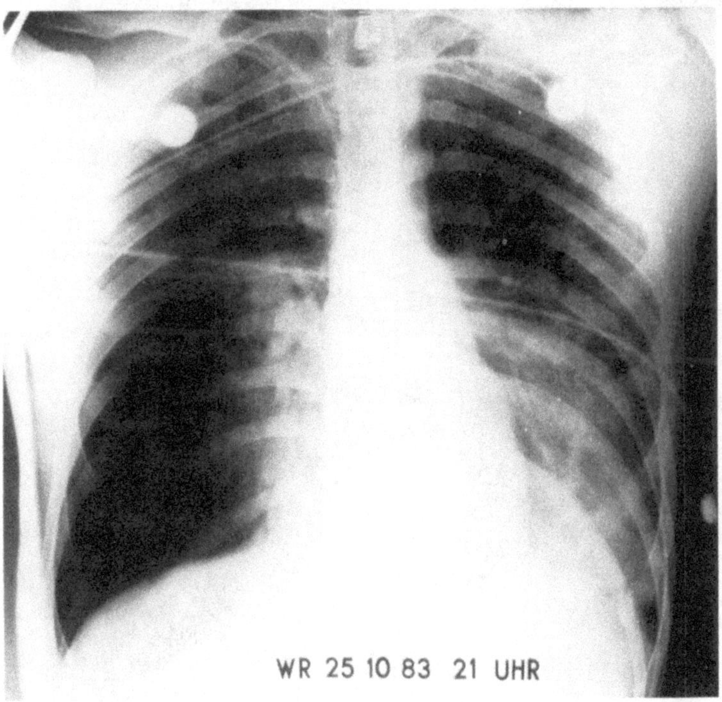

b

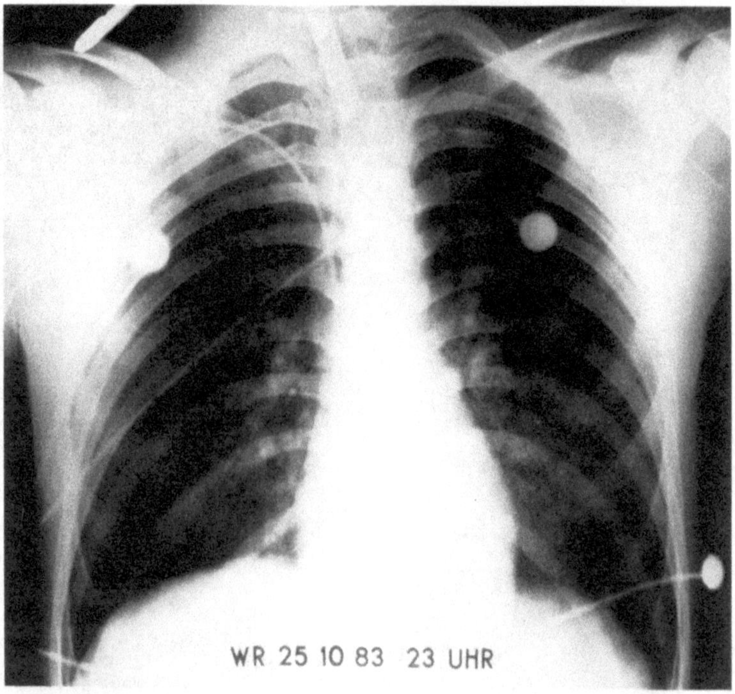

c

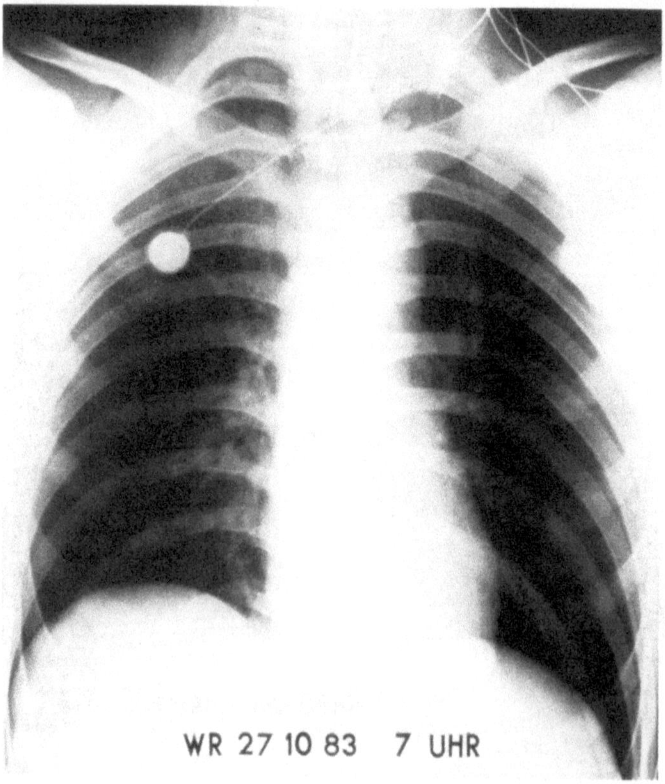

d

Tabelle 5

	25.10.1983			26.10.1983			
	20 h	21 h	23 h	1 h	7 h	12 h	18 h
FiO_2	1.0	1.0	1.0	1.0	0.5	.4	0.21
PO_2 (mm Hg)	70.0	71.2	70.2	456.0	101.5	205.0	102.2
PCO_2 (mm Hg)	81.5	97.3	50.7	36.8	29.3	36.0	33.6
PH	7.19	7.14	7.32	7.41	7.45	7.40	7.41

Pat. W. R., männlich, geb. 18. 5. 1967. *Diagnose:* Schädel-Hirn-Trauma 2.–3. Grades, Thoraxprellung.
Werte der Blutgasanalyse unter PEEP-Beatmung zur Behandlung des neurogenen Lungenödems.

Tabelle 6

W.R., ♂, 18.5.1967		25.10.83 23^{00}	26.10.83 12^{00}	27.10.83 12^{00}
FiO_2	(mmHg)	1.0	1.0	1.0
PaO_2	(mmHg)	146.6	329.5	508.
$PaCO_2$	(mmHg)	47.3	23.4	33.3
P_vO_2	(mmHg)	44.9	59.8	71.6
HR	(/min)	138.	110.	131.
CVP	(mmHg)	–.	1.	11.
PAM	(mmHg)	62.	83.	100.
PAPM	(mmHg)	20.	20.	24.
PCWP	(mmHg)	1.	11.	15.
CI	($l/min/m^2$)	3.19	3.82	5.18
SVI	(ml/m^2)	23.15	34.73	39.56
TPR	(dyn sec cm^{-5})	933.33	929.27	812.78
PVR	(dyn sec cm^{-5})	281.48	111.51	82.19
RVSWI	(g m/m^2)	6.287	9.445	12.906
LVSWI	(g m/m^2)	19.491	39.200	53.777
$AADO_2$	(mmHg)	515.7	357.2	164.5
VO_2	(ml/min)	182.13	85.1	124.4
QS/QT	(%)	21.9	33.1	17.5

Pat. W. R., männlich, geb. 18. 5. 1967. *Diagnose:* Gedecktes Schädel-Hirn-Trauma 2.–3. Grades, Thoraxprellung. Kardiopulmonale Überwachungsparameter 4 Stunden nach dem Unfallereignis sowie an den 2 folgenden Tagen.

dabei insbesondere eine frühzeitige Applikation, also bereits die erste Applikation am Unfallort, therapeutisch auszuwirken vermag, ist nicht entschieden. Akute neurochirurgische Eingriffe waren in unseren Fällen nicht angezeigt.

Die Phase der definitiven chirurgischen Versorgung des Polytraumatisierten ist insbesondere beim Schädel-Hirn-Verletzten aufzuschieben, bis eine Stabilisierung der physiologischen Systeme erreicht ist. Keinen Aufschub sehen wir nur für die sehr dringend zu operierenden inneren Verletzungen und selten einmal für stammnahe Frakturen gegeben. Werden verschiebbare Operationen erst dann durchgeführt, wenn am beatmeten Patienten die Stabilisierungsphase abgeschlossen ist, werden niedriges Operationsrisiko und eine Reduktion vermeidbarer Komplikation honorierend eintreten. Es sollte selbstverständlich sein, daß verschiebbare Operationen erst nach Abklingen der Hirnödemphase ausgeführt werden. Nur so wird es möglich sein, schwere Komplikationen, wie das neurogene Lungenödem, zu beherrschen oder auch zu vermeiden.

Zusammenfassend muß betont werden, daß das neurogene Lungenödem des Schädel-Hirn-Verletzten eine akute schwere Komplikation darstellt, die innerhalb weniger Minuten bis 2 Tage nach dem Unfallereignis auftritt. Die Vermeidung eines Hirnödems, eine häufige Komplikation des Schädel-Hirn-Traumas und intrakranieller Erkrankungen, ist unbedingt anzustreben, um die dadurch bedingte zusätzliche Erhöhung des intrakraniellen Druckes mit nachteiliger Auswirkung auf die Lungenfunktion, besonders auf das Lungenödem zu verhindern. Den Kortikosteroiden kommt sowohl eine prophylaktische als auch therapeutische Bedeutung zu. Operative Eingriffe ohne vitale Indikation sollten immer bis zum Abklingen des Hirnödems aufgeschoben werden.

Literatur

Ashbaugh, D. G.: Respiratory distress syndrome. Respiratory diseases. DHEW Publication No 73–432, pp. 165–180. National Institutes of Health, 1972.

Grauer, S. E., B. T. Peterson, M. Kuenzig, R. W. Hyde and S. J. Schwartz: Effect of lung denervation on development of pulmonary edema. Surgery *89* (1981) 617.

Moutier, F.: Hypertension et mort par oedeme pulmonaire aigu. Presse. Med. *12* (1918) 108.

Robin, E. D.: Permeability pulmonary edema. In: Fishman, A. P., Renkin, E. M. (Eds.), Clin. Physiol. Ser. (1979) pp. 217. Am. Physiol. Soc. Waverly, Baltimore 1979.

Sarnoff, S. J. and L. Ch. Sarnoff: Neurohemodynamics of pulmonary edema. I. Autonomic influence on pulmonary vascular pressures and the acute pulmonary edema state. Dis. Chest *22* (1952) 685.

Singbartl, G.: Permeabilitäts-Lungenödem (neurogenes Lungenödem) nach isoliertem Schädel-Hirn-Trauma. Anaesthesist *32* (1983) 417.

Theodore, J. and E. D. Robin: Pathogenesis of neurogenic pulmonary edema. Lancet *II* (1975) 749.

Theodore, J. and E. D. Robin: Speculations on neurogenic pulmonary edema (NPE). Am. Rev. Respir. Dis. *113* (1976) 405.

Wolff, G., R. Keller und P. M. Suter: Akutes Atemnotsyndrom des Erwachsenen. Springer-Verlag, Berlin-Heidelberg-New York, 1980.

Computertomographische Verlaufsbeobachtungen beim Schädel-Hirn-Trauma mit besonderer Berücksichtigung von Komplikationen

R. Weiske

Die Röntgen-Computertomographie hat nicht nur in der Akutdiagnostik von Patienten mit SHT einen Wandel herbeigeführt. Als nichtinvasives, den Patienten nicht belastendes oder gefährdendes Untersuchungsverfahren ermöglicht sie erstmals auch die direkte Darstellung verzögert oder spät auftretender morphologischer Strukturveränderungen in der Folge von Schädel-Hirn-Verletzungen. Damit können durch CT-Verlaufskontrollen leicht Komplikationen aufgedeckt werden, die in der unmittelbaren posttraumatischen Periode von etwa 2 Wochen entstehen, wie z. B. das Auftreten oder die Zunahme intra- und extrazerebraler Hämatome, von Kontusionsherden, Ödem, vaskulär bedingten Störungen und Hygromen. Nur bei frühzeitiger Feststellung derartiger Veränderungen kann eine adäquate operative oder medikamentöse Therapie einsetzen, um die Schädigungsfolgen so gering wie möglich zu halten. Spät auftretende Komplikationen wie lokale oder diffuse Atrophie, Hydrozephalus, Abszesse und sich verzögert entwickelnde Hygrome können nur durch wiederholte CT-Untersuchungen in größerem zeitlichen Abstand zum Unfallereignis erkannt werden.

In einer retrospektiven Studie [6] hatten wir ca. 9000 Schädel-Computertomogramme von insgesamt 5600 Patienten ausgewertet. Knapp 20 Prozent, genau 1010 Patienten, hatten ein SHT erlitten (Tab. 1). Davon konnten wir 220 Patienten nach der Erstuntersuchung computertomographisch nachuntersuchen. Bei 245 Patienten wurden nach dem Erst-CT zwei oder mehr Kontrollen durchgeführt. Der Zeitraum der Nachuntersuchungen erstreckte sich in einzelnen Fällen auf mehrere Jahre nach dem Unfallereignis. In dieser Studie und im seither untersuchten Krankengut repräsentieren die ein- oder beidseitigen, überwie-

Tabelle 1 Häufigkeit von CT-Kontrollen bei SHT

1010 Patienten mit Schädel-Hirn-Trauma		
220	1 Kontroll-CT	} ∽45 %
245	2 und mehr Kontroll-CT	

Praktische Notfallmedizin 2 · Das Hirnödem

gend fronto-temporal und fronto-parietal lokalisierten *Hygrome* die größte Gruppe posttraumatischer Veränderungen (Tab. 2). Bei etwa 10% der Patienten mit SHT, entsprechend etwa 20% der computertomographisch kontrollierten Patienten, war die Ausdehnung der Hygrome gering und eine OP-Bedürftigkeit nicht gegeben. Knapp 1% der Traumatisierten, entsprechend knapp 2% der kontrollierten Patienten, zeigte raumfordernde subdurale Hygrome, die operativ durch Bohrloch und/oder Drainage behandelt werden mußten. Dabei kann im allgemeinen bei einer Hygrombreite von 15 und mehr mm von einer absoluten OP-Indikation ausgegangen werden. Kishore et al. [3] hingegen fanden bei nur etwa 5% der von ihnen untersuchten Patienten Hygrome, die alle nicht operationsbedürftig waren.

Tabelle 2 Häufigkeit von subduralen Hygromen bei CT-Kontrollen von SHT

97	nicht OP-bedürftig	∽ 10 % der SHT
		∽ 20 % der kontroll. Patienten
9	OP-bedürftig	∽ 1 % der SHT
		∽ 2 % der kontroll. Patienten

Pathogenetisch wird für die Entstehung *akuter subduraler Liquoransammlungen*, die bei Erwachsenen noch seltener als bei Säuglingen und Kleinkindern auftreten, ein Liquoreinstrom in den Subduralraum durch Risse in der Arachnoidea angenommen. Ein Ventilmechanismus soll den Rückstrom verhindern. Die Abbildungen 1 und 2 stammen von einer knapp 40jährigen Patientin, die vom Fahrrad gestürzt war mit anschließender kurzer Bewußtlosigkeit. Bei der Untersuchung war sie motorisch unruhig. Die CT-Aufnahme vom Unfalltag (Abb. 1) zeigt links frontal eine vermehrte extrazerebrale Liquoransammlung. Bei Kontrolle nach etwa 1 Woche (Abb. 2) hat sich diese Veränderung bis auf eine umschriebene Erweiterung des Subarachnoidalraumes zurückgebildet, so daß diskutiert werden kann, ob am Unfalltag ein akutes subdurales Hygrom diese Liquoransammlung teilweise mitverursacht hat.

Die *verzögert* nach einem SHT bei Säuglingen, Kindern und Erwachsenen gleichermaßen auftretenden und mehr einen chronischen Verlauf nehmenden Hygrome sollen nach Pia durch Permeabilitätsstörungen der Duragefäße mit Austritt eines Trans- oder Exsudates in den Subduralraum entstehen. Daneben wird ein Mißverhältnis zwischen vermehrter Liquorproduktion bei Reizzustand des Plexus chorioideus und verminderter Liquorresorption bei Verödung von Pacchionischen Granulationen diskutiert. Der Zeitpunkt des Auftretens bzw. Nachweises von subduralen Hygromen bei 106 Patienten, getrennt nach OP-Bedürftigkeit und fehlender OP-Notwendigkeit, ist in der Tabelle 3 dargestellt. Innerhalb der ersten Woche nach Unfallereignis konnte bereits nahezu die Hälfte aller Hygrome nachgewiesen werden. Die Häufigkeit des Auftretens

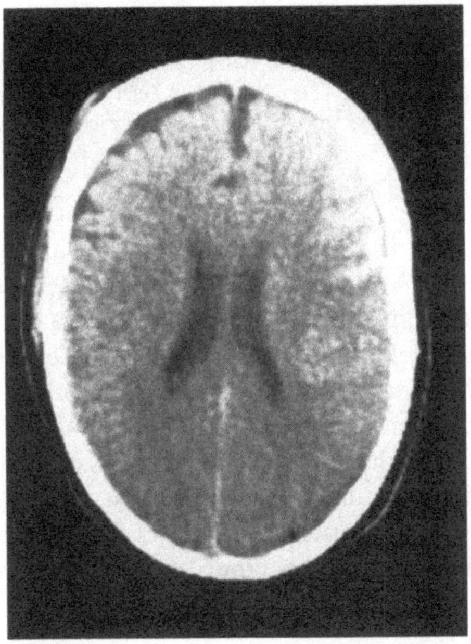

Abb. 1 Subarachnoidale Liquoransammlung li. frontal; CT unmittelbar nach Unfall.

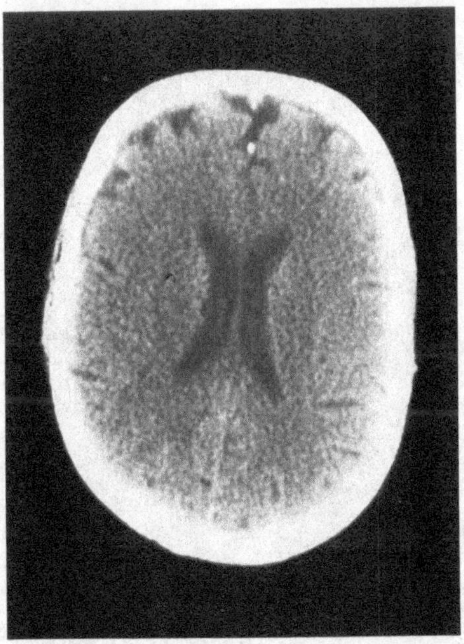

Abb. 2 Gleicher Patient wie Abb. 1; CT-Kontrolle.

Tabelle 3 Zeitliches Auftreten von subduralen Hygromen

	Zeitpunkt des Auftretens bzw. Nachweises nach Unfallereignis			
	0–7 Tage	8–14 Tage	15–28 Tage	> 28 Tage
a) nicht OP-bedürftig	43	27	22	5
b) OP-bedürftig	4	2	2	1

in der zweiten Woche und in der dritten bis vierten Woche war annähernd gleich, eine Manifestation nach vier Wochen selten. Zeitpunkt des Auftretens und Nachweises derartiger Befunde müssen nicht korrelieren, da die CT-Untersuchungen nicht routinemäßig nach einem standardisierten Zeitschema erfolgten, sondern sich an klinischen Daten und daraus resultierender Notwendigkeit orientierten. In der Mehrzahl entwickelten sich ein- oder beidseitige Hygrome bei Patienten mit einer mehr oder minder deutlichen Kontusion sowie mit oder ohne kleinere Kontusionsblutungen. Ein einseitiges Hygrom rechts (Abb. 3) in der Nachbarschaft eines Kontusionsherdes trat drei Wochen nach Unfallereignis auf (obere Bildreihe) und war bei einer Kontrolle nach vier Monaten zurückgebildet (untere Bildreihe).

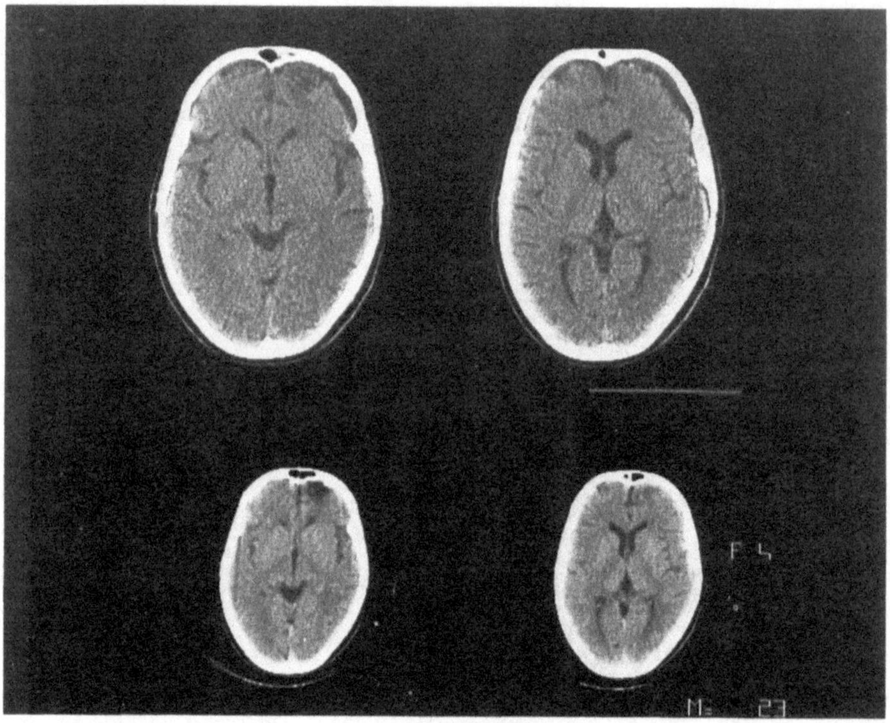

Abb. 3 Re. frontales Hygrom im Rahmen einer Kontusion.
Obere Reihe: 3 Wochen nach Trauma; untere Reihe: Kontrolle nach 4 Monaten; Rückbildung.

Seltener ist das einseitige Auftreten auf der Gegenseite einer Kontusionszone im Sinne einer Contre-coup-Veränderung. Für die Entstehung dieser Hygrome sowie der kontralateral nach OP einer intra- oder extrazerebralen Blutung auftretenden einseitigen Hygrome ist möglicherweise der Wegfall eines Tamponadeeffektes nach operativer Entlastung verantwortlich.

Auch bei unauffälligem Befund im Erst-CT nach Unfallereignis können subdurale Hygrome als Komplikation auftreten, wie die Abbildung 4 zeigt. Die Hygrome entwickelten sich nach drei Tagen (rechtes oberes CT-Bild) und wurden nach neun Tagen größer (linkes unteres CT-Bild).

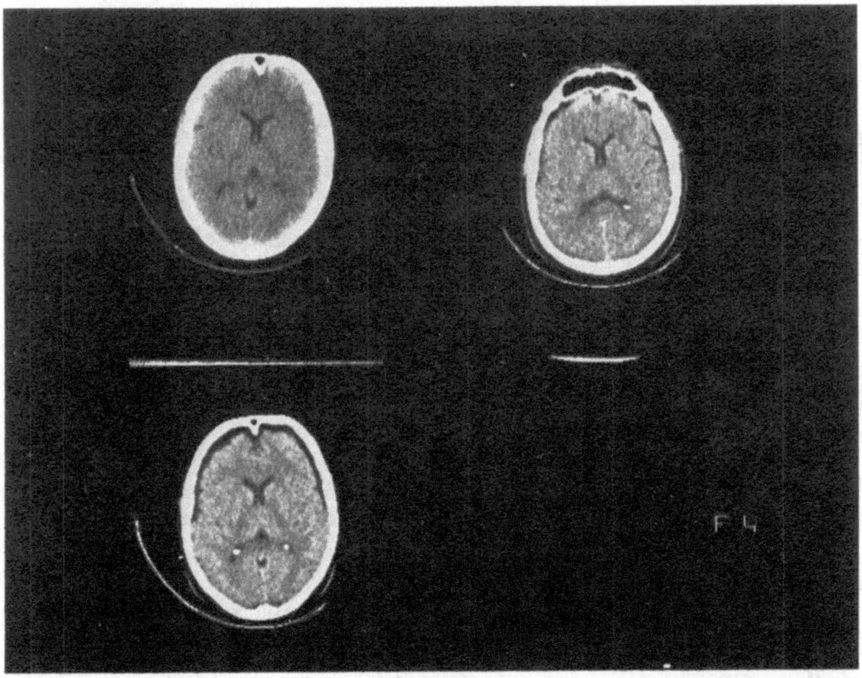

Abb. 4 CT-Verlauf nach Hygrom. Oben links: o. B., rechts oben: beginnendes beiderseitiges Hygrom; unten: Zunahme der Hygrome.

Eine Größenzunahme diagnostizierter Hygrome konnten wir im allgemeinen nach ein bis zwei Wochen, in Ausnahmefällen bis vier Wochen nach Entdekkung nachweisen. Die Rückbildungsfähigkeit läßt eine erhebliche Zeit-Variabilität erkennen: eine Größenabnahme der Liquoransammlung war frühestens nach 10 Tagen zu beobachten und lag im Mittel bei etwa vier bis fünf Wochen, jedoch war in Einzelfällen eine vollständige Rückbildung erst nach drei bis vier Monaten feststellbar.

Überwiegend treten Hygrome in der Folge schwerer Schädel-Hirn-Traumen mit computertomographisch nachgewiesenen Kontusionen auf. Wie erwähnt, können sie jedoch auch bei leichteren Verlaufsformen ohne im Erst-CT nachweisbare Läsionen entstehen. Aus den dargelegten Charakteristika subduraler Hygrome lassen sich nachfolgende Empfehlungen zur Festlegung von computertomographischen Kontrolluntersuchungen ableiten: ein primär unauffälliger CT-Befund ist bei Verschlechterung der Bewußtseinslage und bei Auftreten von neurologischen Ausfällen sowie bei verzögerter klinischer Besserung zu kontrollieren. Bei Untersuchung innerhalb der ersten zwei Wochen nach Unfallereignis sind damit ca. 70% der zu erwartenden Hygrome erkennbar. Die Rückbildungstendenz computertomographisch nachgewiesener Hygrome ist durch Verlaufsuntersuchungen nach zwei und etwa sechs Wochen zu erfassen. Kontrollen nach ca. vier bis fünf Monaten können zudem die Spätfolgen traumatischer Veränderungen von Rinde, Marklager und inneren Liquorräumen dokumentieren.

Verzögert oder *sekundär auftretende intrazerebrale Massenblutungen* oder eine deutliche Größenzunahme konfluierender Kontusionsblutungen konnten wir nur bei etwa 3% der kontrollierten Patienten nachweisen. In der überwiegenden Mehrzahl traten sie zwei (bis drei) Tage nach Unfallereignis, selten nach vier bis fünf Tagen, einmal nach 9 Tagen auf. Auftreten oder Größenzunahme derartiger Blutungen gehen häufig mit einer Zunahme der neurologischen Symptomatik und/oder Verschlechterung der Bewußtseinslage einher. Die Ausräumung eines meist kontralateralen, seltener homolateralen extrazerebralen Hämatomes ging bei knapp der Hälfte der Patienten der intrazerebralen Blutung voraus.

Häufiger jedoch ist spontanes Auftreten oder spontane Größenzunahme intrazerebraler Blutungen in traumatisch geschädigten Hirnarealen. Bevorzugte Lokalisation derartiger Blutungen sind Frontal- und Temporalregion. Verzögert auftretende Kleinhirnblutungen sind selten: Ein 7jähriges Kind wurde von einem Motorrad angefahren und war primär bewußtlos. Der Erstbefund auf dem linken oberen CT-Bild der Abbildung 5 zeigt unauffällige Kleinhirnstrukturen. Nach fünf Tagen zeichnet sich im Kleinhirn rechts eine blutige Kontusion ab. Der Junge ist zu dieser Zeit wach. Eine Kontrolle nach vier Wochen markiert eine Defektzone (unteres CT-Bild).

Bei etwa 5% der kontrollierten Patienten konnten wir Auftreten oder Zunahme *kleinerer intrazerebraler Kontusionsblutungen* nach der Anzahl beobachten. Seltener war eine geringe Größenzunahme feststellbar. Diese punkt- oder herdförmigen Blutungen liegen oft rindennah. Aufgrund ihrer geringen Ausdehnung sind sie ebenso wie Blutungen im Stammganglienbereich und Balken nur mittels CT nachweisbar, sofern nicht der Partialvolumeneffekt bei großer Schichtdicke die Darstellung verhindert.

Das nächste Beispiel leitet zu den *sekundären extrazerebralen Blutungen* über, die wir bei etwa 2% der mehrfach computertomographisch untersuchten Patien-

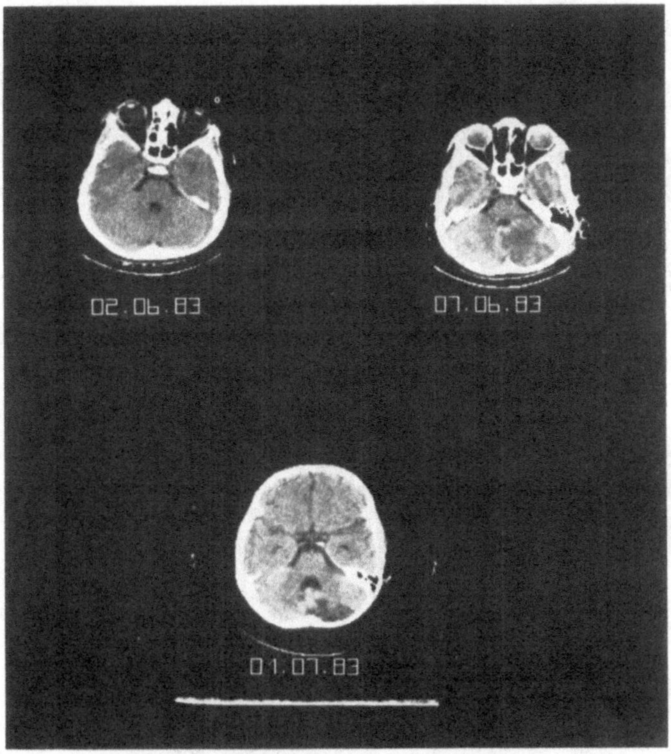

Abb. 5 Verlauf einer rechtsseitigen Kleinhirnblutung.
CT oben links sofort nach Trauma: o. B.
CT oben rechts nach 5 Tagen: Kleinhirnkontusion rechts.
CT unten nach 4 Wochen: Defektheilung.

ten nachweisen konnten. Diese seltenen Komplikationen traten bei fünf Patienten als „echte" sekundäre Blutungen auf, d. h. ohne anfangs nachweisbare Blutung.

Bei drei dieser fünf Patienten entstanden sie nach OP einer intra- oder extrazerebralen Blutung auf der Gegenseite. Ursache für die Entstehung kontralateraler Haematome nach OP soll auch hier der Wegfall eines Tamponadeeffektes sein. Bei vier Patienten konnte eine Verbreiterung vorbestehender schmaler extrazerebraler Haematome gefunden werden.

Die Abbildung 6 stammt von einer 50jährigen Patientin. Am Unfalltag besteht der Verdacht auf kleinste fronto-basale Kontusionsblutungen. Zwei Tage später Nachweis einer OP-bedürftigen subduralen Blutung sowie eines raumfordernden intrazerebralen Hämatomes links (Abb. 7).

Ischämisch bedingte Hirngewebsläsionen unterschiedlichen Ausmaßes infolge arterieller oder seltener venöser Gefäßverschlüsse traten etwa bei 5% der Patienten bis maximal zwei Wochen nach Unfallereignis auf. Bei etwa einem

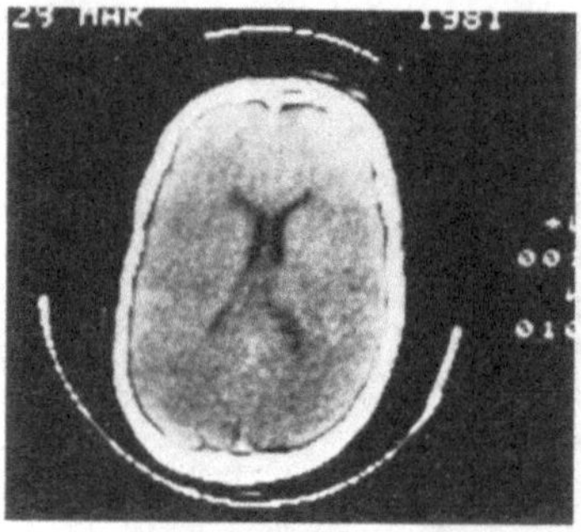

Abb. 6 CT unmittelbar nach Trauma: Verdacht auf kleinste frontale Kontusionsblutungen.

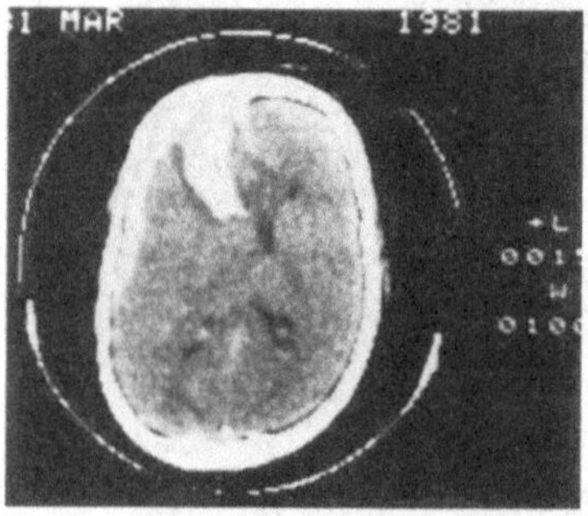

Abb. 7 CT bei gleichem Patienten wie Abb. 6 nach 2 Tagen: Li. frontotemporales subdurales Hämatom und frontale Kontusionsblutung.

Viertel der Schädel-Hirn-Verletzten war ein operativer Eingriff vorausgegangen. Relativ oft war das Versorgungsgebiet der Arteria cerebri posterior betroffen, wie die Abbildung 8 eines 11jährigen bewußtlosen Jungen zeigt, der einen Tag vor der ersten CT-Untersuchung ein Polytrauma erlitten hatte. Computertomographisch stellt sich ein Hirnödem dar, das sich am folgenden Tag nach chirurgisch-operativer Versorgung multipler Frakturen deutlich verstärkt. Eine Woche später (rechter Teil Abb. 8) markieren sich beiderseits im Occipitallappen große hypodense Areale, die sich bei weiteren CT-Kontrollen allmählich verkleinern. Der Junge hat sich klinisch deutlich gebessert bis auf noch bestehende diskrete Gesichtsfeldausfälle.

Eine 16jährige Patientin ist nach einem Mofaunfall tief bewußtlos. Am Unfalltag linkshirnig blutige Kontusionen mit Ödem. Blutungszunahme nach vier Tagen (Abb. 9, oberes CT-Bild). Eine Woche nach Trauma Entwicklung einer Zirkulationsstörung im linken Mediaversorgungsgebiet (Abb. 9, unteres CT-Bild) mit raumfordernder Wirkung, die sich nach Behandlung bessert. Eine CT-Kontrolle sechs Wochen später zeigt bei nur geringem neurologischem Defizit eine deutliche Weitenzunahme des Ventrikelsystemes und eine schärfere Markierung der linksseitigen Hirnläsion.

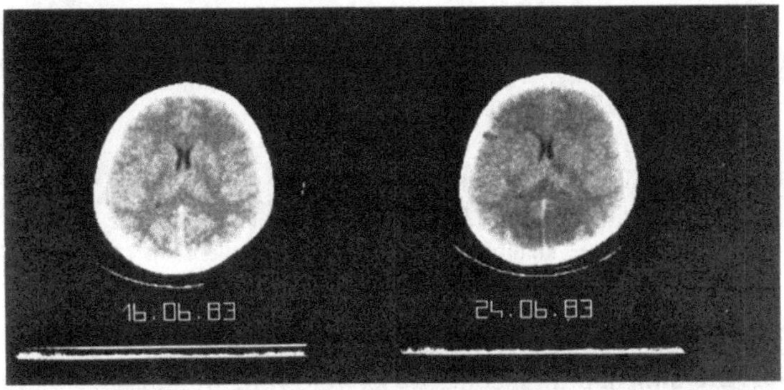

Abb. 8 CT mit Nachweis eines angedeuteten Hirnödems (enge Ventrikel) bei polytraumatisiertem Kind (li. Bild). Bei Kontrolle (re. Bild) bds. hypodense Aseale occipital (Ischämie? Einklemmungsfolge?).

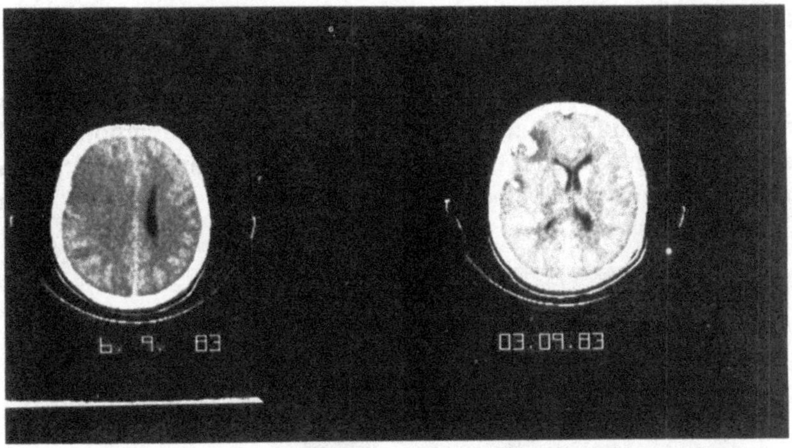

Abb. 9 Links: Kontusionsblutungen li. 4 Tage nach Trauma. Rechts: Minderdichtigkeiten im Versorgungsbereich der A. cerebri media links mit raumforderndem Effekt 8 Tage nach Trauma.

Problematisch ist die Beurteilung einer posttraumatisch zunehmenden *Erweiterung der Liquoräume*, die mit einer geringgradigen Weitenzunahme über die Altersnorm einhergeht. Ließen sich im Erst-CT Hinweise auf ein generalisiertes Hirnödem gewinnen, bleibt ohne Kenntnis eines CT-Befundes aus der Zeit vor dem Unfall die Unsicherheit, ob nicht bereits vor dem Unfall eine Liquorraumerweiterung bestanden hat. Da man aber vor allem bei jüngeren Patienten, die den größten Prozentsatz der Verunfallten ausmachen, nicht grundsätzlich eine zerebrale Vorschädigung annehmen kann und muß, können 85 Patienten, entsprechend knapp einem Fünftel der kontrollierten Patienten, angeführt werden, bei denen eine geringgradige Erweiterung des *Ventrikelsystemes* festgestellt werden konnte (Tab. 4). Von 40 Patienten mit Hydrocephalus internus, entsprechend knapp 10 % der kontrollierten Patienten, war ein Drittel shunt-bedürftig. Nach schwerem SHT konnten bei ihnen meist zusätzlich Hirnsubstanzschäden nachgewiesen werden.

Tabelle 4 Häufigkeit von posttraumatischen Veränderungen am Ventrikelsystem

geringgradig:	85 Patienten	~ knapp 1/5	der kontroll. Patienten
deutlich:	40 Patienten	~ knapp 1/10	der kontroll. Patienten
Von 40 Patienten mit Hydrocephalus internus waren 13 (~ ein Drittel) Shunt-bedürftig			

Eine über die Altersnorm hinausgehende Erweiterung der *äußeren Liquorräume* trat selten auf, nämlich bei weniger als 5 % der kontrollierten Patienten. Zusätzlich zur vorbeschriebenen Problematik bei der Beurteilung des Kausalzusammenhanges Trauma/diffuse Erweiterung der äußeren Liquorräume müssen hierbei eventuell vorbestehende anderweitige Ursachen für derartige Veränderungen in die Überlegung einbezogen werden, wie z. B. nutritiv-toxische, speziell Alkohol.

Abszesse als Komplikationen nach SHT konnten wir nur in Einzelfällen beobachten. Die Abbildung 10 zeigt die Ausbildung von drei temporalen Abszessen bei einem 5jährigen Jungen 10 Wochen nach einem schweren offenen SHT, das die operative Versorgung einer ausgedehnten Impressionsfraktur links tempo-

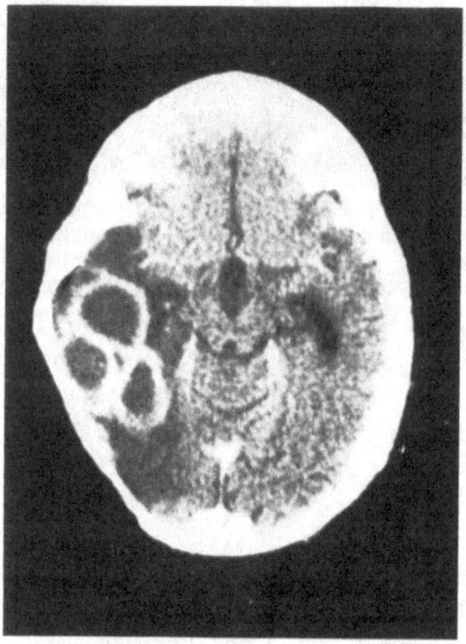

Abb. 10 Dreigekammerter Abszeß li. temporal, 10 Wochen nach primärer Versorgung einer schweren Impressionsfraktur mit Knochenentfernung.

ral notwendig gemacht hatte. Im späteren Abszeßgebiet hatte eine schwere traumatische Hirnsubstanzschädigung bestanden.

Eine seltene Spätkomplikation stellt der frontale Abszeß bei einem jetzt 23jährigen Patienten dar, der im Alter von 16 Jahren einen Mopedunfall mit SHT und frontaler Fraktur erlitt. Ein Jahr nach dem Unfall war eine Meningitis aufgetreten, die nach entsprechender Therapie vollständig abgeheilt war. Jetzt, 7 Jahre nach dem Unfall, wurde bei erneutem meningitischem Reizzustand ein links frontaler Abszeß im Bereich eines Hirnsubstanzdefektes gefunden.

Erst jüngst wurde ein 20jähriger Patient zur Operation eines temporalen Abszesses stationär aufgenommen, der etwa drei Monate nach Anlage einer Crutchfield-Extension aufgetreten war.

Zusammenfassung

Mit CT-Verlaufskontrollen nach SHT ist eine frühzeitige Aufdeckung von Komplikationen möglich, die in engerem zeitlichem Zusammenhang mit dem Unfallereignis stehen und gezielte operative oder medikamentöse Behandlungsmaßnahmen erfordern. Zu ihnen gehören beispielsweise die sekundären extra- und intrazerebralen Hämatome, vaskulär bedingte Störungen und Hygrome. Nur durch einen solchen „Frühnachweis" ist die Mortalität der Patienten mit SHT zu senken und die Rate an Spätkomplikationen so gering wie möglich zu halten. Auch nach anfänglich unauffälligem CT-Befund können deutliche posttraumatische Veränderungen, z. B. an den Liquorräumen, auftreten, zum Teil auch sehr spät nach einem Trauma. Derartige Spätkomplikationen sind nur durch computertomographische Verlaufskontrollen bis ca. vier bis sechs Monate nach dem Unfallereignis zu erfassen.

Literatur

[1] Diaz, F. G., D. H. Yock, D. Larson and G. L. Rockswold: Early diagnosis of delayed posttraumatic intracerebral hematomeas. J. Neurosurg. *50* (1979) 217.

[2] Jaeckle, K. A. and J. H. Allen: Subdural hygroma: Diagnosis with computed tomography. J. of Computed Tomography *3* (1979) 201.

[3] Kishore, P. R. S., M. H. Lipper, A. A. Domingues da Silva, S. K. Gudeman and S. Abbas: Delayed sequelae of head injury. J. of Computed Tomography *4* (1980) 287.

[4] Lanksch, W., Th. Grumme und E. Kazner: Schädelhirnverletzungen im Computertomogramm. Springer, Berlin-Heidelberg-New York 1978.

[5] Lipper, M. H., P. R. S. Kishore, A. K. Girevendulis, J. D. Miller and D. P. Becker: Delayed intracranial hematoma in patients with severe head injury. Radiology *133* (1979) 645.

[6] Weiske, R., P. Tzonos und R. Gustorf-Aeckerle: Spätbefunde im CT bei Zustand nach Schädelhirntrauma. Vortrag 20. Jahrestagung der Dt. Ges. f. Hirntraumatologie und klin. Hirnpathologie 25./26. 03. 83, Mannheim.

Diskussion

III. Therapeutische Sofortmaßnahme beim Schädelhirntrauma

Karimi: Herr Grumme hatte gewisse Bedenken geäußert, ob man einen Frischverletzten mit einer hypertonen Blutdrucklage sedieren soll. Ich würde dazu sagen, daß es sehr sachdienlich ist, wenn man den Schädelhirnverletzten mit einem sog. hypertonen Syndrom und solche mit einem hypotonen Syndrom unterscheidet. Das sog. hypertone Syndrom ist durch gesteigerten Muskeltonus, Hypertonie und Hyperventilation, das hypotone Syndrom durch schlaffen Muskeltonus, eine Hyperventilation und einer Hypotonie gekennzeichnet. Bei Patienten mit hypotonem Syndrom ist eine Sedierung sicherlich nicht zu empfehlen. Hingegen würden wir nach wie vor unbedingt bei allen Patienten mit einem gesteigerten Muskeltonus, motorischer Unruhe, Krämpfen oder auch ohne Krämpfe mit Hypertonie und Hyperventilation eine Sedierung empfehlen.

Herr Engelhardt hatte in einem Diapositiv bei Schädelhirnverletzten vorgeschlagen: Schmerzbekämpfung – Morphin – Fentanyl usw. Dem kann ich nicht zustimmen. Ein Patient mit schwerem Schädelhirntrauma, der bewußtlos und keine Schmerzen hat, ist diesbezüglich nicht behandlungsbedürftig. Hat der Patient Schmerzen, sediert man den Patienten besser mit Neuroleptika und Tranquilantien. In diesem Fall sollte man aber sicherlich keine Opiate geben, auch kein Phentanyl, auch keine Barbiturate. Die protektive Wirkung von Barbituraten fängt zumindest nach den augenblicklichen Kenntnissen bei etwa 600 mg/die an. Unterhalb dieser Grenze ist nur eine Sedierung durch die Barbiturate zu erwarten.

Grumme: Es ging mir nur darum, daß die übermäßige Sedierung mit etwa 1000 mg Barbituraten – zudem vielleicht noch routinemäßig – aufhört. Ich habe nichts dagegen, daß Patienten mit hypertonem Syndrom entsprechend sediert werden.

Völz: Ich möchte an das Referat von Herrn Engelhardt anknüpfen, aber mich hinsichtlich meiner Frage an Herrn Grumme wenden. Sie haben aufgezeigt, daß uns in Deutschland 300 computertomographische Geräte zur Verfügung stehen. Dem stehen etwa 80 neurochirurgische Fachabteilungen gegenüber. Es geht ja hier um die Akutversorgung des Schädelhirntraumatisierten. Warum werden dann nicht, wie schon vom Chirurgen Kirschner 1938 empfohlen, Neurochirurgen in die Einrichtungen gebracht, wo die Diagnostik steht. Rechnen Sie einmal hoch: Wenn Sie die 80 neurochirurgischen Abteilungen von den 300 CT-Apparaten abrechnen, dann hat jede neurochirurgische Abteilung knapp noch 3 solche Einrichtungen mit zu versorgen, ambulant sozusagen. Dann entfällt auch der Langstreckentransport zum Teil unter ungünstigen Bedingungen und die allgemeinchirurgische Versorgung kann zeitlich auch fortgesetzt werden.

Maroske: Ich glaube, daß die Transportwege heute so kurz sind, daß wir bei fast keinem traumatisierten Patienten gezwungen sind, vor Aufnahme in eine Klinik eine Sedierung durchzuführen. Dort haben wir wirklich alle Möglichkeiten, parallel Diagnostik und Therapie zu starten.

Engelhardt: Wir Chirurgen sind aber der Meinung, daß eine Schmerzbekämpfung bei polytraumatisierten Patienten unverzichtbar ist, oder wollen wir das jetzt in Frage stellen.

Maroske: Das nicht, aber ich glaube, das spielt auf diese paar Minuten keine Rolle.

Auer: Ich bin froh, daß das Thema des neurogenen Lungenödems einmal diskutiert wird. Ich glaube, das ist eines der ganz selten diskutierten Themen in der Neurotraumatologie. Sie haben gesagt, Herr Maroske, daß man mit chirurgischen Eingriffen solange wie möglich zuwarten soll und zuerst einmal das Lungenödem behandeln soll. Aufgrund einer eigenen Erfahrung bei einem 7jährigen Schulkind mit einer grotesken Impressionsfraktur in der hinteren Schädelgrube möchte ich aber darauf hinweisen, daß durch die Dekompression der hinteren Schädelgrube sich das Lungenödem zu Ende der Operation wieder zurückgebildet hatte.

Oldenkott: Zu dem Vortrag von Herrn Gaab: Wir müßten von neurochirurgischer Seite immer darauf hinweisen, daß die intrakranielle Druckmessung natürlich nur in Verbindung mit den klinischen Daten von Wert ist.

Lanksch: Eine Anmerkung zu dem Vortrag von Herrn Engelhardt: Ich wage zu bezweifeln, daß die Checkliste, die Sie hier sehr ausführlich dargestellt haben, wirklich von jedem Notarzt so benutzt werden kann. Wenn dann aber schon, was ja sehr gut wäre, dann würde ich als Neurochirurg dazu anmerken, dann sollten Sie auch ein primitives neurologisches Programm anfügen unter Überprüfung der Pupillenweite und der Ansprechbarkeit. – Zum Vortrag von Herrn Grumme: Ich würde dafür plädieren, daß nicht nur der Schädel sondern auch die HWS mitgeröntgt wird, da jeder Schädelhirnverletzte potentiell ein HWS-Verletzter ist.

Gaab: Hiermit möchte ich die Anmerkung von Herrn Prof. Oldenkott voll bestätigen. Natürlich ist die klinische Beobachtung das erste Bein und die Hirndruckmessung nur eines der vielen hinteren Beine bei der Beurteilung von Schädelhirnverletzten.

Wickbold: Es soll hier ganz eindeutig und deutlich gesagt werden, daß das intrakranielle Hämatom u. U. auch trotz der Anlage einer epiduralen Druckmessung übersehen werden kann. Da kann schon eine ganz erhebliche Massenverschiebung stattfinden, die für sich dann ein erhebliches Problem darstellt, ohne daß der Druck unbedingt angestiegen ist. Auch Hämatome der Gegenseite führen erst sehr spät zu einem Druckanstig. Die Anlage der epiduralen Druckmessung enthebt einen daher nicht von der Sorge, daß sich dennoch ein Hämatom entwickeln kann.

Gaab: Herr Wickbold, es ist richtig, es können sich ausgedehntere flächige, vor allen Dingen chronisch subdurale Hämatome entwickeln, die keinen Druckanstieg machen. Aber ein den Patienten akut gefährdendes Hämatom ohne frühzeitige Drucksteigerung habe ich noch nicht gesehen. Der Mitteldruck kann zwar über lange Phasen ganz unauffällig sein, aber die Pulsamplitude kann schon frühzeitig auffallend sein.

Grumme: Erstens, Herr Wickbold, ich gebe Ihnen vollkommen zu, daß die epidurale Druckkapsel natürlich uns nicht jeglicher Sorge enthebt; aber einen desolaten Patienten mit doppelseitig lichtstarrer Pupille, der wegen seines Polytraumas zuerst von den Chirurgen operiert wird, wird es bei Anlegen einer epiduralen Drucksonde nicht geben. Und wenn sie nur das erreichen, dann hat sich die epidurale Drucksonde schon bewährt. – Herr Kollege Völz hatte zu Anfang gefragt, warum wir Neurochirurgen nicht einfach in die Kliniken fahren, wo die Diagnostik des Schädelhirntraumas erfolgt ist. Dem kann ich nicht viel abgewinnen. Ich schlage vielmehr vor, daß regional zwischen den vorhandenen neurochirurgischen Kliniken und den anderen Abteilungen eine Absprache herbeigeführt wird, wo im Einzelnen das Schädelhirntrauma hingeschickt werden soll. Außerdem sollten in abgelegenen Regionen die Allgemeinchirurgen neurochirurgische Noteingriffe wie z. B. beim epiduralen Hämatom oder der Impressionsfraktur selbst versorgen können.

IV. Steroide beim Schädel-Hirn-Trauma

Vorsitz: Th. Grumme, Augsburg

Behandlungsergebnisse bei schweren Schädel-Hirn-Traumen mit und ohne Kortikosteroide – retrospektive Studie an 489 Patienten

H. Kretschmer

Bei schweren Schädel-Hirn-Verletzungen ist die Prognose hauptsächlich von zwei Faktoren abhängig:

1. Ausmaß der initialen substantiellen Hirnschädigung,
2. Schwere und Verlauf des posttraumatischen Hirnödems.

Während die operativen Techniken einen hohen Stand erreicht haben und in nächster Zukunft wohl kaum grundsätzliche Verbesserungen erwarten lassen, wird die Therapie des posttraumatischen Hirnödems, insbesondere der Wert der Steroidbehandlung, noch immer kontrovers diskutiert.

Bei der Hirnödembehandlung sind aus didaktischen und methodischen Gründen zwei Ansätze voneinander zu trennen, die in der klinischen Praxis allerdings nicht scharf auseinanderzuhalten sind:

- Behandlung der intrakraniellen Drucksteigerung,
- Prophylaxe und Therapie des Hirnödems.

Die *Behandlung der Hirndrucksteigerung* besteht aus einer Kombination von Maßnahmen. Am Beginn steht naturgemäß die chirurgische Entfernung der raumfordernden Läsion, etwa einer traumatischen intrakraniellen Blutung oder eines raumfordernden Kontusionsherdes. Daran schließen sich die intensivtherapeutischen Maßnahmen an:

1. *Hochlagerung von Kopf und Oberkörper* zur Erhöhung des zerebro-intrathorakalen Druckgefälles.

2. Sicherstellung einer *optimalen Sauerstoffversorgung*, meist durch Hyperventilationsbeatmung, die auf respiratorischem Wege die Hirngewebsazidose bekämpft und den intrakraniellen Druck durch hypokapnische Vasokonstriktion der Hirngefäße senkt (wahrscheinlich kommt es dabei auch zu einer Durchblutungsverbesserung in geschädigten Hirngebieten auf Kosten nicht geschädigter Gebiete – „Robin-Hood-Effekt").

3. Die *Osmotherapie* mit hyperosmolaren Lösungen (Mannit, Sorbit) oder Glyzerin baut durch Erhöhung der Plasmaosmolarität einen Osmogradienten zwi-

Praktische Notfallmedizin 2 · Das Hirnödem

schen Plasma und Hirngewebe auf, der bei intakter Blut-Hirn-Schranke dem Hirngewebe Wasser entzieht. Dabei ist jedoch zu berücksichtigen, daß beim Eindringen hypertonen Plasmas in Areale mit defekter Blut-Hirn-Schranke eine Umkehr der Wasserbewegung erfolgen kann – sogenannter Rebound-Effekt. Außerdem kann eine forcierte osmotische Entwässerung mit Hämokonzentration und Hypovolämie die zerebrale Mikrozirkulation erheblich beeinträchtigen und auch zu kardio-vaskulären und renalen Funktionsstörungen führen. Die schematische Dauerentwässerung mit hohen Dosen ist deshalb verlassen worden. Wir geben Osmodiuretika nur bei anhaltenden Druckwellen oder ständig erhöhtem oder ansteigendem Druck, der durch Hyperventilation nicht mehr beherrscht werden kann. Die Dosierung richtet sich nach dem Körpergewicht (0,2–0,4 g/kg).

4. *Saluretika* vom Typ des Furosemid sind nach unserer Erfahrung zur Potenzierung der Osmotherapie gut geeignet. Zur Monotherapie sind sie weniger brauchbar, da sie nicht rasch genug einen hirndrucksenkenden Gradienten aufbauen. Bei hohen Dosierungen machen sich auch die Nachteile der gesteigerten Hämokonzentration auf die Mikrozirkulation und die Störungen in der Osmolarität deutlich bemerkbar.

5. Hypnotika, vor allem *Barbiturate*, haben ebenfalls einen hirndrucksenkenden Effekt und wahrscheinlich eine hirnprotektive Wirkung. Als Wirkungsmechanismen werden diskutiert:
- Senkung des Energiestoffwechsels und des Sauerstoffverbrauchs durch Unterdrückung der neuronalen Funktionen;
- Senkung des intrakraniellen Druckes durch Verminderung der Hirndurchblutung;
- die Vasokonstriktion in den gesunden Hirnarealen soll den Perfusionsdruck in minder versorgten Arealen erhöhen – sogenanntes „inverse-steal“-Phänomen;
- Dämpfung des Hypermetabolismus durch Unterdrückung der Katecholaminaktivität;
- Verhinderung der Bildung freier Radikale, die Zellmembran und Zellorganellen schädigen;
- Verminderung des Laktatanstieges durch Verbesserung der Glukoseutilisation.

Die Barbituratbehandlung ist jedoch keineswegs unproblematisch und an einen erheblichen technischen Aufwand gebunden. Bei der hochdosierten Behandlung muß der Hirndruck fortlaufend gemessen und das EEG abgeleitet werden, die Barbiturat-Serumspiegel sowie Leberwerte und Transaminasen ständig kontrolliert werden. Wegen der schlechten Steuerbarkeit und der möglichen, nicht unerheblichen Nebenwirkungen wie Kreislaufdepression, Leber- und Nierenschädigung sowie septische Lungenkomplikationen setzen wir Hypnotika nur ein, wenn andere Maßnahmen zur Senkung des Hirndrucks versagen. Wir bevorzugen dann das weniger toxische und leichter zu steuernde Althesin (Etomidate) als Dauerinfusion von 0,3–0,5 mg/kg/h.

6. *Kortikosteroide* wirken wohl kaum akut hirndrucksenkend, vermindern aber rasch und zuverlässig das perifokale Ödem; auf die spezielle Problematik beim traumatischen Hirnödem wird noch eingegangen. Hinsichtlich der möglichen Wirkprinzipien besteht noch keine völlige Klarheit [2, 5, 11, 19, 20, 21, 22, 23, 24, 25, 28, 30, 31, 32]. Gesichert erscheint der direkt abdichtende Effekt auf die Blut-Hirn-Schranke mit Herabsetzung der Gefäßpermeabilität. Diskutiert werden ferner:

- direkte Stoffwechselstimulierung an der Zellmembran,
- ein zytoprotektiver Effekt an der Blut-Hirn-Schranke,
- Einfluß auf die Lyosomenmembranen,
- Einfluß auf die zerebralen Blutgefäße,
- Senkung der Liquorproduktion,
- Verbesserung der Glukoseutilisation.

Viele dieser Wirkungen sind im Tierversuch bestätigt worden, in der Klinik aber schwer zu objektivieren.

Unser Krankengut umfaßt 489 Patienten aus einem Zeitraum von 5 Jahren. Die Geschlechtsverteilung betrug Männer : Frauen = 370 (75,7%) : 119 (24,3%). Das Durchschnittsalter lag bei 33,5 Jahren.

Aufgeschlüsselt nach klinischen Diagnosen setzte sich das Krankengut wie folgt zusammen:

Contusio cerebri (151),
epidurales Hämatom (92),
akutes subdurales Hämatom (89),
intrazerebrales Hämatom (40),
direkt offene Hirnverletzung (63),
frontobasale Hirnverletzung (54).

Zur Festlegung des Schweregrades haben wir die Verletzten nach der Glasgow-Coma-Scale klassifiziert und einen Durchschnittswert von 7,58 Punkten zum Zeitpunkt der stationären Aufnahme ermittelt.

Eine Steroidbehandlung wurde dann eingeleitet, wenn auf Grund der klinischen und computertomographischen Untersuchung ein traumatisches Hirnödem wahrscheinlich oder durch Druckmessung der erhöhte Hirndruck gesichert war. Die Behandlung wurde in der Regel hochdosiert fortgesetzt. Nur in den Fällen, bei denen nach 2–3 Tagen ein positiver Effekt ausblieb, wurde die Behandlung vorzeitig abgebrochen. Steroide erhielten in unserem Krankengut 260 von 489 Patienten (= 52,2%). Zur kritischen Beurteilung unserer Ergebnisse muß hervorgehoben werden, daß das Präparat an Leichtverletzte und an Patienten mit offenkundig infauster Prognose nicht verabreicht wurde.

Unsere Behandlungsergebnisse sind in den nachfolgenden Tabellen aufgelistet:

In der Tabelle 1 erfolgte eine Aufschlüsselung nach Diagnosegruppen und Klassifizierung nach der Glasgow-Outcome-Scale [15] nach Überlebensqualität und Todesfällen. Diese globale Übersicht scheint den Kritikern der Steroidtherapie recht zu geben: Eine signifikante Verbesserung der Erkenntnisse ist nicht ablesbar. Ein anderes Bild ergibt sich (Tab. 2), wenn die Ergebnisse nicht nach klinischen Diagnosegruppen, sondern dem Schweregrad des Traumas anhand

Tabelle 1 Behandlungsergebnisse bei den einzelnen Verletzungstypen mit und ohne Steroid-Therapie

Resultate	Contusio cerebri (n = 151)	epidurale Hämatome (n = 92)	akute subdurale Hämatome (n = 89)	intrazerebrale Hämatome (n = 40)	offene Hirnverletzungen (n = 63)	frontobasale Verletzungen (n = 54)
Günstig	47,7 %	78,2 %	29,2 %	30 %	52,4 %	98,1 %
mit Steroiden	43,6 %	74,5 %	28,8 %	38,1 %	41,7 %	92,3 %
ohne Steroide	56 %	83,8 %	30 %	31,8 %	54,9 %	100 %
1. vollständig erholt	23,2 %	61,9 %	15,7 %	15 %	30,2 %	79,6 %
mit Steroiden	17,8 %	61,8 %	11,9 %	14,3 %	8,3 %	38,5 %
ohne Steroide	34 %	62,1 %	23,3 %	13,6 %	35,3 %	92,7 %
2. gering beeinträchtigt	24,5 %	16,3 %	13,5 %	15 %	22,2 %	18,5 %
mit Steroiden	25,7 %	12,8 %	16,9 %	9,5 %	33,3 %	53,8 %
ohne Steroide	22 %	21,6 %	6,7 %	18,2 %	19,6 %	7,3 %
Ungünstig	52,3 %	21,8 %	70,8 %	70,0 %	47,6 %	1,9 %
mit Steroiden	56,4 %	25,5 %	71,2 %	61,9 %	58,3 %	7,7 %
ohne Steroide	44 %	16,2 %	70 %	68,2 %	45,1 %	-
3. stark beeinträchtigt	9,3 %	4,4 %	6,7 %	2,5 %	1,6 %	-
mit Steroiden	11,9 %	5,5 %	6,8 %	4,8 %	-	-
ohne Steroide	4 %	2,7 %	6,7 %	-	2 %	-
4. apallisch	4 %	3,3 %	3,4 %	5 %	1,6 %	-
mit Steroiden	5 %	3,7 %	3,4 %	9,5 %	-	-
ohne Steroide	2 %	2,7 %	3,3 %	-	2 %	-
5. verstorben'	39,1 %	14,1 %	60,7 %	62,5 %	44,4 %	1,9 %
mit Steroiden	39,6 %	16,4 %	61 %	47,6 %	58,3 %	7,7 %
ohne Steroide	38 %	10,8 %	60 %	68,2 %	41,2 %	-

der Glasgow-Coma-Scale aufgelistet werden. Hier wird deutlich, daß in der Gruppe der schweren Traumen durch die Steroidtherapie die Mortalität von 57,4 % auf 32,4 % reduziert wird.

Tabelle 2 Behandlungsergebnisse bei schweren Schädel-Hirn-Verletzungen mit und ohne Steroid-Therapie

Resultate	total	GCS I (n = 112) (3-4 Punkte)	GCS II (n = 162) (5-7 Punkte)	GCS III (n = 215) (8-15 Punkte)
Günstig	54,8 %	3,6 %	42 %	91,2 %
mit Steroiden	47,7 %	5,6 %	46,3 %	84,4 %
ohne Steroide	62,9 %	-	33,3 %	94 %
1. vollständig erholt	35,6 %	-	16,7 %	68,4 %
mit Steroiden	26,2 %	-	15,8 %	63 %
ohne Steroide	46,3 %	-	18,5 %	94 %
2. gering beeinträchtigt	19,2 %	3,6 %	25,3 %	22,8 %
mit Steroiden	21,5 %	5,6 %	30,6 %	23,5 %
ohne Steroide	16,6 %	-	14,8 %	22,4 %
Ungünstig	45,2 %	96,4 %	58 %	8,8 %
mit Steroiden	52,3 %	94,4 %	53,7 %	13,6 %
ohne Steroide	37,1 %	100 %	66,7 %	6 %
3. stark beeinträchtigt	5,1 %	3,6 %	11,1 %	1,4 %
mit Steroiden	8,1 %	4,2 %	14,8 %	2,5 %
ohne Steroide	1,7 %	2,4 %	3,7 %	0,7 %
4. apallisch	3,3 %	3,6 %	6,2 %	0,9 %
mit Steroiden	4,6 %	4,2 %	6,5 %	2,5 %
ohne Steroide	1,7 %	2,4 %	5,6 %	-
5. verstorben	36,8 %	89,3 %	40,7 %	6,5 %
mit Steroiden	39,6 %	85,9 %	32,4 %	8,6 %
ohne Steroide	33,6 %	95,1 %	57,4 %	5,2 %

Unsere Ergebnisse müssen unter dem Vorbehalt gesehen werden, daß es sich um eine retrospektive, nicht randomisierte Studie handelt; ein Doppel-Blind-Versuch schien uns nach den ersten positiven Erfahrungen von Faupel u. Mitarbeiter [6, 7] sowie Gobiet [9] nicht vertretbar. Dies bedingt naturgemäß eine gewisse Auslese der Patienten. Dieser Auslesecharakter wird besonders deutlich, wenn die Bewußtseinslage zu Therapiebeginn dokumentiert wird. Der GCS-Durchschnitt betrug in der Therapiegruppe 6,74, bei den Unbehandelten 8,52. Es wurden demnach vorrangig die Verletzten mit Steroiden behandelt, die schon primär eine schlechtere Ausgangslage hatten, was bei der Interpretation der Ergebnisse zu berücksichtigen ist.

Einen eindeutigen Therapieeffekt haben wir nur in der Gruppe der schweren Schädel-Hirn-Traumen feststellen können. Bei den leichteren Verletzungsformen spielt offenbar das traumatische Hirnödem keine wesentliche Rolle, so daß die guten Ergebnisse auch durch eine zusätzliche Steroidtherapie nicht mehr verbessert werden können. In der Gruppe der schwersten Hirnverletzungen stehen die substantiellen Hirnschädigungen, insbesondere die Hirnstammläsionen, ganz im Vordergrund, die auch durch Steroide nicht zu beeinflussen sind.

Daneben nehmen aber weitere Faktoren wesentlichen Einfluß auf die Gesamtprognose. So sind Schwere und Dauer der initialen Bewußtseinsstörung zuverlässige Indikatoren für die Schwere des Traumas und seine voraussichtliche Prognose. So betrug der GCS-Durchschnitt bei allen Verletzten 7,58, bei den Überlebenden 9,19, bei den Verstorbenen 4,79. Analoge Werte finden sich auch bei Aufschlüsselung in die einzelnen Diagnosegruppen (Tab. 3).

Tabelle 3 Schweregrad der initialen Bewußtseinsstörung bei den einzelnen Verletzungsarten (Glasgow-Coma-Scale)

Diagnose	gesamt	Überlebende	Verstorbene
Contusion cerebri	6,80	8,14	4,72
epidurales Hämatom	8,54	9,12	5,00
akutes Subduralhämatom	6,15	8,68	4,51
intrazerebrales Hämatom	6,65	9,80	4,76
offene Hirnverletzung	8,06	10,11	5,33
frontobasale verletzung	10,61	10,67	7,00
total	7,58	9,19	4,79

Von großer Bedeutung für die Prognose ist auch das Lebensalter (Abb. 1): Von Dezenium zu Dezenium kommt es zu einem progressiven Anstieg der Mortali-

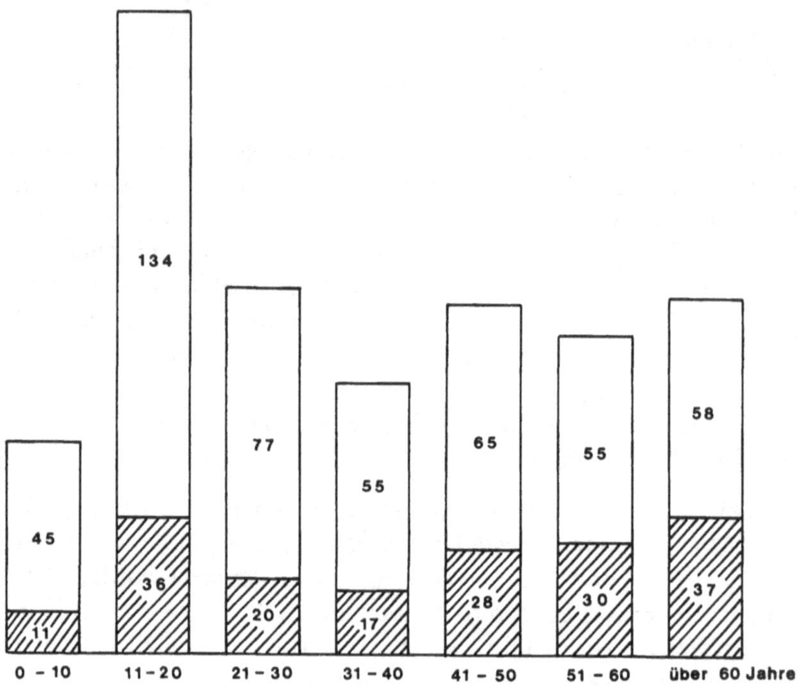

Abb. 1

tät. Dafür sind sicherlich die größere Toleranz gegenüber Verletzungen im jugendlichen Alter einerseits sowie die Zunahme von Sekundärkomplikationen im höheren Lebensalter andererseits verantwortlich zu machen.

Nicht zuletzt haben auch Begleitverletzungen (26,4% unserer Patienten waren Polytraumatisierte) einen deutlichen Einfluß auf die Prognose: Die Mortalität war bei Polytraumatisierten auf 44,2% gegenüber 34,2% bei reinem Schädel-Hirn-Trauma erhöht.

Wie sind nun die sehr unterschiedlichen Bewertungen der Steroidbehandlung beim traumatischen Hirnödem in der Literatur zu erklären? Neben positiven Berichten [6, 7, 9, 13, 16, 17, 18, 29] gibt es auch eine Reihe sehr kritischer Arbeiten [1, 3, 4, 8, 10, 12, 14, 26, 27].

Bei einer Analyse der Publikationen, die keinen deutlichen Therapieeffekt fanden, fallen immer wieder zwei Fakten auf:

1. Die meisten Arbeiten stützen sich auf sehr kleine Fallzahlen. So umfaßte die Studie von Gudeman u. Mitarb. [10] 20 Patienten, die von Pitts und Kaktis [26] sowie Cooper u. Mitarb. [4] jeweils 76 Patienten.

2. Die Mehrzahl der Verletzten hatte eine im Vordergrund stehende Hirnstammschädigung [10] und war schon zu Therapiebeginn tief komatös [3, 4, 26].

Wie eingangs ausgeführt, ist nicht zu erwarten, daß bei primärer Hirnstammschädigung durch eine Steroidbehandlung eine wesentliche Verbesserung der Prognose eintritt. Der Wert der Steroidgabe liegt in der Behandlung, wahrscheinlich noch stärker in der Prophylaxe des Hirnödems.

Zusammenfassung

Der Einfluß einer zusätzlichen Steroidtherapie auf die Prognose schwerer Schädel-Hirn-Verletzungen wurde in einer retrospektiven Studie untersucht. 229 von 489 Verletzten wurden neben der üblichen Standardtherapie zusätzlich hochdosiert mit Steroiden behandelt. Dadurch wurde die Mortalität in der Gruppe der schweren Traumen von 57,4% auf 32,4% gesenkt, zum Teil allerdings auf Kosten der Zunahme von Defektzuständen. Bei leichteren Verletzungsformen, bei denen das traumatische Hirnödem keine wesentliche Rolle spielt, und bei den schwersten Traumen mit substantiellen Hirnschädigungen und primären Hirnstammläsionen war ein sicherer Therapieeffekt dagegen nicht nachweisbar. Darüber hinaus haben allerdings auch weitere Faktoren (Schwere und Dauer der primären Bewußtseinsstörung, Lebensalter, Begleitverletzungen) erheblichen Einfluß auf die Gesamtprognose.

Literatur

[1] Alexander, E. jr.: Medical management of closed head injuries. Clin. Neurosurg. *19* (1972) 240.

[2] Baethmann, A.: Metabolic effects of corticosteroids in central nervous tissue. 7th International Congress of Neurological Surgery, Munich, 12.–18. July 1981.

[3] Braakman, R., H. J. A. Schouten, M. Blaauw-Van Dishoeck and J. M. Minderhoud: Megadose steroids in severe head injury – Results of a prospective double-blind clinical trial. J. Neurosurg. *58* (1983) 326.

[4] Cooper, P. R., S. Moody, W. K. Clark, J. Kirkpatrick, K. Maravilla, A. L. Could and W. Drane: Dexamethasone and severe head injury – a prospective double-blind study. J. Neurosurg. *51* (1979) 307.

[5] Demopoulos, H. B., P. Milvy, S. Kakari and J. Ransohoff: Molecular aspects of membrane structure in cerebral edema. In: Steroids and brain edema, p. 29, ed. by J. H. Reulen, K. Schürmann. Springer, Berlin 1972.

[6] Faupel, G., H. J. Reulen, D. Müller und K. Schürmann: Dexamethason bei schweren Schädel-Hirn-Traumen. Akt. Traumatol. *8* (1978) 265.

[7] Faupel, G., H. J. Reulen, D. Müller und K. Schürmann: Erfahrungen und Vorschläge zur Früh-Prognose gedeckter Schädel-Hirn-Verletzungen, insbesondere traumatischer intrakranieller Hämatome. Nervenarzt *51* (1980) 91.

[8] Gaab, M. und K. A. Bushe: Die Behandlung der intrakraniellen Drucksteigerung. Intensivbehandlung *6* (1981) 34.

[9] Gobiet, W.: Die Behandlung des akuten traumatischen Hirnödems. Notfallmed. *2* (1976) 98.

[10] Gudeman, S. K., J. D. Miller and D. P. Becker: Failure of high-dose steroid therapy to influence intracranial pressure in patients with severe head injury. J. Neurosurg. *51* (1979) 301.

[11] Hansebout, R. R., M. G. Lewin and H. M. Pappius: Evidence regarding the action of steroids in injured spinal cords. In: Steroids and brain edema, p. 153, ed. by H. J. Reulen, K. Schürmann. Springer, Berlin 1972.

[12] Hoyt, H. J., F. P. Goldstein and D. H. Reigel: Clinical evaluation of highly water-soluble steroids in the treatment of cerebral edema of traumatic origin (a double-blind study). Clin. Pharmacol. Ther. *13* (1972) 141.

[13] Hartmann, A.: Die medikamentöse Behandlung des Hirnödems. Nervenarzt *54* (1983) 277.

[14] Itani, A. L. and T. B. Ducker: Effects of high and low doses of steroids on head injuries. Surg. Forum *27* (1976) 478.

[15] Jennett, B. and M. Bond: Assessment of outcome after severe brain damage. Lancet *I* (1975) 480.

[16] Kretschmer, H.: Therapeutische Leitlinien für die Akutphase gedeckter Schädel-Hirn-Verletzungen. Unfallheilkunde *85* (1982) 185.

[17] Kretschmer, H.: Prognosis of severe head injuries in childhood and adolescence. Neuropediatrics *14* (1983) 176.

[18] Kretschmer, H.: Möglichkeiten und Grenzen der Intensivtherapie schwerer Schädel-Hirn-Verletzungen. Akt. Traumatol. *13* (1983) 139.

[19] Lewin, M. G., H. M. Pappius and R. R. Hansebout: Effects of steroids on edema associated with injury of the spinal cord. In: Steroids and brain edema, p. 101, ed. by H. J. Reulen, K. Schürmann. Springer, Berlin 1972.

[20] Long, D. M., R. E. Maxwell and L. A. French: The Effects of glucosteroid upon cold induced brain edema. J. Neuropath. exp. Neurol. *30* (1971) 680.

[21] Meinig, G., A. Aulich, S. Wende and H. J. Reulen: The effect of dexamethasone and diuretics on peritumoral brain edema – comparative study of tissue water content and computed tomography. In: Dynamics of brain edema, p. 301, ed. by H. M. Pappius, H. J. Reulen. Springer, Berlin 1976.

[22] Miller, J. D.: Volume and pressure in the craniospinal axis. Clin. Neurosurg. *22* (1975) 76.

[23] Miller, J. D. and P. Leech: The effects of manitol and steroid therapy on intracranial volume-pressure relationship in patients. J. Neurosurg. *42* (1975) 274.

[24] Pappius, H. M.: Effects of steroids on cold injury edema. In: Steroids and brain edema, p. 57, ed. by H. J. Reulen, K. Schürmann. Springer, Berlin 1972.

[25] Pappius, H. M. and W. P. McCann: Effects of steroids on cerebral edema in cats. Arch. Neurol. *20* (1969) 207.

[26] Pitts, L. H. and J. V. Kaktis: Effect of megadose steroids on ICP in traumatic coma. In: Intracranial pressure IV, p. 638, ed. by K. Shulman, A. Marmorou, J. D. Miller. Springer, Berlin 1980.

[27] Reulen, H. J.: Steroids in severe head injuries – a critical evaluation. 7th International Congress of Neurological Surgery, Munich, 12.–18. July 1981.

[28] Rovit, R. L. und R. Hagan: Steroids and cerebral edema – the effect of glucocorticoids on abnormal capillary permeability following cerebral injury in cats. J. Neuropath. exp. Neurol. *27* (1968) 277.

[29] Saul, T. G., T. B. Drucker, M. Salcman and E. Carro: Steroids in severe head injury – a prospective randomized clinical trial. J. Neurosurg. *54* (1981) 596.

[30] Weinstein, J. D., F. J. Toy, M. E. Jaffe and H. I. Goldberg: The effects of dexamethasone on brain edema in patients with metastatic brain tumors. Arch. Neurol. *23* (1973) 121.

[31] Weiss, M. H. and F. E. Nulsen: The effects of glucosteroids on CSF flow in dogs. J. Neurosurg. *32* (1970) 452.

[32] Withrow, C. D. and D. M. Woodbury: Some aspects of the pharmacology of adrenal steroids and the central nervous system. In: Steroids and brain edema, p. 41, ed. by H. J. Reulen, K. Schürmann. Springer, 1972.

Steroide bei Schädel-Hirn-Trauma: Kontroversen und neue Ergebnisse

M. R. Gaab, H. Heissler, I. Haubitz, A. Korn und Th. Czech

1. Einleitung

Schon 1933 [15] wurde eine Wirkung von Nebennierenrindenextrakt bei verschiedenen neurologischen Erkrankungen festgestellt; seit der Beschreibung der Besserung des *peritumoralen* Hirnödems nach Dexamethason durch Galicich u. French 1961 [12] gehören Steroide zu den meistverordneten Medikamenten bei akuten zerebralen wie spinalen Erkrankungen [7, 9]. An der Wirkung der Glukokortikoide beim perifokalen Hirnödem von Tumoren, aber auch beim Hirnabszeß bestehen keine Zweifel mehr (vgl. Beiträge Meinig, Freier, Wallenfang; [9, 21]); hier sind *Steroide heute Therapie der ersten Wahl.* Glukokortikoide verbessern mit einer Latenz von 24–72 h eindeutig das perifokale Hirnödem, erkennbar im CT [21] wie bei chemischer Gewebsuntersuchung (Wasser- und Elektrolytgehalt, [21]), ebenso normalisiert sich mit gleichem Intervall der Hirndruck, die ICP-Wellen verschwinden oder nehmen ab („Barostabilisation", [3]). Auffallenderweise gehen klinische und elektroenzephalographische Besserung der faßbaren Ödemwirkung oft deutlich voraus [9, 21]. Bei diesen herdumgebenden Ödemformen ist also die Steroidindikation gesichert, offen ist aber die Wahl des Präparates. Für *kein* Glukokortikoid ist eine Überlegenheit gesichert; die bessere Liquorgängigkeit von Dexamethason, Triamcinolon-Acetonid und Methylprednisolon, zudem z. T. mit heute als ungenau angesehenen Methoden bestimmt [7], ist in ihrer Bedeutung für das vasogene Ödem nicht gesichert, da die Wirkung gerade in einer Schrankenstabilisierung bestehen soll [1, 21]. Die Wahl des Präparates wird sich daher auch an der Nebenwirkungsrate, der einfachen Dosierung und nicht zuletzt an den Kosten orientieren.

Das perifokale Ödem des Tumors oder Abszesses ist aber als überwiegendes Eiweißdiffusionsödem (Blut-Hirn-Schrankenstörung im Tumor oder der Kapsel) mit anderen, besonders den diffusen Ödemformen nicht vergleichbar. Beim akuten ischämischen Ödem des Insultes, beim Begleitödem der spontanen intrazerebralen Blutung, beim hypoxischen Ödem, beim zerebralen Vasospasmus [6, 20] sowie insbesondere beim *Schädel-Hirn-Trauma* ist die Diskussion über die Wirkung von Glukokortikoiden trotz der Publikation zweier Jahrzehnte

Praktische Notfallmedizin 2 · Das Hirnödem

noch immer *kontrovers*; unwidersprochen ist lediglich, daß Steroide bei fast allen akuten Affektionen nutzen, wenn sie vor dem Ereignis gegeben werden – eine Situation, die außer bei den nicht übertragbaren Tierversuchen nur bei der neurochirurgischen Operation gegeben ist; zur *Operationsvorbereitung* gehört heute die prä- (2–24 h), peri- und postoperative (3–7 Tage) Steroidgabe zumindest bei kritischen Eingriffen zur Routine [9].

Die wiederaufgeflammte Diskussion der Steroide gerade bei der wichtigen Notfallsituation des Schädel-Hirn-Traumas hat uns zu einem kritischen Überblick und zu eigenen Untersuchungen veranlaßt.

2. Steroide und Hirntrauma – Stand der Diskussion

Nach dem Erfolg bei Hirntumoren beschrieben French u. Galicich [Lit.-Übersicht bei 5, 6, 9] wenige Jahre später (1964) ebenfalls klinische Besserungen mit Dexamethason in der gleichen Dosierung (4 mg alle 4–6 h), allerdings ohne Kontrollen; diese Erfolge schienen sich in einer offenen Studie von Sparacio et al. (1965) und sogar in einer Doppelblindstudie von Ransohoff 1972 zu bestätigen – letztere allerdings nur an 35 Pat. und ohne Signifikanz. Diese positiven Ergebnisse blieben aber in folgenden größeren Untersuchungen mit Steroid (überwiegend Dexamethason) in dieser *„low dose“* unbestätigt (Guttermann u. Shenkin 1970, kontrolliert; Alexander 1972, offen; Hoyt et al., 1971, doppelblind).

Nachdem Jennett et al. 1980 [19] in einer Multicenterstudie an 1250 Pat. (!) keinerlei Hinweis auf einen positiven Steroideffekt fanden, wurden Glukokortikoide in dieser Dosierung bei Trauma kaum mehr geprüft – obgleich diese sog. „low dose“ eine pharmakologisch hohe, rezeptorsättigende Therapie darstellt (vgl. Beitrag Bolt). Auch ist die letztzitierte [19] Untersuchung trotz großer Patientenzahl nicht überzeugend, da der bunte Patientenpool ohne standardisierte Grundbehandlung der nicht prospektiven Untersuchung kaum Interpretation zuläßt.

Nachdem auch in der Ödemtherapie ([1]; vgl. Beitrag Baethmann) ein nicht rezeptorgebundener „stöchiometrischer“ Angriffspunkt in den Vordergrund trat (Abdichtung der Lipidmembranen der Blut-Hirn-Schranke, der Gliazellmembran, der Lysosomen durch Einbau; Abfangen freier Radikale), wurde die *Dosierung erhöht*. Methodisch saubere, deutsche Untersuchungen sprechen für einen deutlichen *positiven Therapieeffekt*: Von Gobiet [13] wird in einer offenen, aber prospektiven Untersuchung mit Dexamethason (initial 48 mg, dann die ersten drei Tage 8 mg/alle 2 h) im Vergleich zu einer gleichen Gruppe mit niedriger Dosis (90 Pat.) eine geringere Mortalität und eine Abnahme von Höhe und Dauer pathologischer Hirndruckanstiege beschrieben. Von Faupel, Reulen et al. [5] konnte eine günstige Wirkung in einer allerdings modifizierten hohen Dosierung (initial 100 mg Dexamethason, gleiche Dosis nach 6 h, dann 4 mg alle 6 h) bestätigt und genauer aufgeschlüsselt werden: Bei 95 Pat. insgesamt – 28 mit *„high dose"* – fand sich eine geringere Mortalität, eine raschere klinische Erholung (Faktorenanalyse) und eine günstigere Prognose; letztere ist allerdings bei Zusammenfassung von „verstorben" und „apallisch" gegenüber mäßig/nicht behindert weniger eindrucksvoll; von den Autoren selbst wurde eine größere, möglichst multizentrische Studie zur Sicherung der Ergebnisse angeregt.

In den nachfolgenden angloamerikanischen Arbeiten wurden diese günstigen Ergebnisse nur vereinzelt (z. B. James et al. 1979, [18]) bestätigt; überwiegend wurde ein Erfolg von hoch dosiertem Steroid *verneint* und die positiven Studien auch methodisch kritisiert, ohne daß die negativen Ergebnisse aber überzeugender erscheinen: Die Patientenzahlen sind nicht größer (Gudemann et al. 1979 – nur ICP bei 20 Pat.; [14]; Cooper et al., 76 Pat., doppelblind, 1979; [4]); teilweise wurden niedrige Gaben von 24 mg/die als „high dose" interpretiert (Pitts u. Kaktis 1980, [22] keine Wirkung auf Mortalität/ICP), oder andere Steroide in nicht vergleichbarer Dosierung verwendet (Saul et al., 1981, [23], je 50 Pat.-Methylprednisolon). Auch die letzte multizentrische Arbeit mit größerer Patientenzahl und negativem Ergebnis (Braakman et al., 1983, [2], 80/81 Pat. pro Gruppe) läßt Fragen offen (z. B. Dosierung: 100 mg Dexamethason initial – dann drei Tage je 100 mg, Applikation?). Gemeinsames Ergebnis aller Arbeiten ist aber, daß die *Nebenwirkungen* auch hoher Steroiddosen *eher gering* sind – lediglich eine diabetische Stoffwechselentgleisung ist gehäuft und vielleicht Blaseninfekte, dagegen keine gastrointestinalen Blutungen oder Pneumonien – letzteres im Gegensatz zu der heute meist diskutierten Barbituratgabe.

3. Eigene Ergebnisse

3.1. Tierexperimente

Als Modell eines „traumatischen" Ödems diente die Kälte-Hirnläsion einer Hemisphäre der Ratte; das vasogene Ödem mit Maximum 24–48 h nach Läsion gilt ultrastrukturell als dem traumatischen Ödem vergleichbar [17] und bietet den Vorteil guter Reproduzierbarkeit.

Bei hemisphärengetrennter Messung von Hirnwasser- und Elektrolytgehalt (Tab. 1) fanden sich bei verschiedenen Untersuchergruppen mit unterschiedlicher Traumastärke [11, 17] die gleichen Ergebnisse: Es zeigt sich initial eine in der Signifikanz nicht prüfbare bessere Überlebensrate mit Steroid bei Gabe vor und nach Trauma; eine Wirkung auf den Wasser- und Elektrolytgehalt wird nur bei Gabe *vor* dem Trauma deutlich und nimmt auch hier mit der Zeit nach

Tabelle 1 Steroide beim experimentellen Hirntrauma

a) Überlebensraten: (3-min-Kältetrauma, Therapie 0.5 mg Dexameth. initial, dann 0.5 mg/6 h, 17):

Therapiebeginn	Überlebensrate nach 12 h	24 h	48 h
Kontrollen (ø Ther.)	84 %	68 %	40 %
45 min vor Tr.	82 %	78 %	71 %
5 min nach Tr.	89 %	84 %	67 %

b) Wasser- und Elektrolytgehalte:

Therapie Dexameth.	Kälte Trauma	Zeit n. Tr.	Wasser- re.	li.	Na^{+--} re.	K^+-Gehalt der Hemisph. li.	re.	li.
ø (Kontr.)	3 min	12 h	81,13	78,19	356	228	403	446
			+-1,12	+-0,90	+-64	+-32	+-38	+-36
vor Tr.	3 min	12 h	80,79	77,61	344	214	381	420
			+-0,78	+-0,76	+-67	+-22	+-54	+-34
nach Tr.	3 min	12 h	80,69	77,78	348	214	370	416
			+-1,88	+-0,94	+-82	+-38	+-35	+-37
ø (kontr.)	3 min	24 h	80,13	78,14	336	230	424	447
			+-2,28	+-1,16	+-143	+-42	+-56	+-45
vor Tr.	3 min	24 h	79,65	77,89	330	227	370	404
			+-1,34	+-0,72	+-78	+-33	+-56	+-33
nach Tr.	3 min	24 h	79,90	78,11	324	225	420	452
			+-2.02	+-0,80	+-118	+-136	+-62	+-36
ø (Kontr.)	4 min	24 h	80,39	78,25	311	219	357	395
			+-1,17	+-1,36	+-51	+-38	+-44	+-31
nach Tr.	4 min	24 h	80,20	77,88	313	219	360	407
			+-1,38	+-0,84	+-72	+-30	+-40	+-44
Normale Tiere	-	-	77,15	77,05	204	204	417	420
			+-0,52	+-0,87	+-11	+-15	+-29	+-28

Dexamethason beim *experimentellen Kältehirntrauma* (n. 11, 17): Bei den Überlebensraten (a) bessere Tendenz mit Steroid; bei den chemischen Ödemwerten (Wassergehalt in %, Elektrolyte in mmol/kg Trockengewicht, ± 2 x Standardabweichung) führt nur Dexamethason vor Trauma nach 12 h zu einer Besserung, mit Ausnahme der günstigen Tendenz des K^+. Signifikante Wirkungen ($p < 0{,}05$) unterstrichen.

Trauma ab. Allenfalls läßt sich eine nutzbare Wirkung in der Gegenhemisphäre (kollaterales Ödem) ableiten.

Mit höherer Dosierung von Dexamethason wurde beim gleichen Modell die Wirkung auf den O_2-Stoffwechsel und die Mikrozirkulation des Gehirns geprüft [16]; hier fand sich mit der an die klinische Tumorwirkung erinnernden

Latenz ab 72h nach Trauma eine höhere Durchblutung und ein geringerer O_2-Stoffwechsel im geschädigten Gewebe, was an eine Wiederherstellung der metabolischen Durchblutungssteuerung denken läßt.

3.2. Klinische Verläufe

Nach den genannten positiven Resultaten mit hochdosiertem Dexamethason [5, 13] wurden von Oktober 1976 an alle schwer Schädel-Hirn-Verletzten mit hoch dosiertem Dexamethason behandelt (100 mg initial, dann 3 Tage 2 stdl. 8 mg, für weitere 5 Tage 6 stdl. 4 mg i. v. bei Erwachsenen). Nach den späteren negativen Literaturberichten wurde ab Oktober 1980 keine Steroidtherapie mehr durchgeführt. Da alle ICP-gemessenen schweren Hirntraumen mit zahlreichen Schlüsseldaten dokumentiert sind [8], konnten die Verläufe der ansonsten gleich behandelten Patienten mit und ohne Steroid verglichen werden. In Altersverteilung, Schweregrad der Verletzung (initialer Komagrad, Skala der WFNS) und Hirndruckmeßdauer (Tab. 2) sind beide Gruppen vergleichbar. Da der endgültige Verlauf frühestens 1 Jahr nach Trauma beurteilt werden kann, ist die Gruppe ohne Steroid noch wesentlich kleiner. Zwischen den ohne und mit Steroid behandelten Traumapatienten zeigt sich in diesem Vergleich (Tab. 2) *weder* ein Unterschied in Überlebensrate oder Überlebensqualität *noch* in Komadauer oder maximalem Hirndruckanstieg.

Tabelle 2 Klinischer Verlauf nach Hirntrauma mit und ohne Steroid-Therapie

Schwere SHT		hochdosiertes Dexamethason mit (187)	ohne (36)
Alter (J)		26,5 ± 18,3	25,9 ± 17,0
initiales Koma*		3,51 ± 0,94	3,30 ± 1,06
ICP-Messdauer (h)		130,0 ± 99,0	129,0 ± 81,0
Komadauer (Tage)		6,4 ± 4,8	5,3 ± 2,7
max. ICP ≧ 5 min, mmHg		47,0 ± 27,0	44,0 ± 27,0
outcome	1 verstorben	51 (27 %)	7 (19 %)
	2 apallisch	16 (9 %)	2 (6 %)
	3 schwer behindert	15 (8 %)	5 (14 %)
	4 mäßig behindert	53 (28 %)	9 (25 %)
	5 nicht/gering behindert	52 (28 %)	13 (36 %)
mittl. outcome		3,20 ± 1,59	3,51 ± 1,54

* Koma-Skala der WFNS [10]

Klinischer Verlauf bei schwerem Schädel-Hirn-Trauma mit und ohne *Steroid:* Bei vergleichender Altersverteilung und Verletzungsgrad (Komaskala der WFNS) weder in Komadauer, Prognose noch max. intrakraniellem Druck deutliche Unterschiede.

3.3. Intrakranielle Druckmessung

Bei Hirndruckanstieg nach Trauma führen auch hohe Steroiddosen *nicht zu einer akuten Drucksenkung*; doch entsteht oft der Eindruck einer allmählichen *Druckberuhigung* (Abnahme von Druckwellen und Hirnpulsamplitude innerhalb von Stunden, Abb. 1). Damit ergibt sich eine untersuchungstechnische Schwierigkeit: Bei der negativen prognostischen Bedeutung von Hirndruckkrisen bei Trauma [10] können Steroide bei deutlichem ICP-Anstieg daher keines-

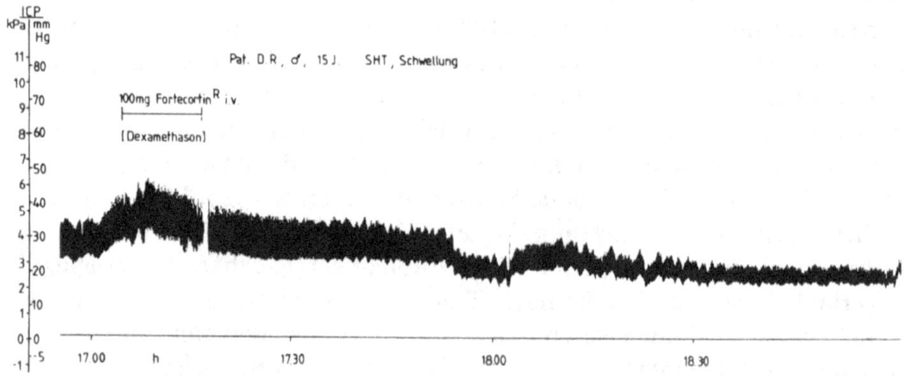

Abb. 1 Hochdosiertes Glukokortikoid bei Hirndrucksteigerung nach Trauma: Allmählicher Druckabfall mit Amplitudenberuhigung?

falls alleine eingesetzt werden, und nach Einsatz zusätzlicher drucksenkender Maßnahmen wie Osmotherapie, Barbiturat läßt sich die evtl. Eigenwirkung des Steroids nicht mehr erfassen.

Für eine erste *kontrollierte* Untersuchung mit Triamcinolon-Acetonid i. v. (Dosis s. Abb. 2) kamen daher nur Patienten mit geringeren ICP-Wellen in Betracht, bei denen keine akute Drucksenkung erzwungen werden mußte. So blieben von einer größeren Patientenzahl nur 11 auswertbare Pat. mit gerade angedeuteter posttraumatischer ICP-Störung übrig, bei denen aber dank der von uns entwickelten computergestützten Auswertung von Hirndruck, Blutdruck, Perfusionsdruck, EEG und Laborparametern doch zumindest anregende Ergebnisse gewonnen werden konnten: Bei den Patienten mit den deutlichsten ICP-Störungen (Abb. 2) ließ sich immer eine *Hirndrucksenkung* nach einer Latenz von 1–3 h nachweisen, die auch nach Absetzen über Stunden anhielt; infolge der meist nur geringen Ausgangsdrucksteigerung ist die Wirkung bei Mittelung der Patienten noch nicht signifikant. Einen wichtigen Hinweis auf eine Besserung des intrakraniellen Reserveraumes gibt aber die Analyse der Druckschwankungen: Die Standardabweichung des ICP, d. h. die *Schwankungshäufigkeit* (Wellen!), *nimmt* unter Triamzinolon-Acetonid deutlich *ab* (Abb. 3 b). Ein weiteres, auch statistisch signifikantes Ergebnis resultiert aus einem gleich-

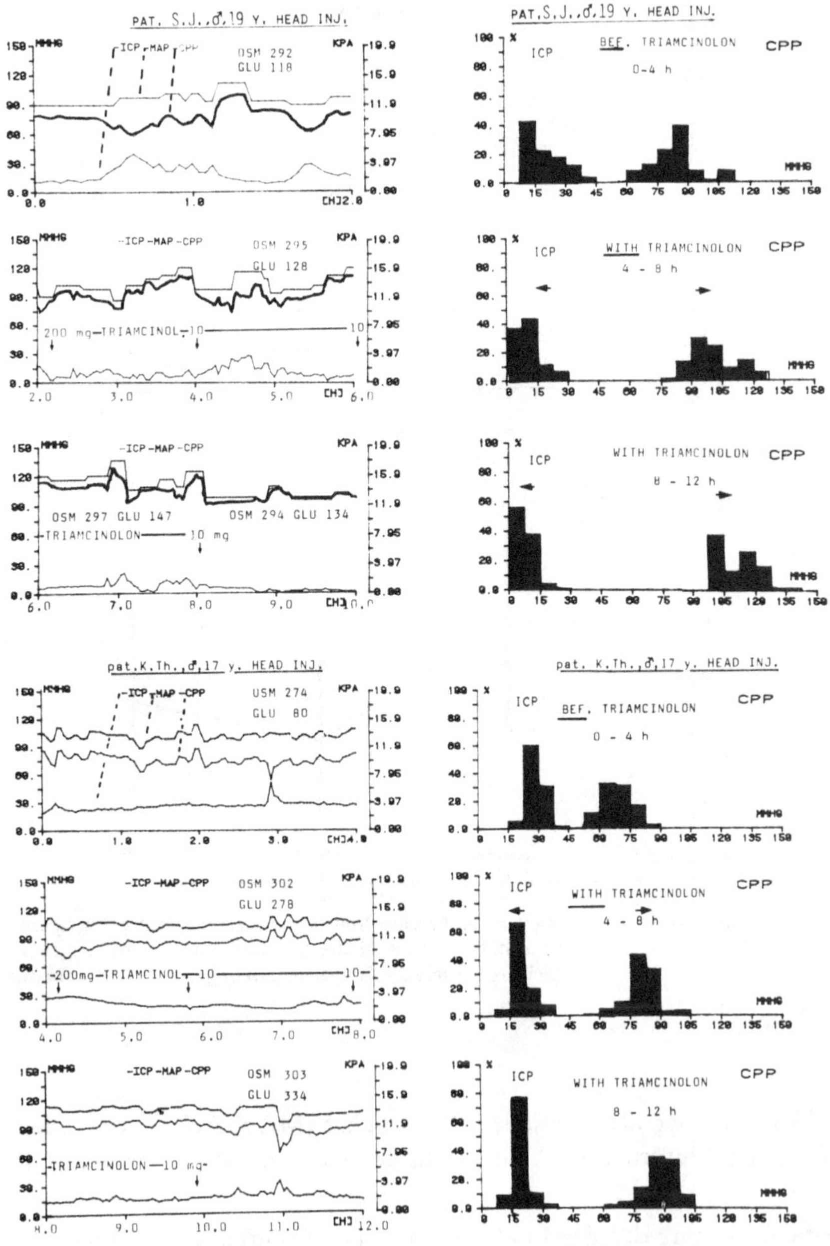

Abb. 2 a u. b *Triamcinolon*-Acetonid bei *traumatischer Hirnschwellung*: Bei beiden Pat. mit deutlichem Hirndruck (ICP) Drucksenkung, durch gleichzeitige Blutdruckstabilisierung (MAP) überproportionale Zunahme des Perfusionsdruckes CPP, bes. deutlich in der histographischen Auswertung (Computeranalyse!). Beachte gleichzeitige Laborwertänderungen!

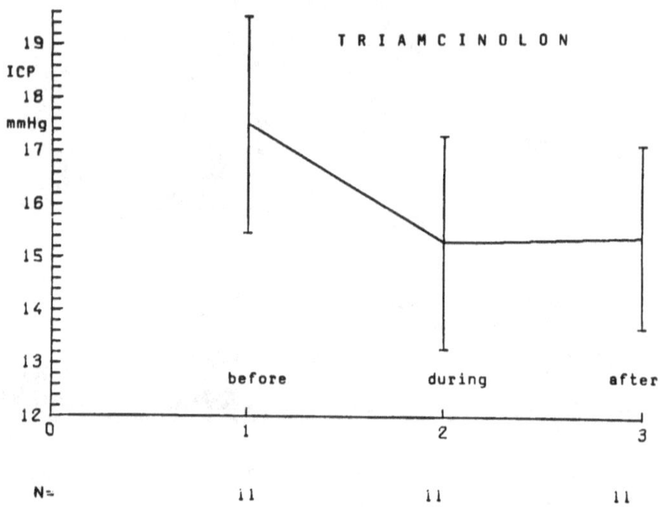

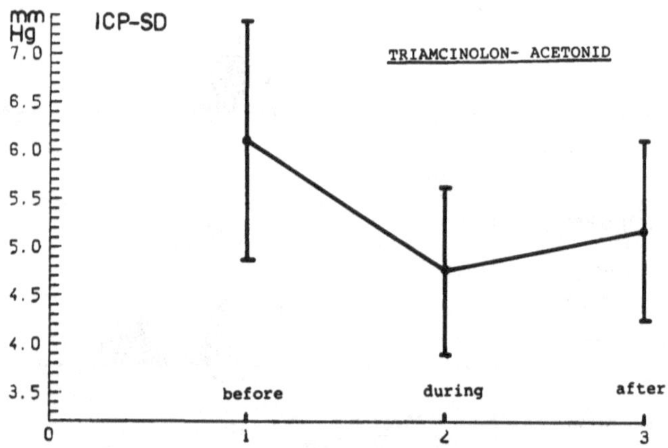

Abb. 3 a u. b *Triamcinolon*-Acetonid und traumatische *Hirndruck* steigerung: Bei nur mäßig erhöhtem ICP ist die Drucksenkung nicht signifikant (a), aber deutliche Abnahme der ICP-Schwankungsbreite (Wellenberuhigung, b).

zeitigen Anstieg des arteriellen Blutdruckes (MAP, Abb. 2, 4a): Die Differenz arterieller Blutdruck-ICP, der wichtige *zerebrale Perfusionsdruck* CPP, *nimmt deutlich zu* (Abb. 4b).

Eine Besserung des EEG ließ sich dennoch innerhalb des Untersuchungszeitraumes nicht sichern (Tab. 3), allerdings waren hier nur 5 Pat. artefaktfrei computertechnisch auswertbar.

Die Veränderungen der physiologischen Meßgrößen werden aber von *biochemischen* Wirkungen begleitet, die auf den Druckverlauf rückwirken mögen: Es

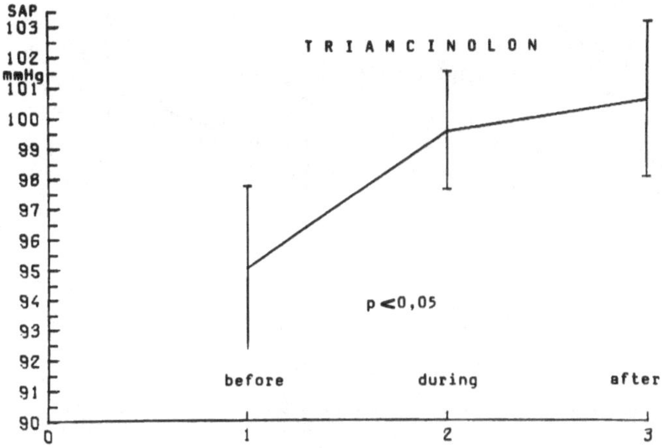

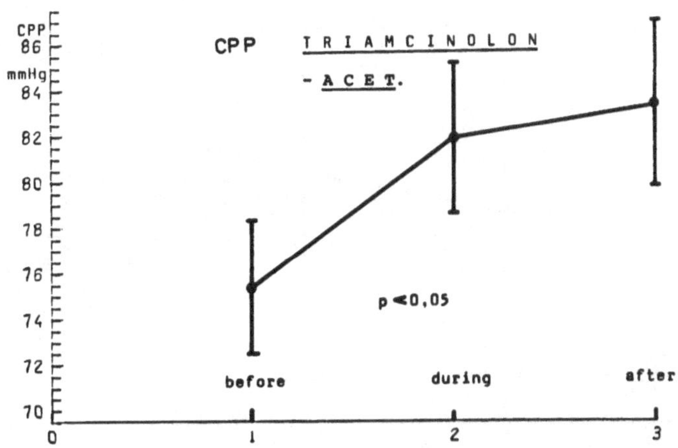

Abb. 4 a u. b *Triamcinolon* bei traumat. Ödem und *Blutdruck*: Der Anstieg des mittl. Blutdruckes (SAP, a) führt zu einer überproportionalen, signifikanten *Perfusionsdrucksteigerung* (b).

Tabelle 3 EEG-Computeranalyse bei Schädel-Hirn-Trauma mit Triamcinolon-Acetonid ($n_{pat} = 5$)

Zeit	mittlere ↔ Frequenz	dominante (Hz)	Delta %	Theta %	Alpha %	Beta %	Alpha + Beta / Theta + Delta
4 h vor	2,14	0,96	70,2	10,75	2,52	2,25	0,058
Ther.	+-0,43	+-0,15	+-12,4	+-4,96	+-0,84	+-1,14	+-0,019
4 h während	2,14	0,88	53,8	10,1	1,98	1,77	0,056
Ther.	+-0,42	+-0,16	+-14,4	+-5,9	+-0,78	+-1,2	+-0,016
4 h nach	1,77	1,56	40,5	3,63	1,15	0,77	0,041
Ther.	+-0,22	+-0,28	+-10,9	+-1,02	+-0,3	+-0,4	+-0,009

EEG-Computeranalyse bei Trauma unter Triamcinolon-Acetonid: Kein Effekt erkennbar – EEG-Registrierung in der Intensivstat. artefaktreich! Mittelwerte + - SEM.

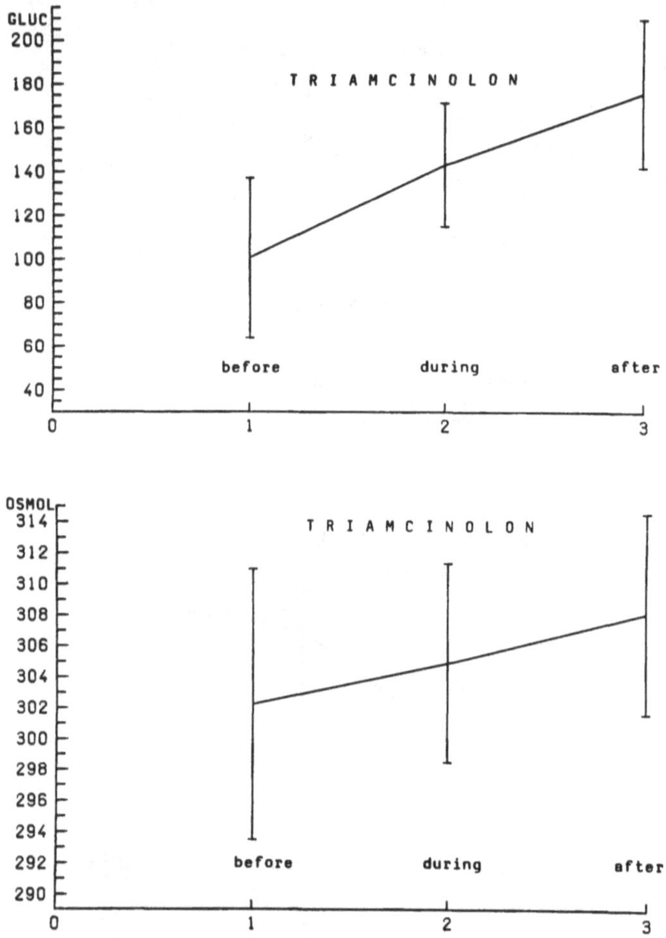

Abb. 5 a u. b Triamcinolon-Acetonid bei Hirntrauma und *Zuckerhaushalt*: Die Tendenz zur Hyperglykämie (a) ist mit einer Osmolalitätssteigerung (b) verbunden.

kommt zu einer deutlichen Hyperglykämie und damit zu einem Anstieg der Serumosmolalität (Abb. 5), die hirndrucksenkend wirken können, allerdings ergab die Korrelationsanalyse keinen Zusammenhang zwischen Hirndruck- und Osmolalitätsänderung. Eher zur Osmolalitätssteigerung trägt auch ein Serumnatriumanstieg bei (Abb. 6 a), der bei Triamzinolon-Acetonid angegebene

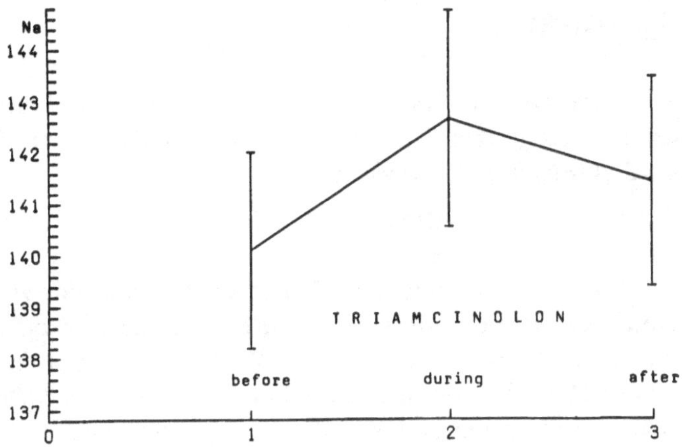

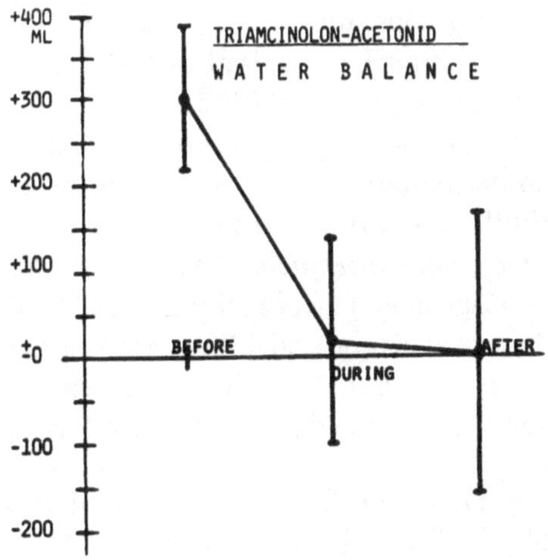

Abb. 6 a u. b Triamcinolon-Acetonid bei Hirntrauma und *Elektrolyt-/Wasserhaushalt*: Bei dem Kurzzeit-Versuch keine natriuretische Wirkung erkennbar (a), allerdings gleichzeitig zunehmend negative Wasserbilanz (b).

und in der Ödemtherapie gewünschte [9, 17] natriuretische Effekt konnte also während der (kurzen) Untersuchungsdauer nicht verifiziert werden. Allerdings könnte er durch die trotz der während der Untersuchung konstanten Flüssigkeitszufuhr deutliche Tendenz zur negativen Wasserbilanz (Abb. 6 b) verdeckt sein.

4. Schlußfolgerungen

Würdigung von kontroverser Literatur, eigenen Untersuchungen und klinischen Beobachtungen lassen über die Behandlung des Schädel-Hirn-Traumas mit Glukokortikoiden *folgende Aussagen* zu:

1. Ein auch klinisch günstiger Effekt ist bei Gabe des Steroids *vor* dem Trauma als gesichert anzunehmen.
2. Der *intrakranielle Druck* wird auch nach Trauma durch Steroide zumindest in hohen Dosen *gesenkt*, besonders nimmt die Wellenhäufigkeit ab, eine Perfusiondruckstabilisierung ist deutlich. Die Wirkung setzt erst mit Latenz ein und ist in Ausmaß und Dauer individuell nicht vorhersehbar. Ob es sich bei der Hirndruckwirkung um eine spezifische Eigenwirkung der Steroide oder um die Folge von Stoffwechselwirkungen handelt (Hyperglykämie-Osmolalitätsanstieg), bedarf der Klärung.
3. Eine *günstige Wirkung* auf klinischen Verlauf und Prognose nach Schädel-Hirn-Trauma ist *nicht* endgültig gesichert. Eine vermutete Wirkung ist sicher statistisch nicht dramatisch, doch *spricht vieles für* einen positiven Effekt zumindest bei den Traumapatienten, bei denen eine posttraumatische Hirnschwellung für den Verlauf Bedeutung gewinnt.
4. Die offenen Fragen regen *neue Untersuchungen* über die Steroidwirkungen mit besserer pathophysiologischer Differenzierung des Schädel-Hirn-Traumas, intensiverer Meßwerterfassung und klinischer wie pathologisch-anatomischer Dokumentation des „outcome“ bei größeren Patientenstichproben nahe, wobei Doppelblindstudien durchaus vertretbar sind.

Die *erste* Schlußfolgerung erscheint theoretisch, hat aber zwei praktische Bedeutungen: Erstens ist die Steroidgabe bei dem „artefiziellen“ Trauma komplizierter neurochirurgischer Eingriffe indiziert – hier kann die Therapie ja vorher beginnen —, zweitens läßt sich ableiten, daß eine evtl. Wirkung bei Gabe nach Trauma umso deutlicher ist, je *früher* nach der Verletzung das Steroid gegeben wird.

Zur *zweiten* Schlußfolgerung führen nicht nur die eigenen Meßergebnisse; auch in der Literatur finden sich bei Berücksichtigung der auftretenden maximalen Hirndruckspitzen und der Wellenhäufigkeit eindeutig günstige Steroidwirkungen [13, 14]; die Angabe eines unveränderten Mitteldruckes bei visueller Abschätzung [22] ist unbrauchbar, da sich hier überhaupt kaum Unterschiede außer bei präfinalen Verläufen finden lassen. Sollten die Hirndruckwirkungen auf Nebenwirkungen wie z. B. Osmolalitätssteigerung beruhen, wären sie klinisch wertlos, und z. B. durch Osmotherapie wirkungsvoller und besser steuerbar zu erreichen [9]. Die sicher spezifisch drucksenkende, anhaltende Wirkung beim Tumorödem spricht eher gegen eine reine „Nebenwirkung“.

Die *dritte* Schlußfolgerung ergibt sich aus dem annähernden Gleichstand von „Pro und Contra" in der Literatur. Dabei ist entscheidend, daß zunehmend eine *pathophysiologische Differenzierung des Traumas* in den Vordergrund rückt: Nicht alle Hirntraumatiker entwickeln ein prognosebestimmendes Ödem als Resultat eines Beschleunigungstraumas; vielmehr ist zwischen ganz unterschiedlichen Folgen bei den ja meist *Polytraumatisierten* zu unterscheiden, wie primären substantiellen Hirnverletzungen (primäres Hirnstammtrauma, „diffuse axonal injury"); raumfordernden Hämatomen mit Hirnkompression, vasogenem Ödem durch Beschleunigungstrauma; Folgen von Schock, Hypoxie, Reanimation; ischämischen Störungen z. B. durch Karotisläsionen am Hals; Folgen von Gerinnungsstörungen usw. Bei der nicht geringen Zahl von Verletzten mit primär schwerer substantieller Hirnverletzung, z. B. primärem Mittelhirnsyndrom durch Hirnstamm-Schleudertrauma ohne Ödemeinfluß [10] kann sicher kein medikamentöser Erfolg erwartet werden. *Für eine Steroidwirkung* bei den mit einem vasogenen Ödem reagierenden Verletzten sprechen aber sogar scheinbar negative Arbeiten: So fanden Saul et al. [23] trotz fehlender Gesamt-Steroidwirkung bei *den* Pat. Hinweise auf einen günstigen Effekt, die zumindest eine leichte Besserungstendenz in den ersten Tagen nach Trauma zeigten, also wohl keine irreversiblen Substanzschäden aufwiesen („protocol responder"). Hieraus ergibt sich konsequent die *vierte* Schlußfolgerung.

5. Literatur

[1] Baethmann, A., W. Oettinger, K. Moritake, L. Chaussy and F. Jesch: Metabolic effects of corticosteroids in central nervous tissue. *In:* Treatment of cerebral edema (eds. Hartmann, A., Brock, M.), pp. 24–30. Springer, Berlin-Heidelberg-New York 1982.

[2] Braakman, R., H. J. A. Schuten, M. Blaauw-van Dishoeck and J. M. Minderhoud: Megadose steroids in severe head injury. Results of a prospective double-blind clinical trial. J. Neurosurg. *58* (1983) 326–330.

[3] Brock, M., H. Wiegand, C. Zillig, C. Zywietz, P. Mock and H. Dietz: The effect of dexamethasone on intracranial pressure in patients with supratentorial tumors. *In:* Dynamics of brain edema (eds. Pappius, H. M., Feindel, W.), pp. 330–336. Springer, Berlin-Heidelberg-New York 1976.

[4] Cooper, P. R., S. Moody, W. K. Clark, J. Kirkpatrick, K. Maravilla, A. L. Gould and W. Drane: Dexamethasone and severe head injury. A prospective double-blind-study. J. Neurosurg. *51* (1979) 307–316.

[5] Faupel, G., H. J. Reulen, D. Müller und K. Schürmann: Dexamethason bei schweren Schädel-Hirn-Traumen. Ergebnisse einer Doppel-Blind-Studie. Akt. Traumatologie *8* (1978) 265–281.

[6] French, A.: The use of steroids in the treatment of cerebral edema. Bull. N. Y. Acad. Med. *42* (1966) 301–311.

[7] Fuhrmeister, U. und S. F. Berndt: Pathophysiologie, Klinik und Therapie des Hirnödems. Dtsch. Ärztebl. *73* (1976) 1601–1607.

[8] Gaab, M. R.: Die Registrierung des intrakraniellen Druckes. Grundlagen, Techniken, Ergebnisse und Möglichkeiten. Habil.-Schr., Med. Fakultät, Würzburg 1981.

[9] Gaab, M. R. und K. A. Bushe: Die Behandlung der intrakraniellen Drucksteigerung. Intensivbehandlung *6* (1981) 34–52.

[10] Gaab, M. R. und I. Haubitz: Traumatisches Mittelhirnsyndrom: Differentialdiagnose primärer/sekundärer Hirnstammschäden, Prognose und intrakranieller Druck. *In:* Das traumatische Mittelhirnsyndrom und die Rehabilitation schwerer Schädel-Hirn-Traumen (Hrsg. Müller, E.), pp. 72–86. Springer, Berlin-Heidelberg-New York 1982.

[11] Gaab, M. R., F. Herrmann, J. Kerscher, K. Rausch, J. Lochner and K. W. Pflughaupt: Comparison of the effects of dexamethasone, barbiturate, and Tham on experimental brain oedema. Acta Neurochir., suppl. *28* (1979) 493–497.

[12] Galicich, J. H. and L. A. French: Use of dexamethasone in treatment of cerebral edema resulting from brain tumors and brain surgery. Am. pract. Dig. Treatm. *12* (1961) 169–174.

[13] Gobiet, W.: Die Behandlung des akuten traumatischen Hirnödems. Notfallmedizin *2* (1976) 98–103.

[14] Gudeman, S. K., J. D. Miller and D. P. Becker: Failure of high-dose steroid therapy to influence intracranial pressure in patients with severe head injury. J. Neurosurg. *51* (1979) 301–306.

[15] Hartmann, F. A., G. Beck and G. W. Thorn: Improvement in nervous and mental states under Cortin therapy. J. nerv. ment. dis. *77* (1933) 1–21.

[16] Heller, V., B. Poch, M. R. Gaab and M. Sold: CBF, O_2-metabolism, and O_2-tension in cold-injured rat brain and pharmacological effects of dexamethasone and Nimodipine. J. CBF and Metabol. *3*, suppl. 1, (1983) 536–537.

[17] Herrmann, F., M. Gaab, K. W. Pflughaupt und P. Gruss: Medikamentöse Therapie beim experimentellen Hirnödem. Neurochirurgia *24* (1981) 39–46.

[18] James, H. E., W. C. Madauss, Ph. A. Tibbs, J. J. McCloskey and J. R. Bean: The effect of high dose dexamethasone in children with severe closed head injury. Acta Neurochirurgica *45* (1979) 225–236.

[19] Jennett, B., G. Teasdale, R. Braakman, J. Minderhoud, J. Heiden and T. Kurze: Treatment for severe head injury. J. Neurol. Neurosurg. Psychiat. *43* (1980) 289–295.

[20] Lefer, A. M. and R. L. Verrier: Role of Corticosteroids in the treatment of circulatory collapse states. Clin. Pharm. Ther. *11* (1970) 630–645.

[21] Meinig, G.: Beurteilung der antiödematösen Therapie bei Hirntumorpatienten. Neurochirurgia *23* (1980) 212–218.

[22] Pitts, H. and J. V. Kaktis: Effect of megadose steroids on ICP in traumatic coma. *In:* Intracranial Pressure IV, pp. 638–642. Springer, Berlin-Heidelberg-New York 1980.

[23] Saul, Th. G., Th. B. Ducker, M. Salchman and E. Carro: Steroids in severe head injury. A prospective randomized clinical trial. J. Neurosurg. *54* (1981) 596–600.

Behandlungsmaßnahmen bei Kindern und Jugendlichen mit Schädelhirntraumen unter besonderer Berücksichtigung der Steroide

P. Tzonos

Einleitung

Die Notwendigkeit, sich besonders mit den Unfällen im Kindes- und Jugendalter zu befassen, ergibt sich aus folgenden Gesichtspunkten:

In der westlichen Welt stellt der tödliche Unfall bei Kindern die häufigste Todesursache in diesem Lebensabschnitt dar.
Unter den tödlichen Unfällen im Kindes- und Jugendalter liegen mit ca. 50% die Verkehrsunfälle an erster Stelle.
Bei etwa 2/3 der tödlichen Unfälle sind Kopfverletzungen die Todesursache.

Das unreife Hirn sowie der gesamte kindliche Organismus zeigen in der Reaktion auf Traumen wesentliche Unterschiede zu den Erwachsenen, die bei der Therapie unbedingt berücksichtigt werden müssen.

Wie verhält sich der kindliche Schädel gegenüber Gewaltanwendungen von außen?

Die *Galea* haftet nur locker am Knochen, dadurch sind große, subgaleale Hämatome üblich.

Eine *ungewöhnliche Reaktion der Galea* sahen wir bei einem 6 1/2jährigen Jungen, der 4 Jahre zuvor eine penetrierende Schädelverletzung erlitten hatte, die nicht sachgemäß versorgt worden war. Anfänglich bestand ein subgaleales Liquorkissen, dann entwickelte sich subgaleal ein faustgroßer, kompakter Tumor, der von uns entfernt wurde. Histologisch handelte es sich um ein massives Konvolut von Paccionischen Granulationen. Wir haben angenommen, daß die Galea durch das vermehrte Liquorangebot durch Metaplasie Paccionischer Granulationen gebildet hat.

Der weiche Knochen des Kindes kann leicht imprimiert und perforiert werden. Klassisches Beispiel sind die sogenannten *Ping-Pong-Frakturen.* Wir haben bei vier Kindern im Alter zwischen 8 Monaten und 9 Jahren *perforierende Schädel-*

Praktische Notfallmedizin 2 · Das Hirnödem

verletzungen beobachtet. Es handelte sich interessanterweise dabei nicht um Verkehrsunfälle, sondern um Spielunfälle, freilich mit dem falschen Spielzeug. Es waren Schädelverletzungen, zugefügt mit einem Moniereisen, einem Skistock, einem Nagel und mit dem Metallteil eines Toupierkammes. Die letztere Verletzung verlief letal. Im ersten Lebensjahr haftet die Dura fest am Knochen, insbesondere in der Nähe der Schädelnähte. Dies führt häufig zu Duraeinrissen bei Kalottenfrakturen. Einrisse der Meningea media sind allerdings durch Fehlen einer Knochenrinne selten. Typisch für das Säuglings- und Kleinkindesalter sind die sogenanntee *wachsenden Schädelfrakturen.* Durch Interposition von meningeal- bzw. Hirngewebe im Frakturspalt kommt es zu einer Auseinanderdrängung des weichen Knochens, wodurch erhebliche Prolapse entstehen können, die operativ revidiert werden müssen. Die offenen Schädelnähte und der weiche Knochen ermöglichen andererseits eine gewisse Kompensation bei chronischen intrakraniellen raumfordernden Prozessen.

Durch das Fehlen von Nebenhöhlen im Kindesalter kommen intrakranielle Komplikationen bei basalen Frakturen selten vor.

Wie reagiert die kindliche Dura gegenüber Schädigungen?

Die Dura des Säuglings reagiert häufig auf Reizungen verschiedener Art mit der Effusion eines eiweißreichen Exsudates.

Die chronischen subduralen *Hygrome* dieses Lebensalters sind allgemein bekannt. Bei einem 2 1/2jährigen Kind bestanden beiderseits chronische Hygrome, die konservativ nicht saniert werden konnten. Bei der durchgeführten Kraniotomie fand sich jedoch ein ausgedehntes Arachnoidalsarkom, das das Hirn zuckergußartig eingenommen hatte.

Welche morphologischen und funktionellen Besonderheiten liegen am Hirn vor?

Bei der Geburt wiegt das Hirn ca. 300–400 g und verhält sich zum Körpergewicht 1 : 8, während es bei Erwachsenen 1 : 40 beträgt. Schon aus dieser Größe heraus entsteht eine vermehrte Exposition. Erschwerend kommt die mangelnde Festigkeit des Schädelknochens hinzu. Das unreife Hirnwebe ist empfindlicher gegenüber schädigenden Noxen – sprich Hypoxie –, wobei der reifere Hirnstamm weniger exponiert ist als die Rinde. Bis zum 2. Lebensjahr reduziert sich der Wassergehalt des Hirnes um 20 %. Das Säuglingshirn ist eiweißreicher; zusammen mit der Markreifung kommt es auch zu einer Lipidanreicherung. Die Erweichungsvorgänge gehen beim unreifen Hirn schneller vor sich, die gliösen oder bindegewebigen Vorgänge sind gering ausgeprägt. Der erhöhte Wassergehalt des Hirnes in Verbindung mit einer noch nicht voll funktionsfähigen Blut-hirnschranke führt bei Kindern zu einem verstärkten Hirnödem. Die gesamte Entwicklung eines tödlichen Hirnödems innerhalb weniger Minuten nach zunächst leichtem Trauma – ohne den Nachweis einer Blutung – ist allen Neurochirurgen bekannt. Hier muß auch darauf hingewiesen werden, daß Kinder mit einem kompensierten Hydrocephalus, einer Kraniostenose oder mit anderen hirnorganischen Vorschädigungen des zentralen Nervensystems besonders heftig – gelegentlich mit tagelanger Bewußtlosigkeit – auch auf leichte Traumen reagieren. Die Kreislauf- und Temperaturregulationen weisen eine besondere Labilität auf. Der Elektrolythaushalt neigt besonders leicht zu Entgleisungen. Das erste Anzeichen einer intrakraniellen Raumforderung ist häufig beim Säugling nicht der Hirndruck, sondern der Entblutungsschock. Ein Blutverlust von 100 ml als epidurales oder subdurales Hämatom bedeutet eine Reduzierung der Blutmenge von 25 %.

Spezielle diagnostische Maßnahmen im Säuglingsalter

Durch die Spannung der offenen Fontanelle des Säuglings kann man sich grob über das Vorliegen eines gesteigerten intrakraniellen Druckes orientieren. Auch durch eine Fontanellenpunktion bestehen diagnostische Möglichkeiten, z. B. in der Erkennung von chronischen subduralen Ergüssen, ausnahmsweise auch eines akuten subduralen Hämatoms. Trotz allem wird man aber auch beim Säugling heute nicht auf die Computertomographie verzichten können.

Die kontinuierliche *Druckmessung* kann wertvolle Aufschlüsse über die intrakraniellen Druckverhältnisse geben. Sie besagt natürlich nichts über eine umschriebene Raumforderung und sollte erst nach computertomographischer Abklärung oder im Anschluß an die Kraniotomie angewandt werden. Bei der intrakraniellen Druckmessung ist zu berücksichtigen, daß lokale Hirnkontusionen oder solche des Hirnstammes keine Erhöhung des allgemeinen intrakraniellen Hirndruckes verursachen. Wir führen die epidurale Druckmessung mit einem Sensor der Firma Siemens durch. Komplikationen – da die Dura nicht eröffnet wird – sind selten. Der Schädelinnendruck beträgt 0–15 mmHg. Kritisch wird es ab 50 mmHg. Plateaus weisen auf eine drohende bzw. eingetretene Einklemmung hin.

Allgemeine operative Gesichtspunkte im Säuglings- und Kleinkindesalter

Vor jedem Eingriff muß genügend Blut vorhanden sein, auch ein kleiner *Blutverlust* führt beim Säugling zum Schock. Schon beim Anlegen eines großen Kopfhautlappens kann ein größerer Blutverlust auftreten. Auch beim Aufsägen des noch blutbildenden Schädelknochens kann es stärker bluten. Bei Säuglingen und Kleinkindern benutzen wir zur Blutstillung der Haut ausschließlich die bipolare Diathermie. Wegen der erhöhten *Vulnerabilität* des Hirngewebes muß die Saugung besonders vorsichtig angewandt werden. Die *Hautnaht* soll nach Möglichkeiten mit einer atraumatischen Nadel und einem Faden von 3 x 0 vorgenommen werden. Ein zu strammes Ziehen des Knotens oder eine Hautnaht unter Spannung führt in diesem Lebensalter meistens zu einer Hautrandnekrose. Zumindest im Säuglingsalter versuchen wir fast immer nach osteoplastischer Kraniotomie den *Knochendeckel* primär *wieder* einzusetzen. In Anbetracht der noch offenen Schädelnähte ist die Gefahr einer postoperativen Drucksteigerung gering. Auf spezielle operative Techniken soll hier nicht eingegangen werden.

Nachfolgend soll über unsere Erfahrungen bei der *konservativen Behandlung* des Schädel-Hirn-Traumas in diesem Lebensabschnitt berichtet werden.

Unmittelbare Maßnahmen am Unfallort:

Die Freihaltung der Atemwege steht ganz im Vordergrund.
Eine Infusion bei Verdacht einer stärkeren Hirnbeteiligung ist obligatorisch.
Unruhige Kinder – die möglicherweise noch hyperventilieren – müssen sediert werden.

Im *Krankenhaus* soll eine *kontrollierte Hyperventilation* mit einem PCO_2 von 25–30 mmHg angestrebt werden. Die erzeugte Hypokapnie führt zu einer Verminderung des zerebralen Blutvolumens und damit zu einer Senkung des intrakraniellen Druckes.

Der Einsatz von *Barbituraten* ist seit einigen Jahren wieder in Mode gekommen. Die Barbiturate führen über eine Stabilisierung der Zellmembranen, wahrscheinlich zu einer Senkung des intrakraniellen Druckes. Wir geben Phenobarbital in einer Dosierung von 4–6 mg pro/kg Körpergewicht und gehen nach 2–3 Tagen, je nach Befinden zurück. In der Literatur werden jedoch auch Phenobarbitaldosen bis zu 50 mg/kg Körpergewicht und Tag i. v. empfohlen. Dabei wird das neurologische Bild verwischt, die Pupillen werden eng und reaktionslos, der Cornealreflex fehlt, es entsteht eine Areflexie, so auch das Babinskische Zeichen. Ab Phenobarbitalwerten über 100 µg/ml im Plasma ist das EEG isoelektrisch.

Zur *Senkung des erhöhten intrakraniellen Druckes* kommen *Saludiuretika* und hyperosmolare Lösungen in Frage. Auf die Gefahr einer Elektrolytverschiebung bei Saludiuretikaanwendung und den regelmäßigen Reboundeffekt braucht nicht gesondert hingewiesen zu werden.

Die 40%ige *Sorbitlösung* ist mit weniger Nebenwirkungen behaftet. Wir geben ca. 1 g/kg Körpergewicht bis zu 6mal täglich. Da es durch die Anwendung von Saludiuretika und Osmotherapeutika zwangsläufig zu einer Eindickung der zirkulierenden Blutmenge kommt mit Verschlechterung der Sauerstoffversorgung des Hirngewebes, sollten diese Mittel nur bei nachgewiesener intrakranieller Drucksteigerung – mittels epiduraler Drucksonde – angewandt werden. Weitere Nebenwirkungen sind die Erhöhung des extrazellulären Volumens und die Verstärkung einer metabolischen Azidose. Bei Kindern sollte man außerdem an Sorbitunverträglichkeit bei Fruktoseintoleranz denken. Die Infusion von *Human-Albuminlösungen* 5% in einer Dosis von 200–400 ml ist etwas aus der Mode gekommen, die Wirkung solcher Lösungen soll sich an den Gefäßwänden und nicht an den Zellmembranen entfalten.

Soll überhaupt ein Kortikoid verabreicht werden?

Nach Einführung der Kortikoidtherapie Ende der vierziger Jahre kam es vorübergehend zu einer sehr optimistischen Beurteilung ihrer Wirkung, auch in der Behandlung von Schädeltraumen. 1972 fand in Mainz das 1. internationale Symposium über „Steroids and brain edema" statt. Im gleichen Jahr wurde das Problem unter dem Aspekt des Hirndruckes und der Hirndruckmessung in Hannover abgehandelt. Da auf beiden Kongressen aus organisatorischen Gründen nur das Dexamethason abgehandelt wurde, entstand eine einseitige Orientierung. Einen neuen Aufschwung bekam die Kortikoidbehandlung des Hirntraumas durch Einführung der Hochdosierung. Es wurden durch hohe Kortikoiddosen bessere Ergebnisse als mit den bisher angewandten therapeutischen Dosen erzielt. Der heutige Standpunkt der Behandlung des Schädel-Hirn-Traumas mit Kortikoiden in hoher Dosierung ist noch umstritten, da ihre Wirkung als noch nicht endgültig gesichert angesehen wird (Gaab). Gobiet wiederum empfiehlt in einer neuen Arbeit von 1982 die Basistherapie mit Dexamethason insbesondere bei jüngeren Patienten, da nach seiner eigenen Statistik dadurch die Mortalität nach Schädel-Hirn-Traumen gesenkt werden konnte. Es wird allerdings auch heute die Meinung vertreten, daß die Nichtbehandlung eines Hirntraumas mit Kortikoiden als keine therapeutische Unterlassung anzusehen ist.

Wann soll ein Kortikoid verabreicht werden?

Pappius hat bei ihren Kälteödem-Tierversuchen festgestellt, daß je früher die Kortikoidverabreichung stattfand, desto größer der therapeutische Effekt war. Bei einer Vorbehandlung der Tiere, bereits 25 Stunden vor der Kälteläsion konnten sogar die Veränderungen vollständig ausbleiben. Aus eigenen Untersuchungen, die wir zusammen mit Schröder gemacht haben, wissen wir, daß schon nach 30 Minuten eine Spongiosierung des Hirngewebes zu sehen ist. Aus diesen Gründen bin ich der Meinung, daß bereits an der Unfallstelle eine hohe Initialdosis eines Kortikoids verabreicht werden sollte. Stellt sich hinterher heraus, daß keine Hirnverletzung vorlag, ist durch das Kortikoid sicher kein Schaden entstanden.

Welches Kortikoid soll verabreicht werden?

Beim Vorliegen eines Hirnödems muß ein Kortikoid verabreicht werden, das einen hohen antiinflammatorischen Index und eine Null-Natriumretention besitzt. Allgemeine Gesichtspunkte, wie Cushingschwellendosis, Magenverträglichkeit, psychische Stimulierung etc., können bei kurzzeitiger parenteraler Verabreichung vernachlässigt werden. Nach heutiger Kenntnis kommen 3 Kortikoide in Betracht, die obige Voraussetzungen besitzen. Es handelt sich um das Dexamethason, das 6-α-Methylprednisolon und um das Triamcinolon-Acetonid.

Trotz grundsätzlicher Gleichwertigkeit besitzt jedoch das eine oder andere Präparat Vorteile und Nachteile, die doch ausschlaggebend sein könnten.

Nachfolgend einige Besonderheiten der genannten Kortikoide.

Tabelle 1 Spezielle Korticoide zur Behandlung des kindlichen Hirnödems

Dexamethason	Dosis	Autor
	0,5–1,0 mg/kg/24 Std.	Krivosic-Korber (Paris)
	Initial 1 mg/kg 1,5–2,0/mg/kg/24 Std.	Jacobi (Frankfurt)
	12 mg/m²/24 Std.	Koch (Frankfurt)

Dexamethason

Vorteile: Es ist das meist angewandte Kortikoid, es bestehen die umfangreichsten experimentellen und klinischen Erfahrungen. Das Dexamethason ist in fertiger Lösung verfügbar, was für den Notfall von Vorteil sein kann. Die Esterspaltung erfolgt in weniger als 3 Minuten, und man sieht zu diesem Zeitpunkt im Experiment schon einen klinischen Effekt. Bei einer Halbwertszeit von 36–72 Stunden ist das Dexamethason lang wirkend.

Nachteile: Dem Dexamethason wird eine stärkere diabetogene Wirkung und ein ausgeprägter Supressionseffekt auf die Hypothalamus-Hypophysen-Nebennierenrinde-Achse zugeschrieben. Bei hohen Dosen erfolgt eine verstärkte Kalziumausscheidung, somit fördert das Präparat die Osteoporose.

6-α-Methylprednisolon

Vorteile: Dem Präparat wird eine gute Magenverträglichkeit und ein geringer Supressionseffekt bescheinigt. Die Esterspaltung erfolgt nach ca.

5 Minuten. Mit einer Halbwertzeit von 18–30 Stunden ist das Präparat mittellang wirkend.

Nachteile: Eine fertige Lösung steht nicht zur Verfügung. Die Esterspaltung erfolgt etwas langsamer als bei den gleichwertigen Präparaten.

Triamcinolonacetonid

Vorteile: Es handelt sich um einen Phosphatester, der signifikant schneller als zum Beispiel der Hemisuccinatester des 6-α-Methylpredinsolons gespalten wird. Bereits 1 Minute nach Injektion ist eine Gewebsdiffusion nachweisbar. Der rasche Konzentrationsabfall im Blutplasma – die Plasmahalbwertzeit beträgt nur 2–3 Minuten – wird auf ein rasches Abströmen in die Zellen zurückgeführt. Die biologische Halbwertszeit beträgt dagegen 1–3 Stunden. Nach mehreren Literaturquellen wirkt das Triamcinolonacetonid ausgesprochen natriumdiuretisch und somit zusätzlich ödemvorbeugend. Das Präparat steht in einer spritzfertigen Ampulle zur Verfügung.

Nachteile: Die Hirnödemmedikation des Triamcinolonidacetonid ist neu, daher liegen auf diesem Gebiet keine umfangreichenden Untersuchungen vor.

Zu der Frage der Äquivalenz der Kortikoide

Die Äquivalenz der Kortikoide ist anhand von Tierversuchen empirisch festgelegt worden, wobei Modelle wie das Pfötchenödem der Ratte oder das allergische Ödem zur Verfügung gestanden haben. Die so festgelegten Äquivalenzen betragen zwischen Dexamethason und 6-α-Methylprednisolon 1:5, das heißt, das Dexamethason ist 5x stärker als das 6-α-Methylprednisolon. Nach Bolt beträgt die Äquivalenz für das Triamcinolon zum Dexamethason 1:0,6, wobei klar zwischen Triamcinolon und Triamcinolonacetonid unterschieden werden muß. Das Acetonid ist nämlich doppelt so wirksam wie das Triamcinolon. Auch von Forth wird die gleiche Äquivalenz bestätigt.

Man sollte davon ausgehen, daß das Triamcinolonacetonid etwa halb so stark wie das Dexamethason ist. Demnach würden 8 mg Dexamethason 16 mg Triamcinolonacetonid entsprechen. Da jedoch die Volon-A-solubile Amp. 10 mg Triamcinolonacetonid enthält, geben wir entsprechend 12x 8 mg Dexamethason, 10–12 x 10 mg Volon-A-solubile in 24 Stunden beim erwachsenen Patienten. Die ausgeführten drei Kortikoide eignen sich auch für die Behandlung des kindlichen Hirnödems. Die in der Literatur empfohlenen Dosen lauten folgendermaßen:

Koch hält das 6-α-Methylprednisolon zur Behandlung schwerer kindlicher Traumen als Mittel erster Wahl. Literaturangaben über Hirnödembehandlung bei Kindern mit Triamcinolonacetonid liegen nicht vor. Berücksichtigt man die erwähnten Äquivalenzen – wobei das Triamcinolonacetonid etwa halb so wirksam ist wie das Dexamethason – beträgt die 24-Stunden-Dosis für Kinder 2–4 mg/kg/KG.

Diskussion

IV. Steroid-Theorie bei Hirnödem-Formen verschiedener Genese

Oldenkott: Wir sollten davon ausgehen, daß Steroide am Unfallort, wie es eigentlich erfreulich gut sich eingebürgert hat, nach wie vor gegeben werden sollten, um eine Basistherapie zu haben. Ich persönlich gehe davon aus, daß diese Behandlung der einmaligen Dosierung, vor Ort des Geschehens gegeben, sicherlich keine Negativwirkung hat, und es bleibt dann dem zweiten Schritt in der Klinik vorbehalten, zu entscheiden, ob man die Steroide weiter gibt.

Karimi: Wir sind wahrscheinlich alle der Meinung, daß wir am Unfallort Kortikoide geben könnten. Ob diese Behandlung überhaupt bei Patienten, die nicht bewußtlos sind, sinnvoll ist, bleibt offen.

Baethmann: Besonders wichtig ist es, auf die Latenz der Steroidwirkung hinzuweisen, d.h. also, die Therapie kommt u.U., ganz egal was passiert, bereits zu spät. Das ist eine Überlegung, die wir grundsätzlich stellen müssen. Ich erinnere da an die Aspekte der Vorbehandlungseffekte und die fehlenden Effekte bei Nachtherapie mit Kortikoiden. Wenn man überzeugt ist, daß Steroide eine Wirkung haben in der Akutsituation, dann müßte man sie auch gleich am Unfallort geben. Aber die Barriere für diese Überlegung ist natürlich die, daß wir gleich die Frage stellen müssen, ob Steroide überhaupt einen Platz bei akuten Prozessen haben. Das ist die Frage, die sicher hier keiner von uns mit einem klaren „ja“ oder „nein“ beantworten kann.

Engelhardt: Ich will noch einmal in die Rolle des Notarztes schlüpfen. Herr Karimi, bezüglich der Frage der Steroide am Unfallort ist zu sagen, daß wir sie auch geben. Aber Herr Oldenkott, ich bin nicht mit Ihrer Aussage einverstanden: „Gebt die Kortikoide mal, wir können sie ja in der Klinik dann absetzen.“ Ich meine, es ist recht und billig, daß wir auch für den Notarzt eine gesicherte Therapie verlangen dürfen und nicht eine Therapie ex juvantibus, die nicht einmal gesichert ist. Und ich muß Ihnen sagen, wenn ich mir die Aussagen des Nachmittags ansehe, ich bin nicht zufrieden mit dem, was ich gehört habe, wenn ich das aus meiner Sicht als Notarzt sagen darf. Vielleicht ist das auch von mir zu simpel gesehen, aber ich erwarte doch eine gewisse Aussage darüber, ob Steroide überhaupt wirksam sind, und nicht solche Aussagen wie z. B. „Vorteil ist der Umsatz" – „wir hatten einen guten Eindruck in der Klinik" – „das ist ein Glaubensbekenntnis". Ich meine, man muß eine Therapie und erst recht eine Notfalltherapie absichern.

Herr Gaab, warum gibt es denn keine prospektiven kontrollierten randomisierten Studien? Es soll aber doch möglich sein, eine Aussage über eine sinnvolle Therapie zu bekommen.

Gaab: Ich muß etwas im Sinne von Herrn Engelhardt sprechen. Eigentlich wollte ich ja in meinem Vortrag anregen, daß man auf der Basis neuer Erkenntnisse und neuer Richtlinien mit derartigen Studien wieder beginnt; natürlich in größerem Rahmen, weil man größere Fallzahlen braucht, die ordentlich dokumentiert sind. Nur, das dauert natürlich auch seine Zeit. Es wird ein paar Jahre dauern, bis man da klar sieht. In der Zwischenzeit handeln wir doch alle wieder ein bißchen in Hinsicht auf Glaubensbekenntnisse. Ich war ja lange sehr kritisch und tendiere langsam doch überwiegend der Meinung zu, wieder Steroide zu geben.

Kretschmer: Noch einmal zurück zur Frage von Herrn Engelhardt. Aus unserer Analyse und aus dem, was Herr Baethmann gesagt hat, geht eindeutig hervor, daß es eine bestimmte Gruppe von Patienten gibt, die potentiell von dem Steroid etwas haben. Das Problem ist aber, daß der Notarzt am Unfallort überhaupt nicht beurteilen kann, ob der Patient potentiell ein dafür geeigneter Empfänger wäre. Ich glaube nicht, daß die aktuelle Bewußtseinslage bei der Entscheidung über den Einsatz von Kortikoiden die entscheidende Rolle spielt. Die aktuelle Bewußtseinslage sagt darüber sehr wenig aus, ob nicht der Patient nach 24 Stunden vielleicht doch ein traumatisches Hirnödem entwickelt. Wir wissen, daß die Latenzen sehr unterschiedlich sind, und das ist für mich der Grund, die Indikation doch ziemlich weit zu stellen und beim Schädelhirntrauma die prophylaktische Gabe des Steroids zu empfehlen.

Karimi: Das sind wieder neue Aspekte. Wir haben damals in der ersten Phase der Überprüfung von Steroiden beim Schädelhirntrauma die Bewußtlosigkeit als Zeichen einer diffusen Hirnschädigung als Voraussetzung gesehen. Wenn Sie heute wieder empfehlen, daß Sie jedem Patienten Steroide geben, dann ist ja wieder eine Zuspitzung, wieder eine Erweiterung der Indikation da. Herr Engelhardt, Sie sehen, wer ist eigentlich mit diesem Status zufrieden? Keiner!

Lanksch: Herr Karimi, da kann ich Sie nur voll unterstützen. Wenn man kontrollierte Studien demnächst macht, ist es einfach zu simpel, mit den bisherigen klinischen Parametern weiter zu arbeiten. Ich glaube, wir kommen nicht umhin, zu den EEG-Analysen die somatosensorisch evozierten Potentiale, Hirndruckmessung usw. hinzuzufügen und das mit einer klinisch differenzierten Aussage zu kombinieren. Ohne dies wird man wahrscheinlich über den jetzigen Status nicht hinauskommen.

Gaab: Ich meine, es ist vollkommen richtig, was Herr Karimi sagt. Es ist tatsächlich so, daß die großen Statistiken sich nicht ändern. Zu neuen Ansätzen und Ergebnissen kommt man sicher nur, wenn man die doch in den letzten Jahren stark in Bewegung gekommenen pathophysiologischen Betrachtungsweisen modifiziert und dort erst einmal zu neuen Grundlagen kommt, auf denen man dann überhaupt die therapeutischen Überlegungen aufbauen kann. Ich würde daher dafür plädieren, daß man weiter kontrollierte Studien macht.

Kivelitz: Ich meine, solange wir nicht genau wissen, ob wir den Patienten mit einem mittelschweren Schädelhirntrauma nicht doch etwas Positives antun durch die Gabe von Kortikoiden, sollte man eigentlich eher für das Pro sein.

Oldenkott: Ich möchte feststellen, daß ich bisher die Ausführungen so interpretiert habe, daß wir weiterhin mit der klaren Empfehlung hier voneinandergehen, daß Steroide am Unfallort gegeben werden sollen.

Grumme: Eine Frage zur Dosierung, sollen wir hochdosieren oder sollen wir in einer niedrigen Dosierung vorgehen. Gibt es dazu dezidierte Meinungen, Herr Gaab?

Gaab: Das ist eine extrem schwierige Frage: Auf der einen Seite die Rezeptorabhängigkeit der Kortikoidwirkung, andererseits der quantitative Effekt im Sinne der mechanistischen Membranabdichtung. In der Literatur kommt ziemlich deutlich zum Ausdruck, daß die niedrige Dosierung offenbar übereinstimmend recht wenig gebracht hat. Ich glaube daher, man darf hochdosiert therapieren, ohne daß man Angst haben muß vor großen Komplikationen, aber man muß es keinesfalls.

V. Steroid-Therapie bei Hirnödem-Formen unterschiedlicher Genese

Vorsitz: F. Leheta, Offenbach

Die Dosierung von Triamcinolonacetonid-phosphat in der Neurochirurgie

F. Leheta und A. Müller

Die Behandlung mit Kortikoiden nimmt seit Jahren einen festen Platz in der Neurochirurgie ein. Auch wenn die Wirkung der Kortikoide beim schweren Schädel-Hirn-Trauma mit seinem rasch entstehenden Ödem nur begrenzt ist, werden sie dennoch als Basistherapie gegeben. Am ehesten wird bei frühzeitiger Gabe eine günstige Beeinflussung des intrakraniellen Druckes und klinischen Verlaufes gesehen. Außerdem gehören Kortikoide beim Tumor mit perifokalem Ödem, bei der konservativen und operativen Behandlung des Hirnabszesses sowie der Radiotherapie von Hirntumoren zur Standardbehandlung.

Seit 1980 ist in unserem Hause Triamcinolonacetonid-phosphat in Gebrauch. Erfahrungsberichte anderer Kliniken über die Verwendung dieser Substanz lagen nur begrenzt vor. Wir wurden durch eine Zufallsbeobachtung auf sie aufmerksam. Eine Patientin war wegen rascher Verschlechterung der Bewußtseinslage bei nachgewiesenem zerebralen Prozeß mit Begleitödem zur baldigen Operation vorgesehen. Wegen einer gleichzeitig bestehenden allergischen Rhinitis erhielt sie das vom Hausarzt verordnete Triamcinolonacetonid-Präparat. Da wir daraufhin eine auffallend rasche Besserung der Bewußtseinslage feststellten, die durch andere Ursachen nicht erklärbar war, entschlossen wir uns, diese Substanz in breitem Umfang auch bei anderen Patienten mit Hirnödem einzusetzen.

Da Erfahrungen über den Einnatz von Triamcinolonacetonid an einem neurochirurgischen Krankengut nicht vorlagen, haben wir uns zunächst an den bekannten Äquivalenzdosen orientiert. Neben der substanzeigenen Pharmakokinetik müssen selbstverständlich die systemischen Wirkungen der Glukokortikoide bedacht werden.

Daraus ergeben sich Anhaltspunkte für:

- Dosierung,
- Einnahmemodus,
- Nebenwirkungen,
- Kontraindikationen.

Praktische Notfallmedizin 2 · Das Hirnödem

Zu Punkt 1:

Vielfach ist bei der Kortikoidapplikation eine besondere Verteilung der Tagesdosis erforderlich. So unterscheidet man die einmalige Gabe am Morgen als zirkadiane Therapie, die alternierende Therapie an jedem zweiten Tag, die intermittierende Therapie mit mehrtägiger Pause von der kontinuierlichen Behandlung mit verteilten Einzeldosen. Da es bei Prophylaxe und Bekämpfung des Hirnödems auf einen kontinuierlichen Substratspiegel ankommt, hat sich dieser Applikationsmodus in der Neurochirurgie durchgesetzt. Darüber hinaus ist bei einem kurzzeitigen Einsatz nicht mit Störungen endokriner Regelmechanismen zu rechnen. Bei einer Plasma-Halbwertszeit von ca. 300 Minuten kann eine Verteilung der Tagesdosis auf 3 Rationen als ausreichend angesehen werden. Triamcinolonacetonid liegt damit günstiger als Dexamethason mit einer Halbwertszeit von nur 200 Minuten. Üblicherweise wird die Wirkstärke eines Kortikoides auf Kortisol bzw. Prednisolon bezogen. Vergleicht man Triamcinolonacetonid mit Prednisolon, so besteht ein Verhältnis von vier zu eins, bei Triamcinolon von zwei zu eins. Eine Berücksichtigung der Cushing-Schwellendosis spielt unter den besonderen Behandlungsbedingungen unseres Fachgebietes eine untergeordnete Rolle.

Ausgehend von den vorliegenden Äquivalenz-Schemata haben wir die Dosierung nach unseren Vorstellungen modifiziert (vgl. Tab. 1). Sie kann nach klinischem Verlauf geändert werden, und möglicherweise wird sie durch pharmakodynamische Studien über die Glukokortikoid-Behandlung beim Hirnödem eine Korrektur erfahren.

So geben wir dem Erwachsenen beim schweren Schädel-Hirn-Trauma und perioperativ bei Tumorpatienten einen Bolus von 200 mg Triamcinolonacetonid, anschließend für drei Tage 3 x 80 mg, dann Reduktion auf die Hälfte.

Jugendliche erhalten initial 80 mg Triamcinolonacetonid, anschließend ebenfalls für drei Tage 3 x 40 mg und Kinder als Bolus 40 mg, anschließend 3 x 20 mg am Tag. Die Reduktion auf die Hälfte erfolgt wiederum nach drei Tagen und wird dann noch weitere drei Tage fortgesetzt.

Eine längere Behandlung ist bei Bestrahlungspatienten und bei Abszessen bis zur vollständigen Abkapselung erforderlich. Hierfür haben sich bei Erwachsenen orale Dosen von 3 x 8 mg Triamcinolon täglich, bei Jugendlichen von 3 x 4 mg als ausreichend erwiesen. (Die Tablettenform enthält Triamcinolon; Triamcinolonacetonid ist die Injektionsform.) Die Medikation wird bis einige Tage nach Beendigung der Bestrahlung verabreicht, bei Hirnabszessen bis zum 8. postoperativen Tag und bei konservativer Behandlung bis zum Abklingen der Raumforderung.

Übereinstimmend mit Literaturangaben konnten auch wir eine klinische Besserung des Patienten feststellen, obwohl computertomographisch das perifokale

Tabelle 1 Dosierungsschema von Triamcinolonacetonid-phosphat bzw. Triamcinolon (Angaben in mg/Tag)

Schweres Schädel-Hirn-Trauma

	initial	bis 3. Tag	4. bis 6 Tag
Erwachsene	200	3 x 80	3 x 40
Jugendliche	80	3 x 40	3 x 20
Kinder	40	3 x 20	3 x 10

Benigne Hirntumoren

	ein Tag vor OP	bis 3. Tag	4. bis 6. Tag
Erwachsene	200	3 x 80	3 x 40
Jugendliche	80	3 x 40	3 x 20
Kinder	40	3 x 20	3 x 10

Maligne Hirntumoren

	ein Tag vor OP	bis 3. Tag	bis zur Bestrahlung	bis Bestrahlungsende
Erwachsene	200	3 x 80	3 x 40	3 x 8 X
Jugendliche	80	3 x 40	3 x 20	3 x 4

Hirnabzesse bei operativer Behandlung

	ein Tag vor OP	bis 3. Tag	bis 8 Tage postoperativ
Erwachsene	200	3 x 80	3 x 40
Jugendliche	80	3 x 40	3 x 20

Hirnabzesse bei konservativer Behandlung

	initial	bis 3. Tag	4. bis 6. Tag	bis zum Abklingen d. Raumforderung
Erwachsene	200	3 x 80	3 x 40	3 x 8 X
Jugendliche	80	3 x 40	3 x 20	3 x 4

intravenös: Triamcinolonacetonid-phosphat
X oral: Triamcinolon

Ödem unverändert war. Auf der anderen Seite sahen wir in anderen Fällen selbst bei vereinzelter Maximaldosierung von 2 g/die keine signifikante Ödemabnahme.

Zu Punkt 2:

Die Applikation erfolgt entweder intravenös oder bei der Langzeitbehandlung oral. Zu beachten ist, daß von wachen Patienten bei zu rascher Injektion ein heftiges Kribbeln in der Haut und den Schleimhäuten angegeben wird.

Zu Punkt 3:

Unter den Nebenwirkungen ist in erster Linie an eine Erhöhung des Blutzuckerspiegels zu denken, dies gilt besonders für ältere Patienten und solche mit Risikofaktoren. Zu empfehlen ist daher die dreimal tägliche Blutzuckerkontrolle und gegebenenfalls eine Dosisreduktion beim Blutzuckeranstieg auf über 200 mg%. Sollte die schematische Dosierung unverzichtbar sein, ist die zusätzliche Gabe von Insulin erforderlich.

Von Bedeutung ist die Feststellung, daß bei Patienten mit gleichzeitig bestehender Leberschädigung häufiger ein Steroiddiabetes beobachtet wird. Das Auftreten von gastrointestinalen Ulcera scheint bei der vorgeschlagenen Behandlung nicht wesentlich vermehrt zu sein, hier hat sich die prophylaktische Gabe eines selektiven H_2-Blockers bewährt.

Vor allem bei Jugendlichen beobachtet man gelegentlich das Auftreten einer Steroidakne. Sie klingt nach Absetzen des Medikamentes ab, kann jedoch in ausgeprägten Fällen unterstützend durch Tetracycline behandelt werden. Die von manchen Autoren geforderte Kontrolle des Blutbildes sowie des Körpergewichtes bei der Langzeitbehandlung ist im neurochirurgischen Krankengut von sekundärer Bedeutung.

Zu Punkt 4:

Als absolute Kontraindikation sehen wir ein florides Magen- oder Duodenalulkus an, relativ kontraindiziert ist Triamcinolonacetonid (wie andere Kortikoide) bei Diabetes mellitus und Pneumonie.

Auch für Triamcinolonacetonid gilt das bisher für Dexamethason Gesagte, daß nämlich der erwartete Erfolg vom frühzeitigen und hochdosierten Einsatz abhängt und daß viel Aufmerksamkeit der Verhinderung von Komplikationen und der Beobachtung der Nebenwirkungen gelten muß. Nach unserer Meinung und Erfahrung stellt Triamcinolonacetonid aufgrund seiner pharmakodynamischen Voraussetzungen eine gute Alternative zum Dexamethason dar.

Literatur

[1] Bolt, H. M.: Zur Frage der Äquivalenzdosen von Kortikosteroiden. Therapie Woche *30* (1980) 6257.

[2] Grabner, W.: Kortikoid-Langzeitbehandlung. Fortschritte der Medizin *91* (1973) 517.

[3] Kaiser, H.: Praxis der Cortisontherapie. Urban u. Schwarzenberg, München-Wien-Baltimore 1982.

[4] Labhart, A.: Klinik der inneren Sekretion. Springer, Berlin-Heidelberg-New York 1978.

Die Therapie des tumorbedingten Hirnödems mit Volon-A-solubile®

G. Freier, T. Stober, U. Gronen und W. Schmidt

Einleitung

Die Therapie des vasogenen Hirnödems bei hirneigenen Tumoren und Hirnmetastasen mit Kortikosteroiden ist ein geläufiges Therapieprinzip, seitdem Galicich und French 1961 die günstige Wirkung erstmal klinisch nachwiesen [1]. Während der Einsatz von Steroiden beim traumatischen und ischämischen Hirnödem bis heute widersprüchlich beurteilt wird, ist deren Wirkung auf das tumorbedingte Hirnödem praktisch unumstritten. In dieser Hinsicht am weitesten verbreitet und wohl auch am besten dokumentiert ist das Dexamethason. Das Ziel dieser Studie ist es, klinische Erfahrungen mit dem Einsatz von Volon A solubile® beim tumorbedingten Hirnödem zu sammeln. Zusätzlich zur klinischen Verlaufsbeobachtung unter der Therapie wurde die Beeinflussung des Perifokalödems computertomographisch dokumentiert. Anhand laborchemischer und klinischer Parameter sollten ferner die systematischen, kortikoideigenen Nebenwirkungen erfaßt werden.

Patienten und Methode

In die Studie aufgenommen wurden 23 Patienten, davon 19 Männer und 4 Frauen. Die Altersspanne lag zwischen 25 und 70 Lebensjahren bei einem Durchschnittsalter von 55,2 Jahren. Es handelte sich durchweg um Patienten, bei denen eine intrakranielle Raumforderung mit therapiebedürftigem Perifokalödem erstmals diagnostiziert wurde. Bis zur Aufnahme war keine Therapie mit Kortikosteroiden, osmotisch wirksamen Substanzen, Barbituraten o.ä. erfolgt. Die artdiagnostische Zuordnung der intrakraniellen Raumforderung erfolgte anhand von klinischen und neuroradiologischen Kriterien wie Computer-Tomographie, Hirnszintigraphie und zerebraler Angiographie. In einem Teil der Fälle gelang später die pathologisch-anatomische Zuordnung des Tumors durch feingewebliche Untersuchungen.

Wie aus Tabelle 1 ersichtlich, waren Metastasen in 5 sowie Glioblastome und

Praktische Notfallmedizin 2 · Das Hirnödem

Tabelle 1 Artdiagnose bei 23 Patienten mit Hirntumoren, welche mit Volon A solubile therapiert wurden

Artdiagnose	n
Glioblastom	4
Astrozytom	3
Oligodendrogliom	1
zentraler M. Recklinghausen	1
Meningeom	4
Metastase	5
zerebr. Lymphom	2
unbekannt	3
	23

Meningeome in jeweils 4 Fällen am häufigsten vertreten. Seltener fanden sich Astrozytome, Oligodendrogliome und zerebrale Lymphome. Bei einem Patienten konnte histologisch die seltene Diagnose eines zentralen Morbus Recklinghausen mit multiplen Neurinomen und einem Meningeom gesichert werden. In 3 Fällen gelang die artdiagnostische Zuordnung nicht mit hinreichender Sicherheit.

Medikation

Zunächst wurde eine Tagesdosis von 3 x 80 mg Volon A solubile® verabreicht, welche in Abhängigkeit vom klinischen Verlauf nach 4 bis 8 Tagen jeweils halbiert wurde. Neben der intravenösen Injektion kam bei 8 Patienten eine intramuskuläre Injektion von Volon A solubile® zur Anwendung, dabei wurden keine lokalen Komplikationen beobachtet. Falls erforderlich, wurde die Langzeittherapie durch orale Applikation von 3 x 8 mg Tabl. Volon fortgesetzt. Nach Auswertung unserer ersten Ergebnisse kamen wir zu der Überzeugung, daß mit einer Anfangsdosierung von 3 x 40 mg Volon A solubile® gleiche Effekte zu erzielen waren. Bei 13 Patienten wurde die Therapie durch eine einmalige initiale Bolusinjektion von 300 bzw. 200 mg Volon A solubile® begonnen. Andere Kortikosteroide oder sonstige zentralwirksame Substanzen wurden während der laufenden Studie nicht verabreicht. Die internistische Basismedikation mit Digitalis, Glykosiden, Antihypertensiva usw. wurde nach klinischen Erfordernissen eingesetzt. Neben der Prophylaxe gastrointestinaler Komplikationen mit Antacida wurde bei positiver Ulkusanamnese bzw. unter der Therapie auftretenden gastrointestinalen Beschwerden H2-Rezeptorenblocker vom Typ des Cimetidins verabreicht.

Klinischer Befund

Über 10 Tage wurden der neurologische und internistische Befund beobachtet. Die Beurteilung der Bewußtseinslage bei bewußtseinsgetrübten Patienten erfolgte nach der Glasgow-Koma-Skala. Als klinischer Parameter für das Ausmaß der intrakraniellen Druckerhöhung wurde die Ausprägung der Kopfschmerzen sowie Übelkeit, Erbrechen und Stauungspapillen registriert. Die Erfassung des organischen Psychosyndroms mit Beeinträchtigung von Bewußtsein, Orientierung, Gedächtnis, Affekt und Antrieb erfolgte in Anlehnung an das AMDP-System (Arbeitsgemeinschaft für Methodik und Dokumentation in der Psychiatrie). Klinisch-chemische Parameter, insbesondere Serum Natrium, Serum Kalium sowie die postprandialen Blutzuckerwerte wurden regelmäßig kontrolliert.

Ein kraniales Computer-Tomogramm wurde am Aufnahmetag angefertigt, die Kontrolle erfolgte in gleicher Ableitetechnik nach 9 bis 14 Tagen, beide CT wurden mit Kontrastmittelverstärkung durchgeführt.

Ergebnisse und Diskussion

Beim klinischen Bild standen in 87% der Fälle Hirndrucksymptome wie Kopfschmerzen, Übelkeit, Erbrechen und Stauungspapillen im Vordergrund (Abb. 1). Zumeist hatten diese Symptome die stationäre Aufnahme in die Klinik veranlaßt. Fast gleich häufig fand sich ein organisches Psychosyndrom mit Orientierungsstörungen, Affektlabilität und psychomotorischer Verlangsamung in 83%. Als Hemisphärensyndrome fanden sich eine sensomotorische Hemiparese unterschiedlicher Schweregrade sowie eine homonyme Hemianopsie in 44% der Fälle. Neuropsychologische Störungen wie Aphasie und Alexie konnten bei 26% der Patienten nachgewiesen werden. Von geringerer Bedeu-

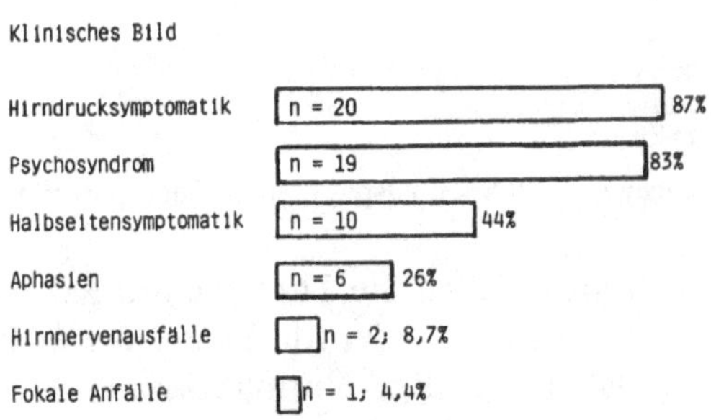

Abb. 1 Klinische Symptomatik bei 23 Patienten mit supratentoriellen Hirntumoren und therapiebedürftigem Perifokaloedem.

tung waren periphere Hirnnervenausfälle durch direkte Druckeinwirkung basal gelegener Tumoren in 2 Fällen sowie tumorbedingte fokale Anfälle bei einem Patienten.

Die Beeinflussung des Symptomes Kopfschmerz als subjektives Zeichen einer intrakraniellen Druckerhöhung zeigt Abbildung 2. Schwere Kopfschmerzen, z. T. einhergehend mit Erbrechen, wurden am 3. Therapietage nicht mehr angegeben. Sowohl die Häufigkeit des Kopfschmerzes als auch dessen Intensität zeigte eine rasch rückläufige Tendenz. Abbildung 3 verdeutlicht einen ähnlichen Rückgang auch der Stauungspapillen. Diese klinischen Befunde legen den Schluß nahe, daß es unter der Therapie zu einer Verminderung des erhöhten intrakraniellen Druckes kommt, wie dies durch ICP-Messungen unter Kortikoid-Therapie bei Hirntumoren von verschiedenen Autoren belegt ist [3, 8].

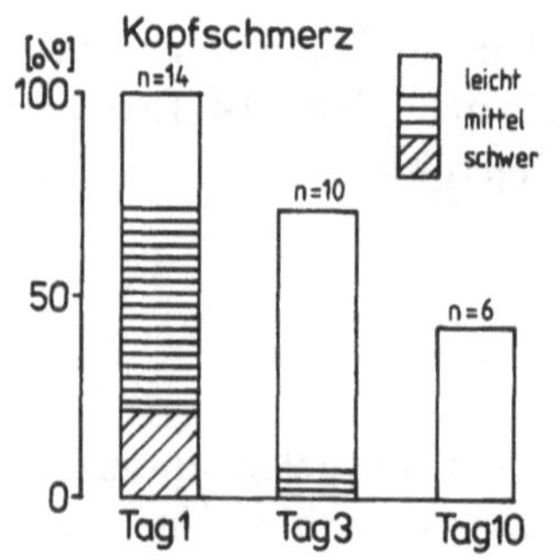

Abb. 2 Intensität und Häufigkeit der Kopfschmerzen im Therapieverlauf.

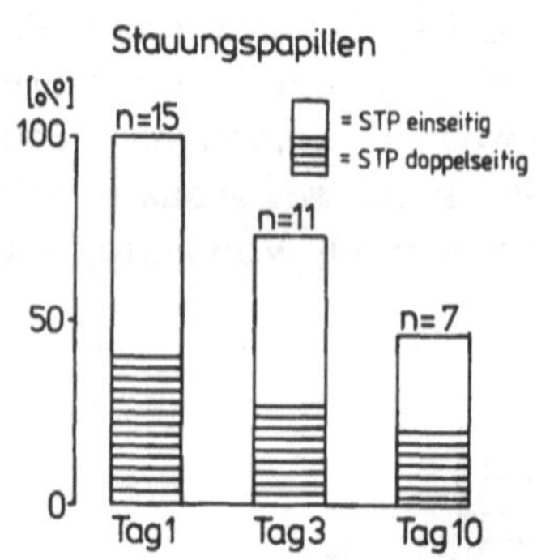

Abb. 3 Häufigkeit der nachgewiesenen Stauungspapillen im Therapieverlauf.

Da jedoch lediglich das Perifokalödem durch die Therapie mit Kortikosteroiden beeinflußt werden kann und der raumfordernde Effekt der eigentlichen Tumormasse unverändert bleibt, ist eine völlige Normalisierung der Befunde nicht zu erwarten. Abbildung 4 zeigt die Entwicklung der Hemiparese, die bei 9 Patienten vorhanden war. Während die Kraftgrade bei 3 Patienten im we-

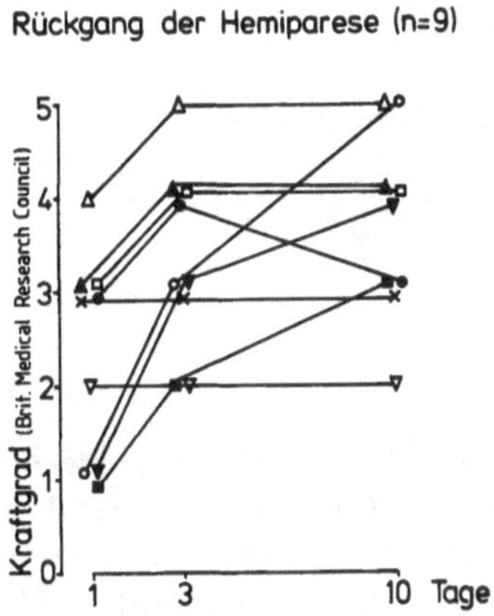

Abb. 4 Beeinflussung der motorischen Hemiparese unter der Therapie mit Volon A solubile.

sentlichen unverändert blieb, konnte in den übrigen 6 Fällen eine Besserung der Motorik beobachtet werden. Auch hier ist zu berücksichtigen, daß lediglich ödembedingte neurologische Ausfallserscheinungen beeinflußt werden können, während die lokalisationsabhängigen Funktionsstörungen durch das Tumorgewebe selbst unverändert bleiben. Insgesamt konnte die klinische Hirndrucksymptomatik durch die Therapie mit Volon A solubile® in 75 % der Fälle gebessert werden (Tab. 3). Bei 20 % war kein Therapieeffekt festzustellen, in 5 % der Fälle hatte man sogar den Eindruck einer Verschlechterung des Zustandes. Die Halbseitensymptomatik in Form von sensomotorischer Hemiparese und homonymer Hemianopsie war in 60 % der Fälle deutlich rückläufig, während sich die Aphasie in der Hälfte der Fälle besserte. Das organische Psychosyndrom mit Störungen der Orientierung, des Antriebs und der Psychomotorik konnte weniger gut beeinflußt werden, eine Besserung ließ sich nur in 32 % der Patienten feststellen.

Die Tabelle 3 macht deutlich, daß die ödembedingte Drucksymptomatik durch die Steroid-Therapie am besten zu beeinflussen ist, während fokal-neurologische Ausfallserscheinungen durch Tumordruck oder tumorbedingte Gewebszerstörung weniger gut anspricht. Dies erklärt auch die relativ geringe Veränderung der psychopathologischen Symptomatik.

Bei 19 Patienten wurde eine computertomographische Kontrolle durchgeführt. Hierbei zeigte sich ein deutlicher Rückgang des Perifokalödems in 47 % und ein

Tabelle 2 Dosierungsschema von Volon A solubile® beim tumorbedingten Hirnödem

Initial	4 - 10 Tage	Dosisreduktion n. klin. Verlauf
300 mg	3 x 80 mg	3 x 40 mg, 3 x 20 mg . . .
200 mg	3 x 40 mg	3 x 20 mg, 3 x 8 mg . . .

Tabelle 3 Beeinflussung der klinischen Symptomatik beim tumorbedingten Perifokalödem durch die Therapie mit Volon A solubile®

	gebessert	unverändert	schlechter
Hirndrucksymptomatik	75 %	20 %	5 %
Halbseitensymptomatik	60 %	40 %	0 %
Aphasie	50 %	50 %	0 %
Psychosyndrom	32 %	68 %	0 %

geringer Rückgang in 42% der Fälle. Ein deutlicher Rückgang lag z. B. dann vor, wenn eine vormals bestehende Mittellinienverlagerung bei Kontrolle nicht mehr nachweisbar war bzw. wenn das computertomographisch abgrenzbare Ödem um mehr als 2 Schichten zurückgegangen war. Insbesondere Hirnmetastasen und maligne hirneigene Tumore, bei welchen das Perifokalödem in der Regel sehr ausgedehnt ist, zeigten klinisch und computertomographisch die deutlichste Rückbildungstendenz. Diese Tendenz wurde auch von anderen Autoren regelmäßig beobachtet [2, 5, 6].

Von den systemischen Nebenwirkungen wurden die Beeinflussung des Elektrolythaushaltes sowie die Auswirkungen auf den Kohlenhydratstoffwechsel beachtet. Bei 2 Patienten war anamnestisch ein Diabetes mellitus bekannt und mit oralen Antidiabetika eingestellt. Unter Beibehaltung der diätetischen und medikamentösen Einstellung kam es unter der Therapie mit Volon A solubile® zu einem Anstieg der postprandialen Blutzuckerwerte bis zu 400 mg%. Durch Anpassung der antidiabetischen Therapie konnten die Blutzuckerwerte problemlos unter Kontrolle gehalten werden. Bei 3 Patienten ohne bekannte diabetische Stoffwechsellage kam es sporadisch zu Anstiegen des postprandialen Blutzuckers über 160 mg% bis zu maximal 211 mg%. Die Werte kehrten ohne antidiabetische Therapie im Rahmen der Dosisreduktion des Kortikoids in den Normbereich zurück. Es kam somit zu keiner Manifestation eines vorher nicht bekannten Diabetes mellitus, auch sahen wir keine bedrohlichen Stoffwechselentgleisungen.

Das Serum Natrium zeigte im Therapieverlauf keine signifikanten Veränderungen, während das Serum Kalium geringfügig, aber signifikant anstieg ($P < 0{,}05$). In keinem Falle wurde eine Elektrolytentgleisung beobachtet.

Tabelle 4 Systemische, kortikoideigene Nebenwirkungen unter der Therapie mit Volon A solubile® bei Hirntumoren

Verschlechterung eines bekannten Diabetes mellitus	n = 2
BZ über 160 mg% p.p. bei nicht bekanntem D.m.	n = 3
Gastrointestinale Blutung	n = 1
Na^+ (Serum): keine signifikante Änderung	
K^+ (Serum): signifikanter Anstieg $p < 0{,}05$	

Schwerwiegende Komplikationen der Therapie mit Volon A solubile® sahen wir bei 1 Patienten, bei dem es zu einer gastrointestinalen Blutung kam, welche eine operative Therapie erforderlich machte. Bei diesem Patienten war wegen fehlender anamnestischer Hinweise auf eine prophylaktische Gabe von H2-Rezeptorenblockern verzichtet worden, es wurden lediglich Anacida verabreicht. Aufgrund dieser Erfahrung halten wir die prophylaktische Gabe von H2-Rezeptorenblockern für generell indiziert. Die Angaben der Literatur über gastrointestinale Blutungen bei Kortikoid-Therapie des Hirnödems schwanken zwischen 3 und 10% [5, 6], wobei meist Dexamethason angewandt wurde.

Unsere Studie machte deutlich, daß durch die Therapie mit Volon A solubile® das tumorbedingte Hirnödem in einem hohen Prozentsatz verkleinert werden konnte, was zu einer deutlichen Besserung des klinischen Zustandes der Patienten führte. Eine Reihe klinischer Studien mit unterschiedlichen Kortikosteroiden belegen die heute unbestrittene Wirksamkeit dieser Substanzen beim tumorbedingten Hirnödem [3, 5, 8, 10].

Dennoch ist der eigentliche Wirkmechanismus bis heute nicht bekannt. Diskutiert werden u. a. ein direkter zellulärer Angriffspunkt der Kortikoide an den Nervenzellen [7], eine Reduktion der Liquorproduktion und damit verbesserte Bedingungen für den Ödemabfluß [9] sowie eine Abdichtung der Bluthirnschranke im Tumorbereich, wodurch die Freisetzung von Mediatorsubstanzen,

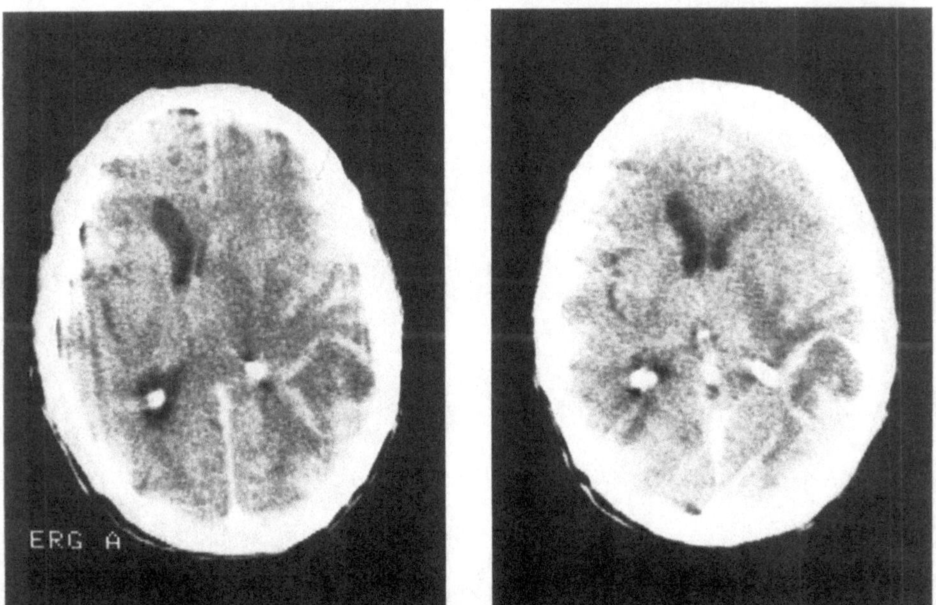

Abb. 5 a u. b Metastase eines Bronchialkarzinoms. Computertomographischer Verlauf; vor Therapiebeginn (a), CT-Kontrolle nach 9 bis 14 Tagen (b).

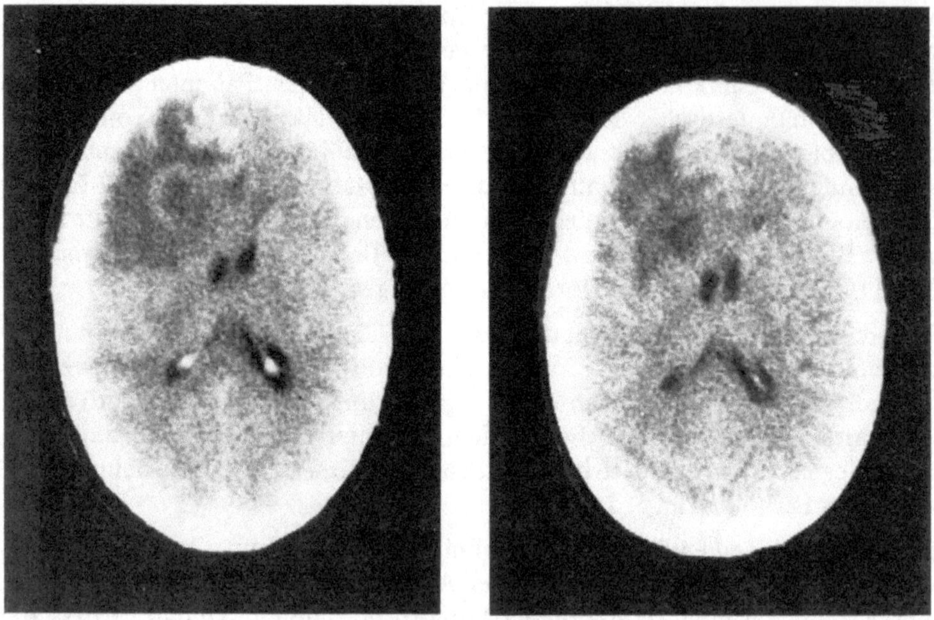

Abb. 6 a u. b Frontales Glioblastom. Computertomographischer Verlauf; vor Therapiebeginn (a), CT-Kontrolle nach 9 bis 14 Tagen (b).

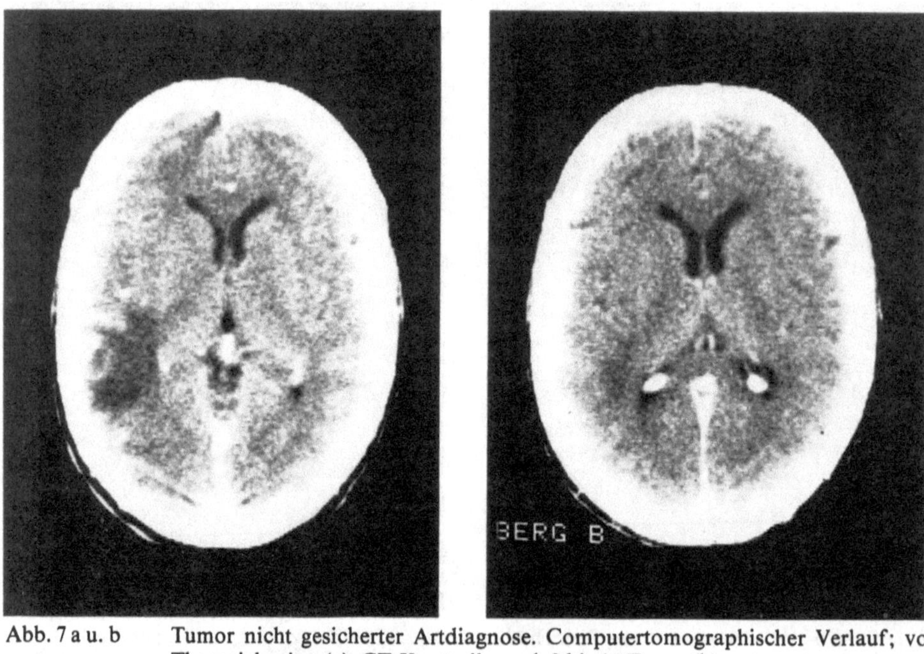

Abb. 7 a u. b Tumor nicht gesicherter Artdiagnose. Computertomographischer Verlauf; vor Therapiebeginn (a), CT-Kontrolle nach 9 bis 14 Tagen (b).

welche das Perifokalödem unterhalten sollen, reduziert wird. Andererseits gibt es Untersuchungen, welche eine Veränderung der Bluthirnschranke unter Kortikoid-Gabe nicht nachweisen konnten [4]. Welche Rolle Steroidrezeptoren im Tumorgewebe für den klinisch eindeutigen Effekt spielen, läßt sich ebenfalls noch nicht sicher absehen [11].

Unabhängig von den z. T. widersprüchlichen Ergebnissen der pathophysiologischen Grundlagenforschung steht dem Kliniker mit den Kortikosteroiden eine hochwirksame Substanzklasse zur Verfügung, wodurch die ödembedingten Hirndruckzeichen und fokal-neurologischen Ausfallserscheinungen bei Hirntumoren effektiv behandelt werden können. Mit Volon A solubile® steht ein Präparat zur Verfügung, welches als fertige Injektionslösung gut praktikabel ist. Mit der Dosierung von 3 x 40 mg pro Tag innerhalb der ersten 4 bis 10 Tage sahen wir gleiche Effekte wie bei höheren Dosierungen. Um einen raschen Wirkungseintritt zu erreichen, kann einmalig eine initiale Bolusinjektion von 200 mg Volon A solubile® appliziert werden. Die Dosisreduktion muß sich am klinischen Verlauf orientieren, bei zu raschem Ausschleichen kann es zu Ödemrezidiven kommen.

Zusammenfassung

Bei 23 Patienten mit Hirntumoren unterschiedlicher Artdiagnose untersuchten wir die Wirksamkeit von Volon A solubile® beim tumorbedingten Perifokalödem anhand des klinischen und computertomographischen Verlaufes. Nach einmaliger, initialer Bolusinjektion von 200 bis 300 mg Volon A solubile® wurde die Therapie mit 3 x 40 bzw. 3 x 80 mg über 4 bis 10 Tage je nach klinischer Besserung fortgesetzt und anschließend ausschleichend reduziert. Die klinischen Zeichen einer intrakraniellen Druckerhöhung besserten sich bei 75 % der Patienten innerhalb weniger Tage. Ödembedingte neurologische Herdsymptome bildeten sich ebenfalls rasch zurück. Die lokalisationsabhängigen, fokalneurologischen Ausfälle durch das Tumorgewebe werden erwartungsgemäß nicht beeinflußt. Computertomographisch konnte der Ödemrückgang in 89 % der kontrollierten Fälle objektiviert werden. Unter der Therapie kam es bei einigen Patienten zu leicht beherrschbaren Blutzuckeranstiegen. Das Serum Natrium zeigte im Therapieverlauf keine Änderung, während das Serum Kalium signifikant geringfügig anstieg. In einem Falle kam es zu einer gastrointestinalen Blutung. Unter Beachtung der kortikoideigenen, systemischen Nebenwirkungen ist nach unseren Erfahrungen eine effektive Therapie der tumorbedingten Hirnödeme mit Volon A solubile® zu betreiben, wobei insbesondere maligne Prozesse mit ausgedehnten Perifokalödemen rasche Besserungstendenz zeigen. Da mit beiden Dosierungsschemata klinisch gleiche Effekte erzielt wurden, genügt im Regelfall die Gabe von 3 x 40 mg Volon A solubile® i. v. oder i. m. nach fakultativer initialer Bolusinjektion von 200 mg.

Literatur

[1] Galicich, J. H., L. A. French and J. C. Melby: Use of dexamethasone in treatment of cerebral edema associated with brain tumors. Lancet *31* (1961) 46–53.

[2] Hartmann, A.: Die medikamentöse Behandlung des Hirnödems. Der Nervenarzt *54* (1983) 277–293.

[3] Kullberg, G.: Clinical studies on the effect of corticosteroids on the ventricular fluid pressure. In: Steroids and Brain Edema. Springer, Berlin, Heidelberg, New York (1977) 253–258.

[4] Matsuoka, Y. and K.-A. Hossmann: Corticosteroid therapy of experimental tumour oedema. Neurosurg. Rev. *4* (1981) 185–190.

[5] Maxwell, R. E., D. M. Long and L. A. French: The clinical effects of a synthetic glucocorticoid used for brain edema in the practice of neurosurgery. In: Steroids and Brain Edema. 219–232. Springer, Berlin — Heidelberg — New York 1972.

[6] Reulen, H. J., A. Hadjidimos and Ch. Hase: Steroids in the treatment of brain edema. Advances in Neurosurg. (1973) 92–97.

[7] Reulen, H. J.: Das Hirnödem bei cerebralen Tumoren. Fortschr. d. Medizin *41* (1982) 1901–1906.

[8] Umlauf, B., C. Rompel, W. Krämer, D. Haack und A. Trappe: Ergebnisse von Langzeithirndruckmessungen bei Hirnoedempatienten. Intensivmed. *20* (1983) 104–108.

[9] Weiss, M. H. and F. E. Nulsen: The effects of glucosteroids on CSF-flow in dogs. J Neurosurg *32* (1970) 452–458.

[10] Wild, K. V., L. Glusa und K. D. Lerch: 6-Methylprednisolon beim Hirntumor. Klinische Beobachtungen mit Kontrolle von EEG, CT und intracraniellem Druck. EEG EMG *14* (1983) 84–92.

[11] Yu, Z. Y., A. Hatam, M. Bergström and T. Greitz: CT-findings and glucocorticoid receptors in intracranial lesions with edema. J Comput Assist Tomogr *5* (1981) 619–624.

Steroidtherapie beim entzündlichen Hirnödem

Th. Wallenfang

Die Therapie des Hirnödems mit Glukokortikoiden ist heute zur Selbstverständlichkeit geworden; weiterhin umstritten bleibt jedoch der Einsatz der Steroide beim entzündlichen Begleitödem, das wir Neurochirurgen besonders bei der eitrigen Enzephalitis und nach Einschmelzung des Gewebes beim Hirnabszeß kennen [5, 8], (Abb. 1).

Die Diskussion über diese spezifische Pharmakotherapie umfaßt die antiödematöse und bei den entzündlichen Erkrankungen besonders auch die entzündungshemmende Dosisäquivalenz der verschiedenen Wirksubstanzen [3, 6].

Das klinische Bild des Hirnabszesses wird bestimmt sowohl durch die intrazerebrale Infektion als auch durch den raumfordernden intrakraniellen Prozeß Dabei ist das Symptomenbild je nach Überwiegen der einen oder anderen Komponente außerordentlich vielfältig. Die dadurch bedingten Schwierigkeiten in der Diagnosestellung sind sicher ein Grund für die hohe Letalität bis zu 40%, die auch durch die großen Fortschritte in der Chemotherapie nicht wie erwartet gesenkt werden konnte [1, 4, 5, 9]. Bei den multiplen Hirnabszessen und den Abszessen mit besonderer Lokalisation im Mittelhirn, Pons, Kleinhirn und in der Nachbarschaft der Ventrikel war der klinische Verlauf nach den eigenen Erfahrungen und den Mitteilungen in der Literatur nahezu immer letal [2, 5].

Vorausgesetzt, daß eine adäquate antibiotische Behandlung hinsichtlich Dosis, Dauer und Wahl des Antibiotikums erfolgt, gelingt es, den infektiösen Anteil des entzündlichen Prozesses, nicht jedoch den durch das entzündliche Hirnödem bedingten raumfordernden Anteil unter Kontrolle zu bringen.

Die hohe Letalität wird heute weniger auf das entzündliche Geschehen als vielmehr auf die irreversible Mittelhirnschädigung infolge Hirnödem und intrakranieller Drucksteigerung zurückgeführt. Sie bestimmen die präoperative Bewußtseinslage, die trotz der bedeutenden diagnostischen Möglichkeiten wie Computer-Tomographie und intrakranielle Druckmessung der klinisch führende Parameter bleibt [7, 10].

Praktische Notfallmedizin 2 · Das Hirnödem

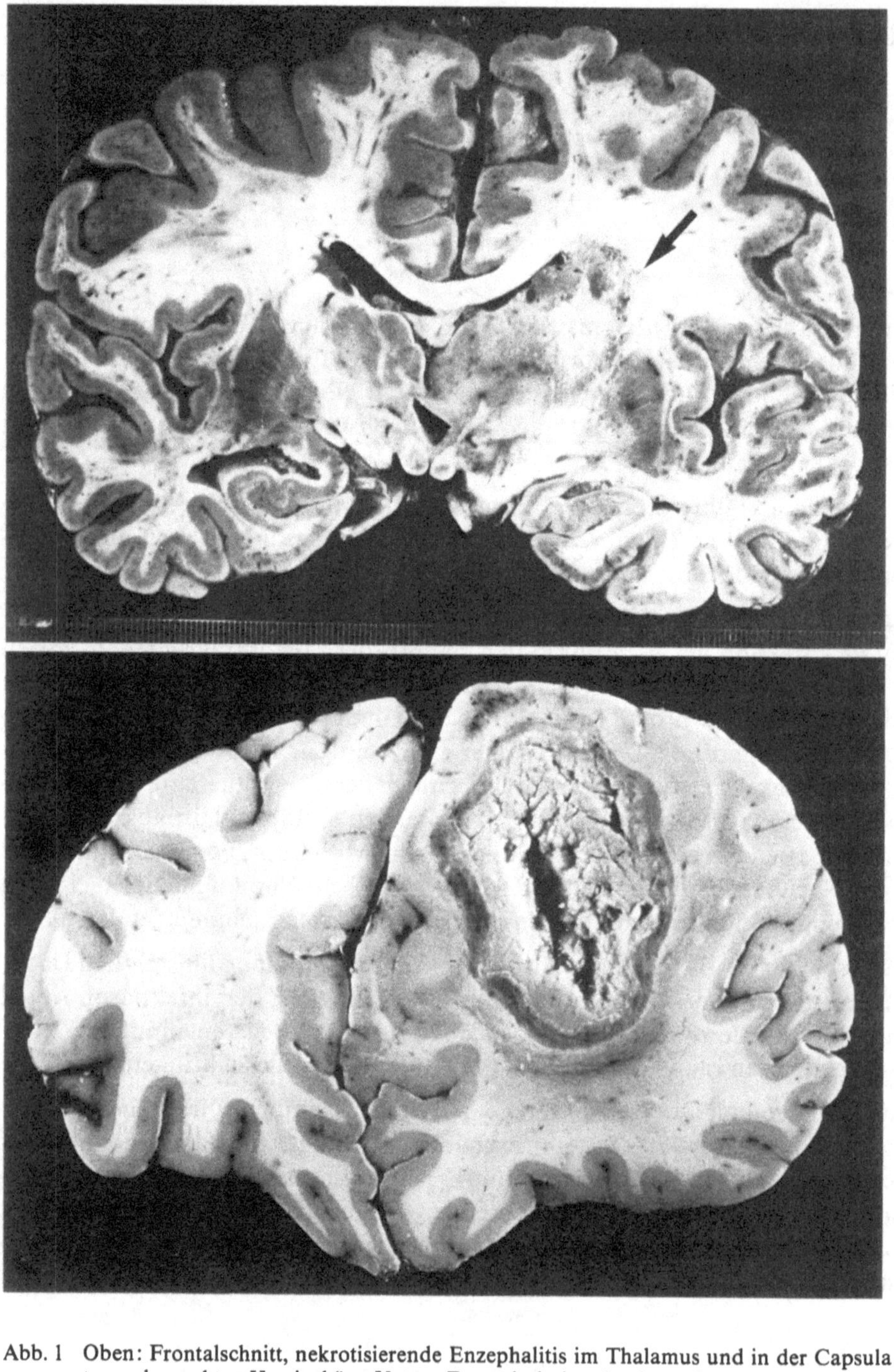

Abb. 1 Oben: Frontalschnitt, nekrotisierende Enzephalitis im Thalamus und in der Capsula interna der rechten Hemisphäre. Unten: Frontalschnitt, abgekapselter Abszeß mit extremer Raumforderung im Mark der rechten Hemisphäre.

Klinische Studie

In 22 Jahren (1958–1980) kamen 110 Patienten zur stationären Aufnahme. Die präoperative Bewußtseinslage ist von vorrangiger Bedeutung; denn mit der zunehmenden Bewußtseinseintrübung stieg die Letalität proportional an. Sie betrug 13 % bei den ansprechbaren, 33 % bei den somnolenten, 59 % bei den soporösen und 80 % bei den komatösen Patienten.

Der zweite wichtige prognostische Faktor ist der Zustand des Abszesses, akut oder chronisch. So war in allen vier Bewußtseinsstadien die Letalität bei Patienten mit einem akuten Hirnabszeß deutlich höher als bei Patienten mit einem chronischen Abszeß. Selbst bei den bewußtseinsklaren Patienten lag die Letalität bei den akuten Hirnabszessen doppelt so hoch (25 %) wie bei den Patienten mit einem chronischen Hirnabszeß. Kamen die Patienten in somnolentem Zustand zur Aufnahme, so betrug die Letalität bei den akuten Abszessen 47 % und bei den chronischen 27 %. Am ungünstigsten war die Prognose bei Patienten in soporösem und komatösem Zustand mit einem akuten Abszeß (Letalität über 50 %), während voll ansprechbare Patienten mit einem chronischen Abszeß die besten Überlebenschancen (89 %) hatten.

Nur wenn es gelingt, einmal durch Kontrolle des Hirnödems und des intrakraniellen Druckes die Bewußtseinslage zu verbessern, zum anderen den infektiösen Prozeß aus einem akuten in ein chronisches Stadium überzuführen, kann eine entscheidende Senkung der Letalität erreicht werden.

Seit 1972 haben wir deshalb neben den Antibiotika bei 53 Patienten zusätzliche Steroide (in unserer Klinik Dexamethason) zur Behandlung des Hirnödems eingesetzt. Diesem Kollektiv steht eine Gruppe von 52 Patienten gegenüber, die bis 1972, aber auch zum Teil danach, ausschließlich mit Antibiotika behandelt wurden.

Von den 19 Patienten der erstgenannten Gruppe, die in somnolentem Zustand aufgenommen wurden, konnten 15 in einen bewußtseinsklaren Zustand überführt werden. 4 Patienten blieben somnolent, keiner verschlechterte sich. Unter den soporösen 13 Patienten der gleichen Gruppe verbesserten sich 9 Patienten, 4 wechselten in den somnolenten Zustand und 5 Patienten wurden voll ansprechbar. 3 Patienten verblieben in soporösem Zustand. 1 Patient im Koma konnte unter den Steroiden nur in den soporösen Zustand überführt werden. Nur 1 soporöser Patient mit multiplen Hirnabszessen verschlechterte sich.

Demgegenüber verbesserten sich bei alleiniger Antibiotikatherapie wenige Patienten. Nur bei 6 von 37 Patienten, die in somnolentem und soporösem Zustand aufgenommen wurden, sahen wir eine Verbesserung: je 3 von ihnen wechselten in die nächst bessere Bewußtseinslage. 20 Patienten blieben unverändert im somnolenten und soporösen Zustand, 11 Patienten verschlechterten sich sogar und wurden soporös und komatös. Die Patienten, die in tief komatösem Zustand aufgenommen wurden und vielfach schon weitere Zeichen einer Mittelhirnkompression zeigten, hatten mit und ohne Steroidtherapie eine schlechte Prognose.

Faßt man die Einzelergebnisse in den verschiedenen Bewußtseinsstadien zusammen, so besserten sich unter der Kombinationstherapie 47 %, 51 % blieben gleich, nur 2 % verschlechterten sich. Unter der alleinigen Antibiotikatherapie verbesserten sich dagegen 13 %, 66 % blieben gleich und 23 % verschlechterten sich sogar (Tab. 1).

Tabelle 1 Veränderung der Bewußtseinslage mit und ohne Steroide

Antibiotika mit Steroiden				
Bewußtseinslage	Aufnahme	nach Therapie		Bewußtseinslage
wach	18	38		→ 47 % besser
somnolent	19	8	53	→ 51 % gleich
soporös	13	4		
komatös	3	3		→ 2 % schlechter
Antibiotika ohne Steroide				
Bewußtseinslage	Aufnahme	nach Therapie		Bewußtseinslage
wach	11	14		→ 13 % besser
somnolent	30	21	52	→ 66 % gleich
soporös	7	10		
komatös	4	7		→ 23 % schlechter

Ganz entscheidend wurde auch die Prognose der Patienten mit multiplen Hirnabszessen durch die Steroidtherapie verändert. Während die alleinige Antibiotikatherapie nie den letalen Verlauf aufhalten konnte, verhinderte die frühzeitige Steroidtherapie in 50 % der Fälle (12 Patienten) das Fortschreiten der Ödementwicklung, wodurch die drohende Gefahr der sekundären Mittelhirneinklemmung abgewandt werden konnte.

Der folgende Fall demonstriert, wie entscheidend die Prognose durch die zusätzliche Steroidtherapie neben einer breiten antibiotischen Abdeckung verbessert werden kann. Ein 12jähriger Patient mit multiplen Hirnabszessen wurde in somnolentem Zustand aufgenommen. Zweimal wurde die Steroidtherapie nach der neurologischen Besserung abgesetzt und immer wieder verschlechterte sich der Zustand des Patienten. Nach einer schließlich dreimonatigen hohen Antibiotikatherapie bei gleichzeitig geringer Steroiddosis (2 x 4 mg Dexame-

Abb. 2 12 Jahre alter Knabe mit multiplen Hirnabszessen. Unter der Antibiotikatherapie in Kombination mit Steroiden wurde der zuvor somnolent bis soporöse Patient wach und ansprechbar. Der Abszeß rechts temporo-parietal wurde einmal punktiert; Rückbildung der Abszesse in 3 Monaten.

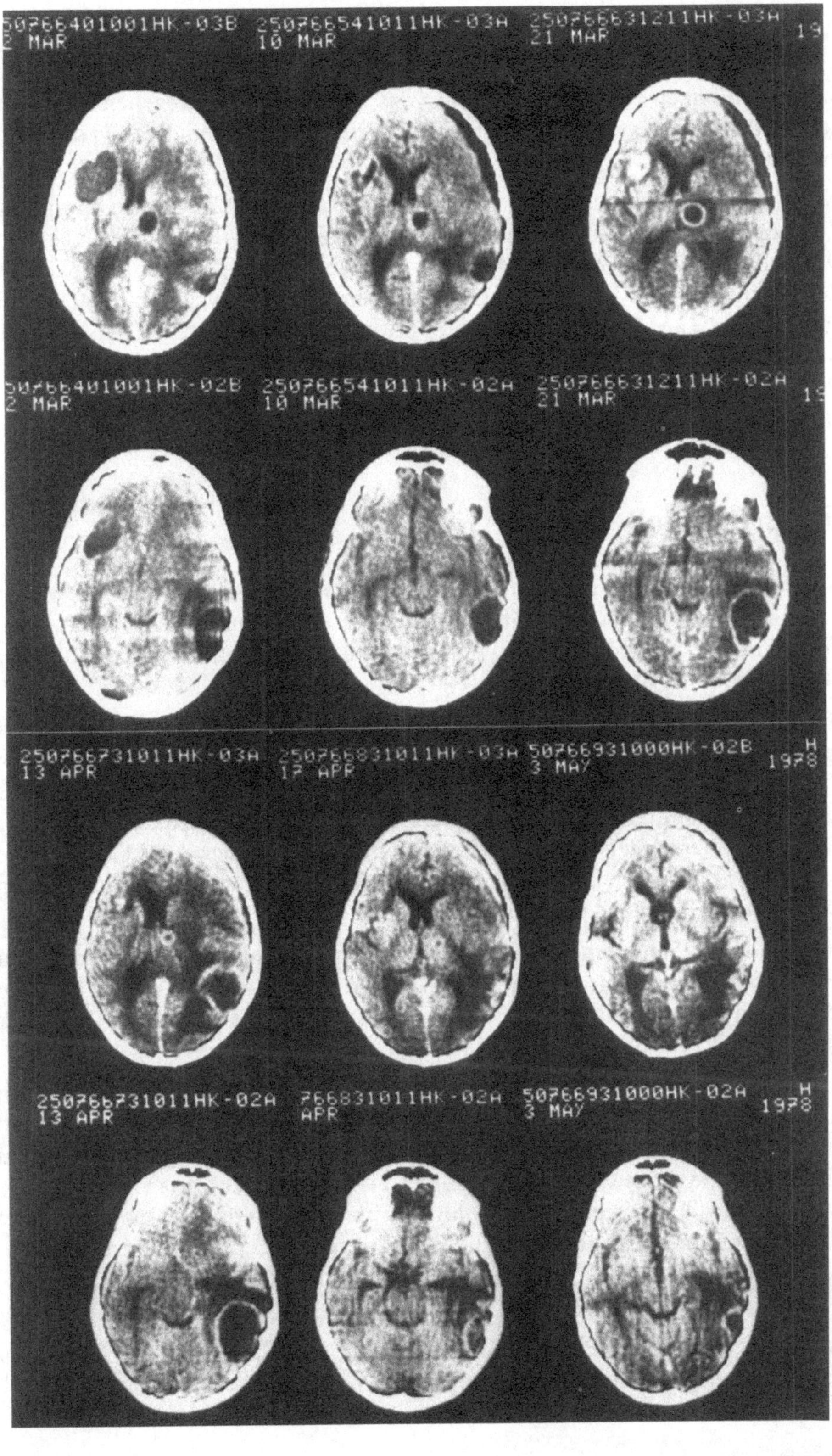

50766401001HK-03B
2 MAR
250766541011HK-03A
10 MAR
250766631211HK-03A
21 MAR
50766401001HK-02B
2 MAR
250766541011HK-02A
10 MAR
250766631211HK-02A
21 MAR
250766731011HK-03A
13 APR
250766831011HK-03A
17 APR
50766931000HK-02B
3 MAY
H
1978
250766731011HK-02A
13 APR
766831011HK-02A
APR
50766931000HK-02A
3 MAY
H
1978

thason) und nach einmaliger Punktion des rechts parietal gelegenen Abszesses konnte der Patient gesund entlassen werden. Bis heute ist kein Rezidiv aufgetreten (Abb. 2).

Nicht zuletzt ermöglichen die Steroide die Wahl des günstigsten operativen Zeitpunktes. Durch die Besserung der präoperativen Bewußtseinslage wird wertvolle Zeit für die Wirkung der antibiotischen Therapie gewonnen. Mit dem Zeitgewinn und der Kontrolle des infektiösen Prozesses wachsen die Chancen einer Abszeßkapselbildung, die eine notwendige Voraussetzung für eine aussichtsreiche Operation darstellt. Nur wenn alle für die Prognose entscheidenden Faktoren in die Behandlungsstrategie mit einfließen, gelingt es, die Letalität des Hirnabszesses auf 10% zu senken, wie die eigenen Ergebnisse belegen.

Experimentelle Studien

An Hand eines reproduzierbaren experimentellen Modells wurden die Veränderungen der prognostisch entscheidenden Faktoren unter der Therapie mit und ohne Glukokortikoide analysiert mit dem Ziel, die klinisch gemachten Erfahrungen weiter abzusichern.

Bei Katzen wurde auf stereotaktische Weise in das Mark der rechten Hemisphäre 0,03 ml eines Agar-Bouillon-Gemisches inokuliert, das ca. 1 Million Keime und zwar Staphylococcus aureus enthielt. Die Entwicklung des Abszesses wurde computertomographisch verfolgt. Intraventrikuläre und intracisternale Druckmessungen sowie die Bestimmungen des Wasser- und Elektrolytgehaltes in abszeßnahen und -fernen Arealen des Hirnparenchyms erfolgten vom 2. bis zum 20. Tag nach der Inokulation.

Während die Tiere, denen ein steriles Gemisch inokuliert worden war (Kontrollgruppe), einen neurologisch unauffälligen Verlauf zeigten, wiesen die Tiere mit einem Hirnabszeß vom 4. Tag an zunehmende Zeichen der Hirndrucksymptomatik, wie Somnolenz und Mydriasis, auf.

Am 7. Tag hatte der Abszeß seinen größten Durchmesser erreicht und war von einem ausgedehnten Ödem umgeben. Entsprechend zeigte die ventrikuläre Druckmessung einen Anstieg bis auf das 5fache der Norm. Auch im CT war zu dieser Zeit die größte Raumforderung mit einer Ventrikelverlagerung zur Gegenseite und durch die diffuse Kontrastmittelanreicherung im entzündlichen Hirngewebe eine ausgeprägte Bluthirnschrankenstörung zu erkennen (Abb. 3).

Der Wassergehalt im Mark der rechten Hemisphäre war bis zum 7. Tag in allen Arealen excessiv angestiegen (abszeßnah 82,3 bzw. abszeßfern 80,4 g/100 g FG) und blieb auch in der Phase der Abkapselung vom 7. bis zum 20. Tag in den abszeßnahen Regionen unverändert hoch, während die Kontrollgruppe, die

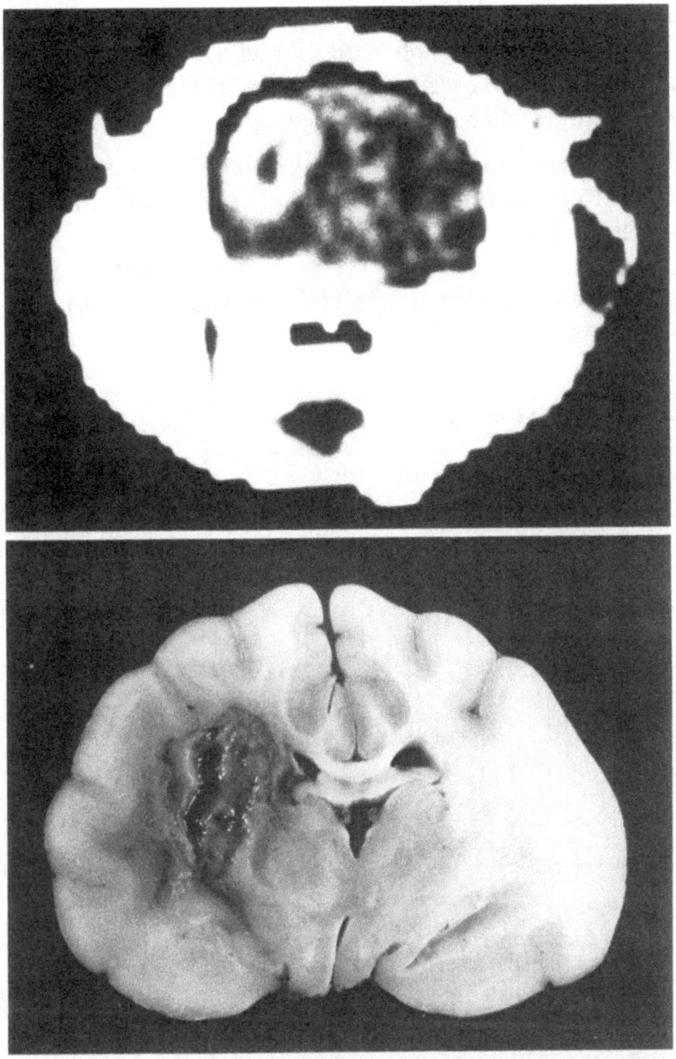

Abb. 3 Oben: CT-Untersuchung des Schädels mit Kontrastmittel in coronarer Schichtführung am 7. Tag. Ausgeprägte Bluthirnschrankenstörung um den Abszeß. Unten: Am gleichen Tier Frontalschnitt durch den Hirnabszeß der rechten Hemisphäre, 7. Tag. Extreme Raumforderung mit Mittellinienverlagerung.

nur Agar und Bouillon erhalten hatte, einen Wassergehalt von durchschnittlich 71,3 g/100 g FG aufwies.

Bei der alleinigen Antibiotikatherapie kam es in allen Arealen um den Abszeß nach 3 Tagen Therapie bis zum 10. Tag zu keiner wesentlichen Abnahme des Ödems; der Wassergehalt reduzierte sich abszeßnah nur um 3,5 % (79,3 g/100 g

FG), abszeßfern um weniger als 1 % (74,9 g/100 g FG). Nach 13tägiger Antibiotikatherapie hatte das Ödem lediglich in den abszeßnahen Regionen (Wassergehalt 75,7 g/100 g FG) langsam weiter abgenommen, während sich abszeßfern keine Veränderung eingestellt hatte.

Unter der kombinierten Antibiotika-Glukokortikoidtherapie nahm dagegen das Ödem in allen Regionen um den Abszeß gleichermaßen in signifikantem Ausmaß ab, wobei der maximale Effekt in den ersten 3 Tagen der Therapie erreicht wurde. In dieser Zeit fiel der Wassergehalt abszeßnah von 82,3 auf 73,2 g/100 g FG, was einer Abnahme um 11 % entspricht (Abb. 4).

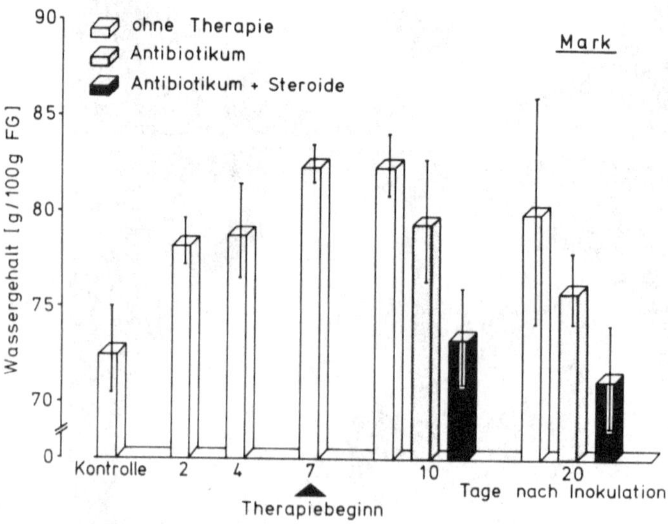

Abb. 4 Die Veränderungen des Wassergehaltes (g/100 g Feuchtgewicht) in der unmittelbaren Nachbarschaft des Abszesses vom 2. bis 20. Tag. Therapiebeginn am 7. Tag, graue Säulen Antibiotikum allein, schwarze Säulen Antibiotikum und Steroide; angegeben sind Mittelwert und Standardabweichung.

Mit dem Rückgang des Ödems unter der zusätzlichen Steroidtherapie fiel auch der intrakranielle Druck signifikant stärker ab, als bei der alleinigen Antibiotikatherapie. Im CT stellte sich eine deutliche Verkleinerung des Abszesses dar mit einer relativ rasch auftretenden und schnell wieder abklingenden Ringanfärbung, welche auf die Kapselbildung bezogen werden konnte.

Die klinischen und experimentellen Untersuchungen zeigen, daß auch bei der entzündlichen Hirnerkrankung den Glukokortikoiden in der Therapie ein fester Stellenwert zukommt; denn durch die Beherrschung des begleitenden Hirnödems kann die Prognose eindeutig gebessert werden.

Risiken der Steroidtherapie

Der günstige Effekt der Steroidtherapie, nämlich die Kontrolle des Hirnödems und des intrakraniellen Druckes, darf andererseits die Risiken nicht vergessen lassen, die besonders bei Hirnentzündungen unter zu langer und zu hoher Dosierung auftreten können.

Die morphologischen Untersuchungen zeigten bei den Tieren mit der Kombinationstherapie zwar eine deutliche Abnahme der Flüssigkeitsansammlung in den erweiterten extrazellulären Räumen und weitgehend intakte Gefäßwände mit einer geschlossenen Endothelzellschicht (Abb. 5), aber auch eine schwächere mesenchymale entzündliche Reaktion, d. h. die Kapselbildung wurde behindert und lief nur zögernd an. Auf eine breite Schaumzellzone im Inneren des Abszesses folgte ein schmaler Saum proliferierter Gefäße mit spärlichen granulozytären Infiltraten und mit abgeschwächter hystiozytärer und fibroblastischer Proliferation. Während die nur mit Antibiotika behandelten Tiere in der Nachbarschaft des Abszesses eine kräftige Fremdkörperreaktion mit mehrker-

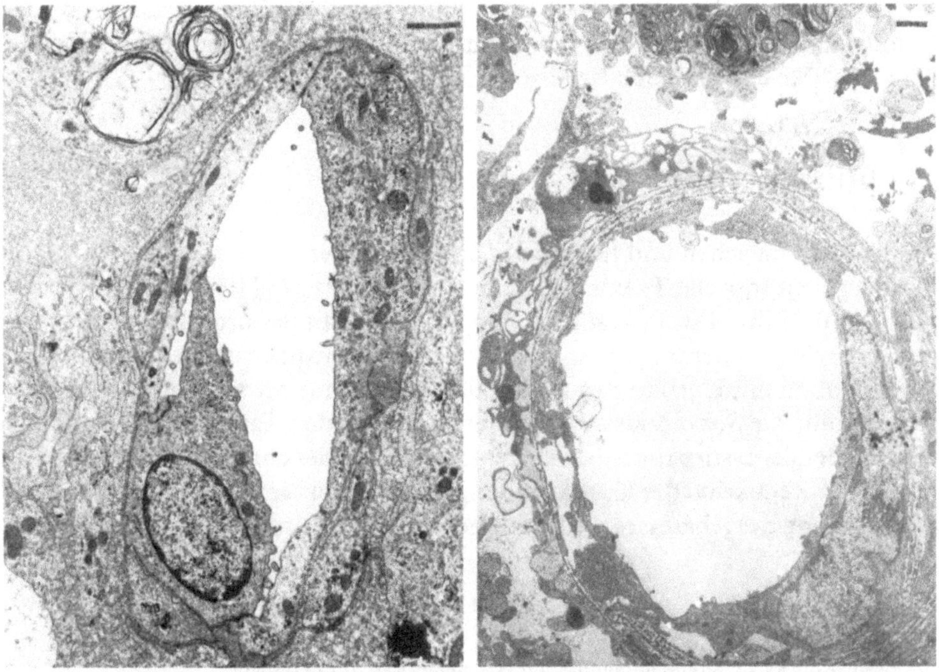

Abb. 5 Chronischer Hirnabszeß am 20. Tag (elektronenoptisch). Links: Nach 13tägiger kombinierter Antibiotika- und Steroidtherapie weitgehend intakte Gefäßwand mit geschlossener Endothelzellschicht; schwarzer Balken = 2 µm. Rechts: Defekte Gefäßwand bei fehlender Therapie; schwarzer Balken = 1 µm.

nigen Riesenzellen zeigten, war eine solche Reaktion nach 13tägiger zusätzlicher Steroidtherapie (0,5 mg Dexamethason/kg und Tag) nur gering oder nicht nachweisbar.

Da die Differentialdiagnose des Hirnabszesses zu den Gliomen und Metastasen schwierig sein kann, ist besonders die alleinige Anwendung der Steroide bei eingeschränkter Bewußtseinslage des Patienten nicht ungefährlich (Abb. 6). Eine 73jährige Patientin wurde von auswärts in somnolentem Zustand unter dem Verdacht eines Hirntumors ohne weitere klinische Zeichen für eine Entzündung stationär aufgenommen und ausschließlich hoch mit Steroiden behandelt. Nach kurzer neurologischer Besserung kam es erneut zu einer schnell zunehmenden Verschlechterung. Kurz nach der Aufnahme in die Klinik verstarb die Patientin. Die Autopsie ergab einen chronischen Abszeß und weitere frische multiple Abszesse. Es war zu einer Aussaat einer multifokalen purulenten Enzephalitis gekommen (Abb. 7).

Wie die klinische Erfahrung zeigt, hat die alleinige Gabe von Steroiden beim Hirnabszeß verheerende Folgen. Tiere mit Hirnabszessen, die nur mit Steroiden (Dexamethason oder Triamcinolon) behandelt wurden, ließen ausgedehnte, fast areaktive Nekrosezonen mit Zeichen einer unverminderten Schrankenstörung erkennen; neben thrombotisch verschlossenen Gefäßen waren fibrinoide Gefäßwandnekrosen zu sehen und ausgedehnte fibrinreiche Exudate ohne nennenswerte entzündliche Reaktion.

Schlußfolgerung

Aus diesen klinischen und tierexperimentellen Untersuchungen ergibt sich für die neurochirurgische Praxis folgende Konsequenz. Als Therapie der Wahl beim akuten Hirnabszeß, besonders bei Patienten mit gestörter Bewußtseinslage, ist die Gabe eines möglichst liquorgängigen Breitspektrumantibiotikums in Kombination mit Kortikoiden zu empfehlen. Erst mit der neurologischen Besserung sollte die Steroiddosis wieder verringert werden. Eine Punktion und die anschließende Exstirpation des Abszesses ist erst in der chronischen Phase nach langsamer Reduktion der Kortikoide angezeigt, wenn die anfänglich verzögerte Abkapselung des Abszesses weiter fortgeschritten ist.

Abb. 6 Differentialdiagnose intrakranieller Raumforderungen.
Supratentoriell: oben: Abszeß li. – Blutung re.
unten: Metastase li. – Glioblastom re.
Infratentoriell: oben: Meningeom li. – Neurinom re.
unten: Metastase li. – Abszeß re.

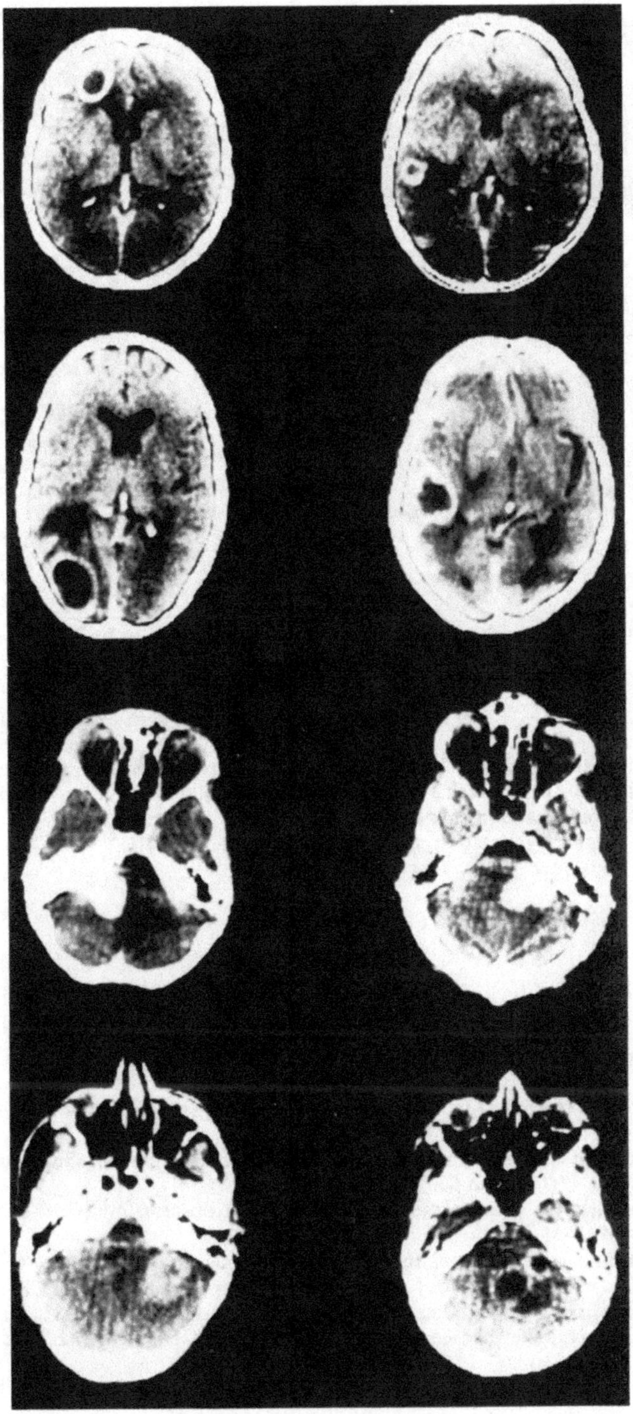

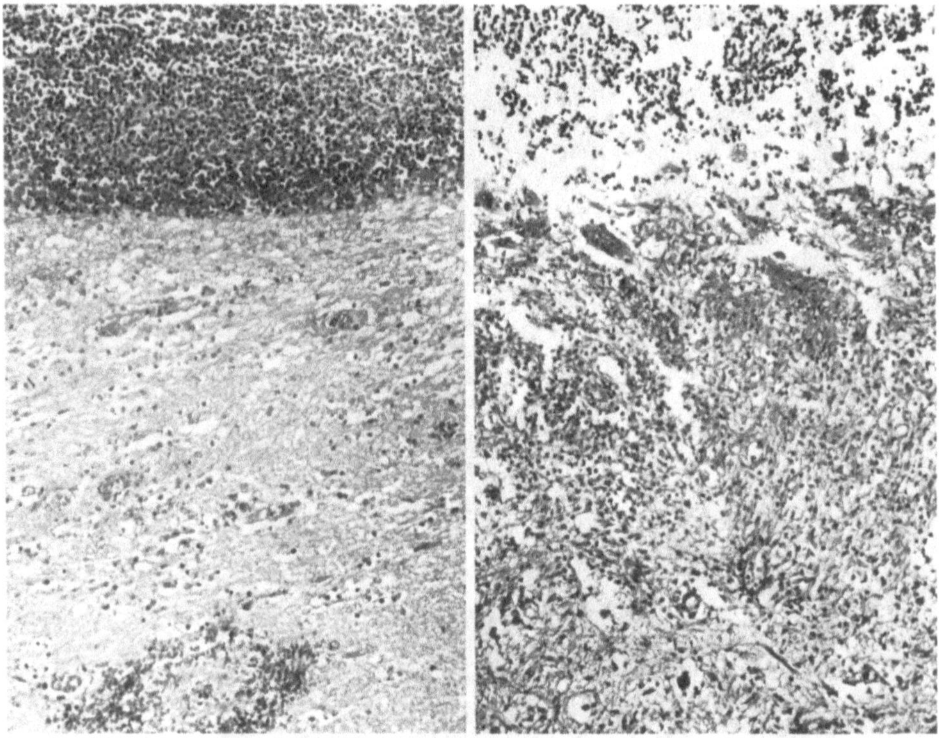

Abb. 7 Alleinige Steroidtherapie einer Patientin unter dem Verdacht eines Hirntumors. Neben einem chronischen Abszeß (rechts) mit einer Abkapselung durch eine entzündlich mesenchymale und gliöse Reaktion entwickelte sich ein scharf begrenzter akuter Abszeß (links) im Mark ohne jegliche zelluläre Reaktion. Paraffineinbettung, HE.

Literatur

[1] Carey, M. E., S. N. Chou and L. A. French: Experience with brain abscess. J. Neurosurg. *36* (1972) 1–9.

[2] Davidoff, L. M.: How to obviate failures in the results of surgery of brain abscess. Laryngoscope (St. Louis) *44* (1934) 871–875.

[3] Forth, W.: Beitrag der Pharmakokinetik zur differenzierten Therapie mit Glukokortikoiden. Deutsches Ärzteblatt *40* (1983) 32–35.

[4] Garfield, J.: Management of suprantentorial intracranial abscess. A review of 200 cases. Brit. Med. J. *2* (1969) 7–11.

[5] Garfield, J.: Brain abscess and focal suppurative infections. In: P. J. Vinken, G. W. Bruyn (eds.). Handbook of Clinical Neurology *33*. Amsterdam, New York, Oxford, (1978) 107–147.

[6] Möllmann, H., H. Brauwers, H. Wagner, C. Bigalke, P. Rohdewald und H. Straub: Sind oral applizierte „äquivalente“ Dosen von Glukokortikoiden wirkungsgleich? In: Therapiewoche *30* (1980) 1322–1330.

[7] Moussa, A. H.: Computed tomography and mortality rate in brain abscess. Surg. Neurol. *10* (1978) 698–704.

[8] Quartey, G. R. C., J. A. Johnston and B. Rozdilsky: Decadron in the treatment of cerebral abscess. An experimental study. J Neurosurg *45* (1976) 301–310.
[9] Schiefer, W. and M. Klinger: Aspects of modern brain abscess. Diagnosis and treatment. Neurosurg. Rev. *1* (1978) 37–45.
[10] Shaw, M. D. M. and J. A. Russel: Value of computed tomography in the diagnosis of intracranial abscess, J. Neurol. Neurosurg. Psyhiat. *40* (1977) 214–220.

Diskussion

V. Steroid-Therapie bei Hirnödem-Formen unterschiedlicher Genese

Wickbold: Herr Freier, Sie haben ganz kurz das Ausschleichen der Kortikoid-Therapie beim perifokalen Ödem angedeutet. Ist dieses wirklich erforderlich?

Freier: Wir haben gesehen, daß eine zu schnelle Dosisreduktion gleich welchen Kortikoides die Gefahr in sich birgt, daß das perifokale Ödem wieder zunimmt und die Zeichen der intrakraniellen Drucksteigerung ebenfalls wieder zunehmen. Deshalb kann man da auch keine allgemeinen Richtlinien geben. Man sollte sich natürlich in der Regel bemühen, möglichst rasch die Kortikoide wieder abzusetzen. Man muß aber davor warnen, das allzu rasch zu tun, weil dann das Ödem sehr rasch wieder zunehmen kann nach unseren eigenen Erfahrungen.

Gaab: Ich finde den Hinweis von Herrn Wickbold sehr wichtig. Beim Schädelhirntrauma und bei akuten Ödemen sowie auch zur Operationsvorbereitung spielt es keine Rolle: „Wie komme ich von dem Kortikoid wieder weg“. Aber bei Patienten mit multiplen Abszessen oder auch aus sonstigen Gründen erfolgter längerer Steroid-Gabe kann das Ausschleichen erhebliche Probleme bringen. Diesbezüglich ist der Hinweis wichtig, zumindest für Dexamethason, wahrscheinlich aber auch für Triamcinolon, daß die angegebenen Ausschleichdosen immer noch die Hypophysen-Nebennierenachse voll supprimieren.

Meinig: Ich habe eine Frage an Herrn Wallenfang. Beim Abszeß kommt es zu einer Bluthirnschrankenstörung und diese soll ja die Ursache dafür sein, daß die Antibiotika an den Wirkort kommen. Was geschieht nun durch die Gabe von Kortikosteroiden? Können diese nicht eventuell durch Abdichtung der Bluthirnschranke zu einer Verschlechterung der Situation führen?

Wallenfang: Das ist absolut richtig; das ist die Kehrseite der günstigen Effektivität der Steroide.

Karimi: Ich habe eine Frage an Herrn Wallenfang. Wie würden Sie eigentlich die Dosierung von Volon A® für eine Abszeßbehandlung empfehlen?

Wallenfang: Wir haben eine Woche lang 36 mg Dexamethason gegeben und ich meine, man könnte, wenn man den Faktor 1 : 2 oder 1 : 3 rechnet, auch so mit dem Triamcinolonacetonid verfahren. Ich würde sogar eher sagen, daß man mit der Dosierung von Steroiden eher unter 36 mg geht, da man immerhin bedenken muß, daß die Kapselbildung deutlich reduziert wird. Die Kapselbildung setzt bei einem frischen Abszeß erst nach dem 10. Tag ein, so daß also in den ersten 10 Tagen überhaupt kein Risiko besteht, in eine Behandlung mit Steroiden voll einzusteigen. Aber wenn nach 10 Tagen der Patient neurologisch und allgemein stabil ist, sollte man die Steroid-Therapie schnell reduzieren.

Lanksch: Eine Bemerkung zu Herrn Freier. Ihre Ergebnisse sind klar und deutlich, niemand zweifelt daran. Wir haben ähnliche Untersuchungen mit Dexamethason durchgeführt und waren überrascht, daß die klinische Verbesserung der Patienten ständig nachweisbar war ohne irgend jemals Veränderungen im Ausmaß der Ödembildung im CT nachweisen zu können. D. h., ich habe Zweifel, ob Sie schon nach 10 Tagen bei einem Tumorpatienten tatsächlich eine Reduktion der Ödembildung nachweisen können. Ich meine, Sie können es nicht nur vom globalen optischen Eindruck her beurteilen, sondern Sie müssen sich die Mühe machen, zu planimetrieren oder tatsächliche Volumenbestimmungen vorzunehmen.

Freier: Es ist natürlich richtig, daß unsere Beurteilung der CT-Befunde eine subjektive Komponente enthält; trotzdem glaube ich, daß man auch durch bloße Betrachtungen in einem Prozentsatz eindeutig sagen kann, daß das Ödem zurückgegangen ist.

Günther: Ich wollte noch einmal den Vortrag von Herrn Wallenfang ansprechen. Das echte Ödem um einen Abszeß herum läßt sich wahrscheinlich in etwa mit einem Tumorödem vergleichen und dementsprechend günstig mit Kortikosteroiden behandeln. Viel schwerer wird die Frage bei den ganz frischen encephalitischen oder auch, wenn Sie so wollen, phlegmonösen Entzündungen der gesamten Hemisphäre. In dieser Situation wird wohl jeder Kortikosteroide geben. Wenn ich unsere Ergebnisse rückblickend betrachte, finde ich allerdings, daß die Chance eine mesenchymale Reaktion zu fördern, eher gering ist. Es kommt im allgemeinen keine Abkapselung zustande. Ein günstiger Effekt in dieser Richtung ist also bei ganz diffusen frischen Entzündungen eher nicht gegeben.

VI. Intensivtherapie

Vorsitz: A. Karimi, Köln

Intensivmedizinische Aspekte der Therapie neurotraumatologischer Patienten

C. Krier

Die intensivmedizinische Betreuung neurotraumatologischer Patienten orientiert sich an der Pathophysiologie der primären Hirnläsion und ihren sekundären Folgen, unter denen das Hirnödem eine zentrale wenn auch nicht die einzige Rolle spielt. Die Gesetze der zerebralen Durchblutung und ihrer Autoregulation, der CO_2-Gefäßreagibilität, des Druck-Volumen-Diagramms sowie die Mechanismen der Entwicklung des zytotoxischen und vasogenen Ödems diktieren die Grundzüge einer gehirnorientierten Intensivtherapie. Tierexperimentelle Modelle haben zwar viele Mechanismen der postanoxisch/postischaemischen Enzephalopathie aufgeklärt – jedoch bleibt die Pathophysiologie der *traumatischen* Läsion des zentralen Nervensystems zu großen Teilen ungeklärt. Die traumatische Läsion ist ihrem Wesen nach viel komplexer und beinhaltet teils nebeneinander teils nacheinander Phänomene der Ischämie und Hypoxie, der diffusen neuronalen Schädigung, des Versagens der Neurotransmitterfunktion und Störung des oxidativen Stoffwechsels, die allesamt enden im Verlust der Membranfunktion und bei dessen irreversiblem Versagen im neuronalen Zelltod (Tab. 1). Aufgrund der Komplexität der Schädigung kann ein übergeordnetes Therapieschema des Schädel-Hirn-Traumas nicht erstellt werden. Alle therapeutischen Überlegungen, die aus der Pathophysiologie der primären Hirnschädigung und ihrer sekundären Folgen abgeleitet werden, müssen approximativer Natur bleiben. Die geschädigte „Black box“ Gehirn ist zumindestens in der

Tabelle 1 Pathologie des Schädel-Hirn-Traumas

Diffuse neuronale Schädigung (axonal injury)
Ischämie (fokal, global, komplett, inkomplett)
Ischämische Hirnschwellung
Hypoxie, Hypoxämie
Hämorrhagie
Hirnödem (vasogen, zytotoxisch)
Versagen der Neurotransmitterfunktion
Störung des Hirnstoffwechsels
Membranfunktionsverlust

Praktische Notfallmedizin 2 · Das Hirnödem

klinischen Routine diagnostisch schwer zu erfassen, obwohl die intrakranielle Druckmessung und kontinuierliche EEG-Ableitung und die analytische Weiterverarbeitung dieser Daten durch Mikrocomputer neuerdings ein erweitertes Neuromonitoring erlauben. Regionale zerebrale Durchblutungsmessung und Nachweis von Stoffwechselvorgängen durch die Positronemissionstomographie bleiben meist speziellen Forschungszentren vorbehalten. Aufgrund dieser diagnostischen Hürde schützt auch die Einbeziehung der pathophysiologischen Gesetze in die therapeutischen Überlegungen nicht vor Fehlentscheidungen: da oft nicht bekannt ist, welche Art der primären Schädigung vorliegt beziehungsweise in welcher Phase des gestörten Metabolismus oder der gestörten zerebralen Durchblutung der Patient sich befindet.

Sehr früh wird in der neurotraumatologischen Intensivmedizin die Interessenkollision zwischen Erfordernissen des zentralen Nervensystems und des Gesamtorganismus deutlich – sei es, daß das geschädigte Gehirn andere Organe in das pathologische Geschehen mit einbezieht (als Beispiel sei hier das neurogene Lungenödem genannt), sei es, daß primär eine Mehrfachverletzung vorliegt. Etwa ein Drittel aller Schädel-Hirn-Verletzten ist bereits mit einer Komplikation im Thoraxbereich belastet, und bei etwa der Hälfte ist mit einer Mehrfachverletzung zu rechnen. Eine respiratorische Insuffizienz, die auf dem Boden dieser Verletzungen entstanden ist, kann die zerebrale Hypoxie weiter verstärken. Die Therapie des akuten respiratorischen Versagens erfordert dann den Einsatz der kontrollierten Beatmung mit positiv endexpiratorischen Drucken (PEEP), deren ungünstiger Effekt auf den intrakraniellen Druck bekannt ist.

Den Erfordernissen des zentralen Nervensystems – als übergeordnetes Organ – gerecht zu werden *und* die Erhaltung des Gesamtorganismus durch Therapie vital bedrohter Organsysteme zu gewährleisten – ist die Aufgabe einer differenzierten Therapie des Schädel-Hirn-Traumas. Nach der Erstversorgung und Durchführung der primären diagnostischen Maßnahmen sowie Initiierung der spezifischen Überwachung verzweigt sich die Therapie in chirurgische und konservative Behandlung, deren übergeordnetes Ziel die Verhinderung der Sekundärkomplikationen durch Hirnödem und steigenden intrakraniellen Druck ist (Tab. 2). Den sogenannten zerebroprotektiven Maßnahmen wie zerebrale Stoffwechselsenkung, Reduktion des Hypermetabolismus, Hirndrucksenkung Antikonvulsion, Membranstabilisierung, Schutz vor Lipidperoxidation, Differenzierung und Maßnahmen zur Reduktion des Hirnödems kommt hier besondere Bedeutung zu. Sie dienen dem Erhalt der gefährdeten Membranfunktion sowohl im Zentrum der Läsion (falls hier irreversible Schäden nicht vorliegen) als auch und besonders in der sogenannten Penumbra. Sie sollen das Gehirn definitionsgemäß vor weiteren Schädigungen schützen und das Mißverhältnis zwischen nutritiven Bedürfnissen des zentralen Nervensystems und dem verfügbaren Angebot von Sauerstoff und Substraten günstig beeinflussen. Das Ziel ze-

Tabelle 2 Therapie des Schädel-Hirn-Traumas (Mod. n. Bruce, 1978)

Erstversorgung am Unfallort
↓
Neurologische Untersuchung

Überwachung	Diagnostik
MAD Blugasanalyse ICP (EEG) (CBF)	CT! (Echo) (Angiographie)

Therapie

Konservativ	Chirurgisch
Therapie des erhöhten intrakraniellen Druckes "zerebro-protektive" Maßnahmen	Hämatomentfernung (epidural, subdural, intrazerebral) (Kontusionsresektion) (Kraniektomie)

rebro-protektiver Maßnahmen ist die Verbesserung des zerebralen Sauerstoffangebotes auf der einen Seite und die Senkung des zerebralen Sauerstoffverbrauchs auf der anderen (Tab. 3).

Tabelle 3 Zerebro-Protektive Maßnahmen

- Verbesserung des zerebralen Sauerstoff-Angebotes
- Senkung des zerebralen Sauerstoff-Verbrauchs

Verbesserung des zerebralen Sauerstoffangebotes

Die Optimierung der Reperfusionsbedingungen in den ischämisch lädierten Bezirken und die Therapie des Hirnödems verbessern das zerebrale Sauerstoffangebot. Da die Hirndurchblutung in besonderem Maße von der Viskosität des Blutes abhängig ist, wird durch isovolämische Hämodilution und Verminderung der Blutviskosität eine Zunahme der Durchblutung bewirkt. Die optimierte Rheologie soll die Versorgung der lädierten Bezirke sowie der Penumbra sichern. Es muß allerdings berücksichtigt werden, daß es in der Regel nicht zu einer Verbesserung der Sauerstoffverfügbarkeit in diesen Gebieten kommt, da bei sinkendem Hämatokrit eine Abnahme des Sauerstoffgehaltes des Blutes eintritt. Die günstige Wirkung der Hämodilution auf die postischaemische Enzephalopathie beim Hirninfarkt kann (mit gewisser Einschränkung) auf die posttraumatische Enzephalopathie übertragen werden.

Der Einsatz von Heparin ist vor allem beim Vorliegen von Einblutungen in Kontusionsherde sowie epi- und subdurale Hämatome problematisch. Die Frage der Low-dose-Heparinisierung schädel-hirn-traumatisierter Patienten wird zur Zeit noch kontrovers diskutiert.

Auf der Ebene der Hämodynamik soll die Normalisierung des systemischen Blutdrucks einen ausreichenden Perfusionsdruck sichern und sowohl Minderperfusion als auch Überperfusion im Sinne eines break-through-Phänomens bei geschädigter Blut-Hirn-Schranke vermeiden. Die Verschiebung des autoregulatorischen Bereiches beim Hypertoniker muß unbedingt berücksichtigt werden. Bei der Therapie hypertensiver Krisen müssen Pharmaka mit vasodilatatorischer Wirkung, die zu einer Erhöhung des intrakraniellen Druckes führen können, vermieden werden. Bei hypertensiven Krisen sollte zunächst die Basissedierung überprüft und eventuell vertieft werden. Zur Coupierung hypertensiver Zustände eignen sich sowohl repetitive kleine Dosen eines Barbiturates als auch Clonidin oder der vorsichtige Einsatz von Beta-Blockern.

Auf der metabolischen Ebene wird die Normalisierung des Säure-Basen- und Elektrolythaushaltes angestrebt. Schwere Störungen des Elektrolythaushaltes mit therapierefraktärer Hypernatriämie sind meist Ausdruck massiver dienzephaler Schädigungen mit insgesamt schlechter Prognose. Bei primärer oder sekundärer Störung des hypothalamo-neurohypophysären Systems kommt es zur Ausbildung eines Diabetes insipidus centralis – als Ausdruck der kontusionellen Schädigung in diesem Gebiete oder eines schweren sekundären Hirnödems. Exzessive Polyurie, Hypernatriämie und gefährliche Kaliumverluste stellen sich ein. Eine exakte Flüssigkeits- und Elektrolytbilanzierung ist erforderlich, eventuell müssen Vasopressin-analoga eingesetzt werden. Keineswegs jedoch sollte das Auftreten eines Diabetes insipidus als prognostisch infaustes Zeichen angesehen werden, da eine Rückbildung durchaus möglich ist, insbesondere dann, wenn die Störung durch das posttraumatische Hirnödem ausgelöst worden war.

Senkung des zerebralen Sauerstoffverbrauchs

Eine Senkung des zerebralen Sauerstoffverbrauchs kann sowohl physikalisch durch die Induzierung einer Hypothermie (die jedoch aus mehreren Gründen sehr problematisch ist) als auch pharmakologisch durch den Einsatz von Hirnstoffwechsel-senkenden Medikamenten (Thiopental, Etomidate, Althesin oder Gamma-Hydroxy-Buttersäure) von membranstabilisierenden Pharmaka (Diphenylhydantoin und Lidocain) sowie Kalzium-Blocker erreicht werden (Tab. 4). Diese als zerebroprotektiv bezeichneten Pharmaka haben ihren günstigen Effekt auf den Verlauf eines Schädel-Hirn-Traumas jedoch endgültig nicht unter Beweis stellen können. Da sie außerdem in hohen Dosen verabreicht werden müssen um eine ausreichende Stoffwechseldepression zu erzielen, muß mit erheblichen Nebenwirkungen gerechnet werden.

Tabelle 4 Senkung des zerebralen O_2-Verbrauchs

- Physikalisch ⟶ Hyperthermie
- Pharmakologisch

  1. Sedierung
  2. Zerebrale Stoffwechseldepression
     (z. B. Barbiturate, Etomidate, Althesin)
  3. Membranstabilisierung
     (z. B. Diphenylhydantoin, Lidocain)
  4. Kalzium-Antagonisten
     (z. B. Nimodipine, Flunarizine)

Therapie der intrakraniellen Druckerhöhung

Wenn auch die intrakranielle Druckerhöhung nur symptomatischer Ausdruck der posttraumatischen Volumenzunahme des Gehirns ist, so sind seine sekundären Folgen auf das Hirngewebe bekannt und die Therapie erhöhter intrakranieller Drucke nimmt eine zentrale Stellung in der Neurotraumatologie ein. Die Senkung des intrakraniellen Druckes kann erzielt werden durch

1. Hyperventilation
2. Lagerung des Patienten
3. Gabe von Osmodiuretika
4. Senkung des Hirnstoffwechsels.

In Abhängigkeit vom Ausgangsdruck wird der intrakranielle Druck durch den Abfall des arteriellen pCO_2 gesenkt, indem die zerebrale Durchblutung gedrosselt wird. Der therapeutische Effekt einer Hyperventilation erfordert jedoch eine intakte CO_2-Reagibilität der Hirngefäße – diese scheint jedoch gerade in der posttraumatischen Phase gestört zu sein. Da die Autoregulation der Hirndurchblutung im Anschluß an das Trauma ebenfalls gestört sein kann, muß der therapeutische Effekt einer Hyperventilation nicht in jedem Fall gegeben sein. Zerebrale Durchblutung und intrakranieller Druck sind schlecht korreliert, es wurden sowohl erhöhte intrakranielle Drucke bei niedriger Durchblutung als auch umgekehrte Werte gemessen. Somit ist eine Überprüfung der Wirkung der Hyperventilation durch eine kontinuierliche Messung des intrakraniellen Drukkes unerläßlich. Während die akute Wirkung der Hyperventilation oft sehr dramatisch zu demonstrieren ist, bleibt ihre Langzeitwirkung sehr umstritten. Es ist unklar, wie lange die hypokapnisch ausgelöste Liquoralkalose bestehen bleibt. Die bei Gesunden beobachtete Normalisierung des Liquor-pH scheint sich jedoch beim Schädel-Hirn-Verletzten um Tage zu verzögern und rechtfertigt die Aufrechterhaltung einer therapeutischen Hyperventilation über mehrere Tage. Ob paradoxe Reaktionen auf den CO_2-Abfall mit Umverteilung der Durchblutung zu geschädigten Bezirken in jedem Fall sich als günstig erweisen, kann nicht vorausgesagt werden, da das regionale Mißverhältnis zwischen Angebot und Nachfrage im einzelnen nicht bekannt ist.

Bei extremer Hyperventilation muß nicht nur mit einer Minderperfusion des Gehirns gerechnet werden, sondern auch mit einer hypokapniebedingten Hyperlaktatämie. Ab einem Ventilationsniveau von unter 27 mm Hg kommt es zu einer beginnenden Exzesslaktatbildung. Von mehreren Autoren wird vor einer exzessiven Hyperventilation gewarnt, da im Falle eines posttraumatischen Low-flow-Stadiums die zerebrale Perfusion unter den kritischen Grenzwert abfallen kann. In der Regel wird deshalb eine mäßige Hyperventilation um 30 mm Hg angestrebt.

Die Indikation zur maschinellen Beatmung beim Schädel-Hirn-Trauma wird jedoch nicht allein aus Gründen der therapeutischen Hyperventilation gestellt, sondern ebenfalls zur Sicherung des adäquaten Sauerstoffangebotes und Verhinderung weiterer hypoxiebedingter Schädigungen des traumatisierten Hirngewebes. Sowohl extrapulmonale Ursachen als auch pulmonale können die Beatmung notwendig machen (Tab. 5). Die Entwicklung einer akuten respiratori-

Tabelle 5 Indikation zur Beatmung beim Schädel-Hirn-Trauma

Extrapulmonal	Hypoventilation - traumatisch bedingt - pharmakologisch bedingt (Sedierung, Opiate, Antikonvulsiva, Barbituattherapie) Extreme Hyperventilation Pathologische Atemmuster
Pulmonal	Akute respiratorische Insuffizienz (ARI) - neurogenes Lungenödem - posttraumatisches ARDS (Adult Respiratory Distress Syndrome) - septisch-toxisches ARDS Thoraxtrauma (z. B. Rippenserienfraktur) Aspiration Pneumonie

schen Insuffizienz, sei sie neurogen bedingt, auf dem Boden von Infektion und Sepsis entstanden oder auch durch eine primäre Begleitverletzung im Thoraxbereich verursacht, erfordert eine differenzierte Langzeitrespiratortherapie. Die fortgeschrittene Technologie moderner Respiratoren stellt unterschiedliche Formen und Muster der künstlichen Beatmung zur Verfügung und ermöglicht die Adaptierung des Respirators an den jeweiligen Bewußtseinszustand und die Kooperationsfähigkeit des Patienten bis zu dessen definitiven Entwöhnung vom Respirator. Inwieweit neuere Formen der künstlichen Beatmung wie die Inversed ratio-Ventilation oder High Frequency Ventilation die Prognose des akuten Lungenversagens beim Schädel-Hirn-Trauma verbessern können, bleibt zur Zeit noch offen. Vorteilhaft wäre jedenfalls ihre geringere Erhöhung des intrathorakalen Druckes und damit ihre verminderte Beeinflussung des intrakraniellen Druckes. Sämtliche Beatmungsformen führen nämlich zu einer Erhöhung der intrathorakalen Mittellage und können zu einer Behinderung des venösen Rückflusses und zu einer Erhöhung des intrakraniellen Druckes führen insbesonders dann, wenn die Verschlechterung der pulmonalen Funktion den Einsatz von positiv endexpiratorischen Drucken erforderlich macht.

Die Interferenz von PEEP und intrakraniellem Druck ist abhängig von der Compliance des Lungen-Thorax-Systems und des Herzbeutels und selbstverständlich von der Compliance des Gehirns (Tab. 6). Da die Compliance dieser Systeme in der klinischen Routine meist unbekannt ist, kann die Wirkung von PEEP auf den intrakraniellen Druck nicht vorausgesagt werden: Eine kontinuierliche Kontrolle des intrakraniellen Druckes muß hier ebenfalls gefordert werden, um den Einsatz von PEEP berechenbar zu machen. Dies gilt insbesonders, wenn positiv endexpiratorische Drucke oberhalb von 5 cm H_2O eingesetzt werden müssen.

Tabelle 6 PEEP und ICP

PEEP
↓
Intrapleuraler Druck ← ← ← ← ← Lungen-Thorax-Compliance
+
Intraperikardialer Druck ← ← ← Perikard-Compliance
↓
Venöser Rückfluß
↓
ICP ← ← ← ← ← ← ← Intrakranielle Compliance

Zum Teil jedoch kann die ungünstige Wirkung von PEEP durch eine Oberkörperhochlagerung sehr effektiv kompensiert werden.

Die oben angesprochene Kollision zwischen Erfordernissen des zentralen Nervensystems und Erfordernissen des Gesamtorganismus beziehungsweise eines vital bedrohten Organs wird hier sehr deutlich. Es bleiben jedoch keine Zweifel, daß eine auf dem Boden einer respiratorischen Insuffizienz sich entwickelnde Hypoxämie folgerichtig behandelt werden muß, d. h. auch den Einsatz von positiv endexpiratorischen Drucken erfordert, um eine weitere hypoxische Schädigung des Gehirns zu verhindern.

Trotz großer technischer Fortschritte auf dem Gebiete der Respirator-Therapie bleibt die Langzeitbeatmung mit einer Reihe von erheblichen Risiken behaftet. Respiratortherapie-bedingte pulmonale Komplikationen müssen von jedem in der Neurotraumatologie Tätigen erkannt werden. Sehr oft sind sie für den weiteren Verlauf und den endgültigen Ausgang von entscheidender Bedeutung. Akute Komplikationen, die Ausbildung eines Pneumothorax oder Pneumomediastinums oder bronchopleurale Fistelbildung sind schwerwiegende barotraumatische Komplikationen der Langzeitbeatmung, die sofort erkannt und folgerichtig behandelt werden müssen. Schwere Schädigungen der Trachealschleimhaut durch Endotrachealtubus oder auch Trachealkanüle können zu lebensbedrohlichen Zuständen wie die Ausbildung einer Ösophagotrachealfistel oder die Entstehung einer akuten Arrosionsblutung führen. Die pulmonale Infektion und ihr Übergang in die Sepsis (die allzuoft trotz moderner Antibiotikatherapie letal verläuft) sind ein weiteres schwerwiegendes Risiko der Langzeitbeatmung. Die Häufigkeit eines positiven Keimnachweises im Trachealsekret als Ausdruck einer Kontamination mit pathogenen Erregern und der Möglichkeit des Übergangs in eine manifeste Infektion ist direkt proportional zur Aufenthaltsdauer des Patienten auf der Intensivstation und ist beim Schädel-Hirn-Trauma aufgrund der Immobilisation und der Unterdrückung der immunologischen Reaktion des Organismus durch Kortikosteroide und Langzeitsedativa sehr hoch. Der Langzeiteinsatz von Kortikosteroiden muß hier jedenfalls sehr kritisch beurteilt werden. Die peinliche Einhaltung hygienisch sinnvoller Maßnahmen (Händedesinfektion, Asepsis bei der Bronchialtoilette, Pflege der intravasalen Katheter, um nur einige Aspekte zu nennen) sowie die ausgedehnte Physiotherapie der Lunge in Zusammenarbeit mit der krankengymnastischen Abteilung sind in der Lage, die Häufigkeit pulmonaler Infektionen zu verringern. Für eine effektive Prophylaxe durch Antibiotikagabe liegen keinerlei Beweise vor.

Die Lagerung des neurotraumatologischen Patienten beeinflußt das Verhalten des intrakraniellen Druckes ebenfalls sehr wesentlich. Die Oberkörperhochlagerung in 45° Ebene zeigt eine sofortige hirndrucksenkende Wirkung und sollte bei jedem Schädel-Hirn-Trauma-Patienten eingehalten werden. Auch die Drehung des Kopfes nach rechts oder links und die extreme Flexion kann durch die Behinderung des zerebral-venösen Abflusses zu erheblichen Steigerungen des intrakraniellen Druckes führen.

Die pharmakologische Beeinflussung des Hirnödems und des intrakraniellen Druckes beinhaltet die Gabe von Kortikosteroiden, den Einsatz von Osmodiuretika und Hirnstoffwechsel-senkenden Substanzen. Die Frage der Wirksamkeit von Kortikosteroiden und Osmodiuretika soll hier nicht diskutiert werden: Ihre Nebenwirkungen auf den Gesamtorganismus stehen hier zur Debatte.

Die Osmotherapie, deren Wirkprinzip auf einer Erhöhung der Blutosmolalität beruht, kann beim unkritischen Einsatz zu einer pathologischen Erhöhung der Blutosmolatität über den kritischen Grenzwert von 330 mOsm führen und somit die traumatisch bedingte Enzephalopathie weiter verstärken. Bei kardialen Risikopatienten kann die Zufuhr größerer Mengen zu einer akuten Dekompensation mit kardiogenem Lungenödem und Hypoxie führen. Die Diurese im Anschluß an die Gabe von Osmodiuretika kann bei mangelhafter Substitution zu Elektrolytstörungen mit gefährlichen Kaliumentgleisungen und zur Exzikkose mit Erhöhung des Hämatokrits und Verschlechterung der Fließeigenschaften des Blutes führen. Aus diesen und anderen Gründen ist eine deutliche Tendenz zur strengeren Indikation der Osmotherapeutika, zur Erniedrigung der Einzel- und Gesamtdosis und zur Kontrolle der Wirksamkeit über kontinuierliche intrakranielle Druckmessung zu verzeichnen. Ob das Glycerol, dem weniger toxische Nebenwirkungen nachgesagt werden und bei dem das sogenannte Rebound-Phänomen nicht auftreten soll, bessere Ergebnisse zeigen wird, bleibt derzeit noch offen. Der Einsatz von Osmotherapeutika erfordert unseres Erachtens die kontinuierliche Überwachung des intrakraniellen Druckes und die regelmäßige Kontrolle der Serumosmolalität insbesonders bei gleichzeitiger parenteraler Ernährung mit hochkalorischen Lösungen.

Die Nebenwirkungen der Kortikosteroide sind bekannt, die Unterdrückung der Hypothalamus-Hypophysen-Nebennierenachse muß berücksichtigt und besonders beim sogenannten Ausschleichen der Medikation beachtet werden. Die Immunosuppression des Patienten durch den Langzeiteinsatz von Kortikosteroiden kann zu einer erhöhten Infektanfälligkeit des Patienten führen. Die Nebenwirkungen auf den Gastrointestinaltrakt können meistens durch den Einsatz von Antacida und H2-Ionenblocker verhindert werden.

Der Einsatz „zerebroprotektiver" Pharmaka

Die endgültige Beurteilung der sogenannten zerebroprotektiven Pharmaka (von den Barbituraten über die Kalziumblocker bis hin zu den Prostaglandininhibitoren) ist zur Zeit nicht möglich. Die großen Hoffnungen, die seit den Ergebnissen von Bleyart in die Barbiturate gestellt worden waren, sind bereits zum größten Teil enttäuscht worden. Die tierexperimentellen Ergebnisse sind je nach Tierspezies, nach Versuchsanordnung und Untersucher sehr unterschiedlich und erlauben zur Zeit keine klinische Schlußfolgerung für die Therapie des Schädel-Hirn-Traumas. Die klinische Studie von Safar und Mitarbeiter konnte ebenfalls einen günstigen Effekt von Barbituraten auf die Enzephalopathie nach Reanimation bei Herz-Kreislauf-Stillstand nicht nachweisen. Auch Wiedemann und Mitarbeiter konnten in ihrer retrospektiven klinischen Studie eine günstige Wirkung beim Schädel-Hirn-Trauma mit erhöhten intrakraniellen Drucken endgültig nicht beweisen. Barbiturate senken zwar den zerebralen Sauerstoffverbrauch und den erhöhten intrakraniellen Druck und führen bei der regionalen Ischämie zu günstiger Umverteilung der Durchblutung, aber bereits die abfangende Wirkung freier Sauerstoffradikale wird neuerdings in Frage gestellt.

In Anbetracht der Komplikationen der hochdosierten Barbiturattherapie sollte ihr Einsatz auf die therapierefraktäre intrakranielle Druckerhöhung und therapieresistente Krampfaktivitäten im EEG beschränkt werden. Von den Nebenwirkungen und Komplikationen betroffen sind eine Vielzahl von Systemen des menschlichen Organismus (Tab. 7). Durch den Abfall des mittleren arteriellen Druckes bei der initialen Barbituratgabe kann der zerebrale Perfusionsdruck auf kritische Werte abfallen und bereits jetzt kann sich die angestrebte zerebroprotektive Wirkung in ihr Gegenteil umkehren nämlich der weiteren Schädigung des Gehirns durch Minderperfusion.

Tabelle 7 Nebenwirkungen der hoch-dosierten Barbiturattherapie

Kardiovaskuläres System
Respiratorisches System
Gastrointestinales System
Leberfunktion
Allergische Reaktionen
Interaktionen mit anderen Medikamenten
Überdosierung
Lokale Reaktionen (Thrombophlebitis)
Verschleierung der neurologischen Symptomatik

Das ohnehin hohe Infektionsrisiko der Lunge kann durch die hochdosierte Barbiturattherapie weiter erhöht werden, indem die Barbiturate die Lymphozytenfunktion hemmen und die mukoziliare Clearance der Lunge vermindern. Die Inzidenz ösophago-gastroduodenaler Läsionen erscheint unter Barbiturattherapie ebenfalls erhöht zu sein. Die Verschleierung der neurologischen Symptomatik durch das Barbituratkoma läßt eine Komaeinstufung nicht mehr zu; neurologische Verschlechterungen werden ebenfalls schlecht diagnostizierbar. Die Verlaufskontrolle muß ersatzweise über kontinuierliche intrakranielle Drucküberwachung, EEG-Registrierung und wiederholte Computer-Tomographie erfolgen. Ob das Etomidate (Hypnomidate®) wegen seiner geringeren hämodynamischen Nebenwirkungen zur Hirndrucksenkung besser geeignet ist, bleibt derzeit offen. Ebenfalls kontrovers beurteilt wird der Einsatz von Kalziumantagonisten, deren günstige Wirkung auf den Vasospasmus nach Subarachnoidalblutung nachgewiesen wurde. Bei der Therapie des Schädel-Hirn-Traumas durch Kalzium-Antagonisten liegen zur Zeit keine endgültigen Ergebnisse vor.

Führt nun der fehlende Beweis der Nützlichkeit sogenannter zerebroprotektiver Pharmaka zum therapeutischen Nihilismus? Sollten Patienten mit schwerem Schädel-Hirn-Trauma nur sorgfältig gepflegt und ansonsten dem natürlichen Verlauf der traumatischen Läsion überlassen werden? Im Gegenteil: Zerebroprotektion bedeutet nicht den alleinigen Einsatz dieses oder jenen Pharmakons mit potentiell protektiver Wirkung, sondern den Einsatz einer breiten Palette differenzierter Maßnahmen, die auf die Wiederherstellung der Homöostase abzielen. Die Normalisierung der Glukosespiegel ist hierbei von großer Bedeutung, da die Blutglukose im Postaggressionsstoffwechsel zur Entgleisung in Richtung extremer Hyperglykämie neigt. Im Tierexperiment konnte sowohl auf elektrophysiologischer als auch auf biochemischer und morphologischer Ebene gezeigt werden, daß eine präischaemische oder prähypoxische Hyperglykämie eine dramatische Verschlechterung der neurologischen Situation mit sich bringt. In klinischen Studien konnte ebenfalls ein ungünstiger Verlauf bei Patienten mit zerebralem ischämischem Insult und gleichzeitiger Hyperglykämie beobachtet werden.

In der Tabelle 8 sind die wesentlichen Punkte einer zerebroprotektiven Intensivtherapie zusammengefaßt. Auf die Notwendigkeit des wiederholten Einsatzes der Computertomographie muß auch in Anbetracht der Schwierigkeiten des

Tabelle 8 Zerebro-protektive Maßnahmen (Mod. n. A. Mjllie, 1983)

1. Mäßige Hyperventilation
2. Mäßige Hyperoxämie
3. Normalisierung des Säure-Basen-Haushaltes
4. Normalisierung des Blutdruckes
5. Normalisierung bzw. Optimierung der Fließeigenschaften des Blutes
6. Streßreduzierung = Sedierung
7. Zerebrale Krampfprophylaxe
8. Kontrolle der Hyperthermie
9. Relative, mäßige Dehydrierung
10. Normalisierung des Elektroythaushaltes
11. Normalisierung des onkotischen Druckes
12. frühzeitige Therapie bzw. Prophylaxe von Sepsis und Urämie
13. Frühzeitige Messung und Kontrolle des intrakraniellen Druckes
14. Wiederholte Computertomographie
15. Eventueller Einsatz von "zerebro-protektiven" Pharmaka

Transportes eines beatmeten Patienten hingewiesen werden: Keineswegs darf der Zeitpunkt einer chirurgischen Intervention zur Ausräumung raumfordernder Prozesse zu spät erfaßt werden.

Die Langzeitsedierung neurotraumatologischer Patienten und die Narkoseführung zur Durchführung diagnostischer oder chirurgischer Maßnahmen erfordert die genaue Kenntnis der Wirkung dieser Pharmaka auf die zerebrale Durchblutung. Narkosemittel, die den intrakraaiellen Druck erhöhen können, wie Halothan oder Ketamine, müssen unbedingt vermieden werden, und Narkoseverfahren mit günstiger Wirkung wie etwa die Neuroleptanalgesie müssen auch zu kurzfristigen diagnostischen Maßnahmen eingesetzt werden.

Jenseits der Problematik zerebro-protektiver Maßnahmen und der Therapie intrakranieller Druckerhöhungen sind eine Reihe weiterer innensivmedizinischer Aspekte der Therapie schwerer Schädel-Hirn-Verletzter von Bedeutung, die jedoch nur gestreift werden können.

So muß die totale parenterale Ernährung neurotraumatologischer Patienten an die Art und Schwere der Verletzung adaptiert werden unter Berücksichtigung des Postaggressionsstoffwechsels mit seinen Störungen im Kohlenhydrat-, Fett-und Eiweißstoffwechsel. Die Glukoseverwertungsstörung, entstanden auf dem Boden des Postaggressionsstoffwechsels oder einer zentralen Dysregulation durch Läsion der Kerngebiete des Hypothalamus muß in Anbetracht der zerebral gefährdenden Hyperglykämie besonders berücksichtigt und durch die adäquate Zufuhr von Insulin reguliert werden. Es bleibt zur Zeit offen, ob eine Adaptierung des Aminosäurenmusters in den Aminosäurenlösungen beim Schädel-Hirn-Trauma vorgenommen werden muß; diese ist allenfalls bei gleichzeitiger hepatischer Insuffizienz wegen der Gefahr der hepatischen Enzephalopathie durchzuführen. Die mittlere Energieumsatzrate liegt bei ca. 2500 bis 3000 kcal pro Tag und der Kalorienbedarf liegt damit wesentlich niedriger als früher angenommen wurde. Schließlich sollte unter Berücksichtigung inhärenter Komplikationen der parenteralen Ernährung ein frühzeitiger Übergang auf enterale Ernährungsformen angestrebt werden.

Nach akuten Schädel-Hirn-Trauma mit diffuser Gewebsläsion ist mit einem gehäuften Auftreten von schweren Gerinnungsstörungen zu rechnen. Das Übertreten von Thromboplastin, das im Hirngewebe besonders reichlich vorhanden ist, in die periphere Blutbahn bei Störung der Blut-Hirn-Schranke löst die komplexe Pathogenese einer Verbrauchskoagulopathie beim Schädel-Hirn-Trauma aus. Die frühzeitige Erkennung intravasaler Gerinnungsstörungen und die Einleitung ihrer Therapie mit Frischplasma und Heparin ist entscheidend, da fortgeschrittene Blutgerinnungsstörungen meist sehr schwer in den Griff zu kriegen sind.

Schließlich bedeutet die Feststellung des irreversiblen Hirntodes und damit des endgültigen Todes des menschlichen Individuums eine verantwortungsvolle und notwendige Tätigkeit – sollten wir nicht Gefahr laufen, uns der Kritik einer menschenunwürdigen Fortführung der Apparatemedizin auszusetzen. Diese folgenschwere Entscheidung erfordert die Zusammenarbeit zwischen Neurochirurgen, Intensivmediziner und Neurologen und die Einhaltung von exakten Richtlinien und Beachtung der Ausschlußkriterien wie Intoxikation, Hypothermie oder neuromuskuläre Blockade. Sie erfordert eine genaue Protokollierung der erhobenen Befunde.

Aus der Fülle der Problematik neurotraumatologischer Intensivtherapie wird deutlich, daß

1. die Behandlung schwerer Schädel-Hirn-Verletzter die unbedingte Zusammenarbeit von Neurochirurgen, Anästhesiologen und Intensivmediziner, Gerinnungsphysiologen, Hygieniker, Traumatologen und Toxikologen sowie die hohe Motivation eines speziell ausgebildeten Pflegeteams erfordert, und
2. weiterhin kontrollierte Studien zur Absicherung der Wirkung sogenannter zerebro-protektiver Maßnahmen oder Pharmaka erforderlich sind, daß jedoch diese Forderung aufgrund der Heterogenität der Ausgangsbedingungen und der Verläufe durch Komplikationen anderer Organsysteme sehr schwer zu erfüllen ist.

Literatur

[1] Baethmann, A.: Das Hirnödem mechanischer, zirkulatorischer, osmotischer, metabolischer und toxischer Genese. In: Der bewußtlose Patient. Hrsg.: Ahnefeld, F. W., H. Germann, C. Burri, W. Dick, M. Halmagyi, G. Hossli, E. Rügheimer. Klin. Anästhesiologie und Intensivtherapie Bd. 19. Springer Verlag Berlin, Heidelberg 1979.

[2] Gaab, M. R. und K. A. Bushe: Die Behandlung der intrakraniellen Drucksteigerung. Intensivbehandlung *6* (1981) 34.

[3] Grenvik, A. und P. Safar (Ed.): Brain Failure and Resuscitation. Churchill Livingstone, New York, Edinburgh, London, Melbourne 1981.

[4] Heuser, D.: Möglichkeit und Grenzen zerebraler Protektion. Versuch einer Bestandsaufnahme. Anästhesiologie und Intensivmedizin *8* (1982) 315–324.

[5] Krier, C., F. Fleischer and K. Wiedemann: Complications of High-Dose-Barbiturate-Therapy in Severe-Head-Injury Patients. Anaesthesist *32* (suppl.) (1983) 381.

[6] Siesjö, B. K., H. Johansson, B. Ljunggren and K. Norberg: Brain dysfunction in hypoxia and ischemia. In: Brain Dysfunction in metabolic disorders (Ed. F. Plum) Raven Press, New York 1974.

[7] Tinker, J. and M. Rapin (Ed.): Care of the Critically Ill Patient. Springer Verlag, Berlin-Heidelberg-New York 1983.

[8] Wiedemann, K. and S. Hoyer (Hrsg.): Brain Protection Morphological, Pathophysiological and Clinical Aspects. Springer-Verlag, Berlin-Heidelberg-New York-Tokio 1983.

Einsatz von Katecholaminen und Antihypertensiva bei Intensivpatienten

St. Junghänel

Das Schädel-Hirn-Trauma ist in mehr als 40% mit anderen Verletzungen kombiniert [7]. Davon fallen auf die Hälfte Thorax- und Lungenverletzungen sowie zu einem Drittel intraabdominelle Läsionen. Für eine Vielzahl dieser Patienten, die sich aus allen Altersklassen rekrutieren, ist es erforderlich, Katecholamine in der Reanimation und zur Stabilisierung des Kreislaufes zu verwenden als auch durch antihypertensive Maßnahmen eine Beeinträchtigung der Pumpleistung des Herzens zu beseitigen und hypertonen Krisen wirksam und gut steuerbar zu begegnen.

Störungen der zerebralen Autoregulation, die unter Normalbedingungen bei einem MAP (mittlerer arterieller Blutdruck) zwischen 60 und 130 mm Hg erhalten bleibt [7], lassen die Hirndurchblutung bei generalisierten Hirnschwellungen oder bei lokalen Ödemen in der Umgebung von Kontusionsherden passiv über alle Bereiche den Blutdruckänderungen folgen. Auf die besondere Gefährdung der Hypertoniker gegenüber Blutdruckabfällen durch die Rechtsverschiebung der Autoregulation der zerebralen Perfusion [7] sei hingewiesen. Eine Stabilisierung des Kreislaufes bei neurochirurgischen Intensivbehandlungspatienten gegen hypo- und hypertone Zustände ist deshalb in vielen Fällen neben Beseitigung intrakranieller Raumforderungen, Osmotherapie, Kortikoiden, Hyperventilationstherapie und Lagerung dringend erforderlich.

Katecholamine und Vasodilatatoren haben die früher auch bei Akutfällen verwendeten Digitalisglykoside auf die Indikationen der Herzinsuffizienz mit Herzvergrößerung und Belastungsdyspnoe sowie auf Tachyarrhythmien zurückgedrängt.

In der Tabelle 1 sind die Glykoside den Katecholaminen gegenübergestellt. Die Vorteile der Katecholamine liegen in einer großen therapeutischen Breite, optimalen Steuerbarkeit und konstanter Pharmakokinetik. Eine parenterale Applikation ist erforderlich.

Das Wirkmuster der uns zur Verfügung stehenden Katecholamine ist unterschiedlich. In Tabelle 2 sind die Rezeptoraffinitäten der wichtigsten Katecholamine dargestellt. Dobutamin hat nur noch eine schwach positive Aktivität auf

Praktische Notfallmedizin 2 · Das Hirnödem

Tabelle 1 Gesichtspunkte der Behandlung mit Digitalis oder Katecholaminen (Modif. n. [4])

	Digitalisglykoside	Katecholamine
Wirkungseintritt	protrahiert	sofort
Wirkungsdauer	lang	kurz
Kumulation	+ + +	-
Therapeut. Breite	klein	+ groß
Steuerbarkeit	schlecht	optimal
Toxizität	+ + +	-
Abhängigkeit von Nierenfunktion	+ + +	-
Pharmakodynamik	± konstant	variabel
Pharmakokinetik	± variabel	konstant
Indikation, Eignung	chron. Zustände	akute Zustände
Applikation	parent. u. oral	nur parent.
Überwachung	ambulant	intensiv

Tabelle 2 Rezeptoraktivität von Katecholaminen (Modif. n. [1])

	α Peripher	β_1 Kardial	β_2 Peripher
Noradrenalin	++++	+++	0
Adrenalin	++++	++++	++
Dopamin	++	++++	+
Isoproterenol	0	++++	++++
Dobutamin	(+)	++++	++

Alpha-Rezeptoren im Vergleich zu Dopamin, wobei Dopamin ein dosisabhängiges Verhalten zeigt.

Voraussetzungen für den Einsatz von Katecholaminen sind: Normovolämie, normaler Blut-pH, Serumkalium 4,0–4,5 mmol/l, Ekg-Monitor/Intensiv-Station, normaler PO_2, normales Hb, ZV-Katheter (ausschließlich für Katecholamine) [2]. Direkte Druckmessung ist anzustreben.

Noradrenalin, dessen Wirkung ausschließlich über die Alpha- und Beta-l-Rezeptoren vermittelt wird, hat durch die Alpha-Wirkung einen peripher vasokonstringierenden Effekt und fördert durch seine Beta-l-Aktivität die Kontraktionskraft des Herzens [1]. Es eignet sich für Zustände, bei denen der arterielle Widerstand herabgesetzt ist, also in der Frühphase des septischen Schocks. Die Dosierung liegt bei etwa 0,1–1 µg/kg/min und muß nach Wirkung erfolgen, nach Möglichkeit gesteuert durch Ermittlung des peripheren Widerstandes. Die renale Durchblutung wird unter Noradrenalin deutlich reduziert.

Adrenalin hat ausgeprägte Alpha- und Beta-adrenerge Aktivitäten, die deutlich dosisabhängig sind. Kleinere Dosen führen zu einer über Beta-2-Rezeptoren vermittelten Vasodilatation, größere Dosen zu Alpha-adrenerger Vasokonstriktion [1, 2]. Adrenalin ist das Mittel der Wahl bei kardiopulmonaler Reanimation und anaphylaktischem Schock. Gegenüber dem früher für diese Indikationen verwendeten Orciprenalin liegen die Vorteile in der bei größeren Dosen auftretenden peripheren Vasokonstriktion, die zu einem minimalen diastolischen Aortendruck führt, der eine Durchblutung der Koronararterien ermöglicht; damit wird die Voraussetzung für die positiv intrope Wirkung am Myokard bei der Reanimation geschaffen [3]. Der renale Blutfluß nimmt unter Adrenalin ab, selbst schon bei kleinen Dosen, die keine Senkung des peripheren Widerstandes bewirken. Als oberer Richtwert der Dosis werden für längerdauernde Behandlung 0,1 µg/kg/min angegeben [2].

Dopamin führt zu einem Anstieg der Kontraktilität und der Herzfrequenz sowohl über Freisetzung von Noradrenalin als auch direkt über Beta-1-Wirkung. Durch höhere Dosen tritt über Alpha-Stimulation eine Vasokonstriktion an den peripheren Kapazitäts- und Widerstandsgefäßen ein [1]. Die spezifischen renalen Dopamin-Wirkungen werden dopaminergen Rezeptoren zugeschrieben, über die auch bei Mesenterial-, Koronar- und Zerebralgefäßen eine Vasodilatation zustandekommt. Im niedrigen Dosisbereich bis ca. 3 µg/kg/min sind die renalen Effekte maximal nachweisbar. Die spezifischen renalen Dopamin-Wirkungen sind: verminderter renaler Gefäßwiderstand mit einer Zunahme des renalen Blutflusses, besonders im Nierenmark, eine Renin-Stimulation und eine Zunahme der glomerulären Filtration. Weiterhin tritt eine Natriurese und eine Konzentrationsabnahme des Harns als Ausdruck einer verminderten tubulären Resorption auf. Wird die Dopamin-Dosis über den Bereich 3–4 µg/kg/min gesteigert, so werden die dopaminspezifischen Wirkungen durch einen Alphastimulierenden Effekt überlagert.

Es hat sich durchgesetzt, die negativen Einflüsse der PEEP-Beatmung auf die renalen Funktionen durch Dopamin-Gaben im low-dose-Bereich zu kompensieren. Ausgeprägt ist die Dopamin-Wirkung auf das sekundäre Nierenversagen durch Herzinsuffizienz.

Bei Patienten ohne manifeste Herzinsuffizienz wurde dagegen keine Änderung der Harnausscheidung gefunden. Liegt eine Einschränkung der Nierenfunktion bei kardiogenem Schock vor, so wird eine Dosis von 1–3 µg/kg/min Dopamin in der Kombination mit Dobutamin empfohlen. Eine Verbesserung der renalen Durchblutung ist von Dopamin-Dosen über 5 µg/kg/min nicht mehr zu erwarten [2].

Dopamin, die intermediäre Vorstufe von Noradrenalin und Adrenalin ist als körpereigene Substanz dem durch die eingeführte Seitenkette am Stickstoffatom synthetisierten Dobutamin in Abb. 1 gegenübergestellt.

Die positiv inotrope Wirkung von Dobutamin kommt über Beta-1-adrenerge Rezeptoren des Herzens zustande und ist nicht wie beim Dopamin mit einer

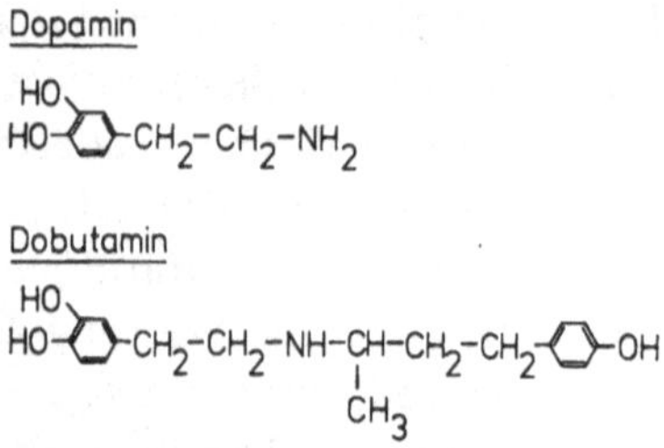

Abb. 1

Freisetzung endogener Katecholamine verbunden. Die peripheren Gefäße werden über Beta-2-Rezeptoren mehr als über Alpha-Rezeptoren beeinflußt, so daß eine geringe Vasodilatation überwiegt [1].

Als günstig wird von vielen Autoren die Kombination von Dopamin mit Dobutamin in den Dosen Dopamin 1,5–3 µg/kg/min, Dobutamin 5 (max. 10) µg/kg/min angesehen. Dimai weist darauf hin, daß sich gewisse Maximaldosierungen für den klinischen Betrieb bewährt haben. 10 µg/kg/min Dobutamin sollten nicht überschritten werden, über 5 µg/kg/min Dopamin verbessern die Nierendurchblutung nicht mehr [1]. Alle Katecholamine führen zu einem erhöhten Sauerstoffbedarf des Herzens durch die Verstärkung der Wandspannung, Erhöhung der Herzfrequenz und Erhöhung der Kontraktionskraft [10, 11].

In jüngerer Zeit wir deshalb die Kombination von Katecholaminen mit Vasodilatatoren oder die alleinige Gabe von Vasodilatatoren in der Behandlung eines in seiner Pumpleistung beeinträchtigten Herzens empfohlen [11]. Infolge Vor- und Nachlastsenkung am Herzen durch die Vasodilatatoren kommt es zu einer Verbesserung der Myokarddurchblutung mit Steigerung des Schlagvolumens.

Eine Vasodilatation ist nach den in Tabelle 3 dargestellten Mechanismen möglich.

Tabelle 3 Mechanismus der Vasodilatation

1. Blockade der Alpha-Rezeptoren (z. B. Phenoxybenzamin, Pentolamin)
2. Blockade der Beta-Rezeptoren
3. Kombination von 1. und 2. (z. B. Labetalol)
4. Ganglienblockade (z. B. Trimetapham)
5. Stimulation zentraler Alpha-Rezeptoren (z. B. Clonidin, Urapidil)
6. Relaxation der glatten Gefäßmuskulatur (z. B. TNG, NNP, Dihydralazin, Diazoxid)
7. Calziumeintrittsblocker (z. B. Verapramil, Nifedipin, Diltiazem)
8. Converting-Enzym-Hemmer (z. B. Captopril)

Die mit Phenoxybenzamin und Pentolamin erreichte Vasodilatation über Alpha-Blockade findet heute fast ausschließlich in der Behandlung katecholaminsezernierender Tumoren Verwendung. Häufig wird diese Behandlung mit Betablockern kombiniert.

Die Betablockade hat in der Dauertherapie der Hypertonie mit oraler Applikation die zur Zeit größte Bedeutung, bei der parenteralen Applikation kommt die Verwendung von Betablockern als Vasodilatatoren nicht in Frage.

Mit der Kombination von Alpha- und Beta-Blockern ist ein antihypertensiver Effekt zu erreichen. Der Wirkstoff Labetalol eignet sich zur Behandlung akuter hypertoner Zustände.

Ganglienblocker haben wegen ihrer schlechten Steuerbarkeit und Nebenwirkungen an Bedeutung verloren.

Die Stimulation zentraler Alpha-Rezeptoren mit Clonidin und Urapidil wird häufig durchgeführt, ebenso die Relaxation der glatten Gefäßmuskulatur mit Nitroglycerin, Natriumnitroprussid, Dihydralazin und Diazoxid, Kalziumeintrittsblocker und der Converting-Enzymhemmer Captopril sind der Vollständigkeit halber erwähnt.

Die Substanzen Trinitroglycerin (NTG) und Natriumnitroprussid (NNP) haben in der jüngsten Zeit zunehmend an Bedeutung gewonnen und werden in der Intensivbehandlung eingesetzt, wenn der kardio-zirkulatorische Zustand des Patienten eine Druckentlastung des Herzens erfordert [5, 11]. Mit NNP können tiefere Hypotensionsgrade erreicht werden, es ist deshalb das für die intraoperative kontrollierte Hypotension am häufigsten eingesetzte Präparat.

Tabelle 4 Die Wirkung von Nitroglycerin (NTG) und Natriumnitroprussid (NNP) auf das kardiovaskuläre System [5]

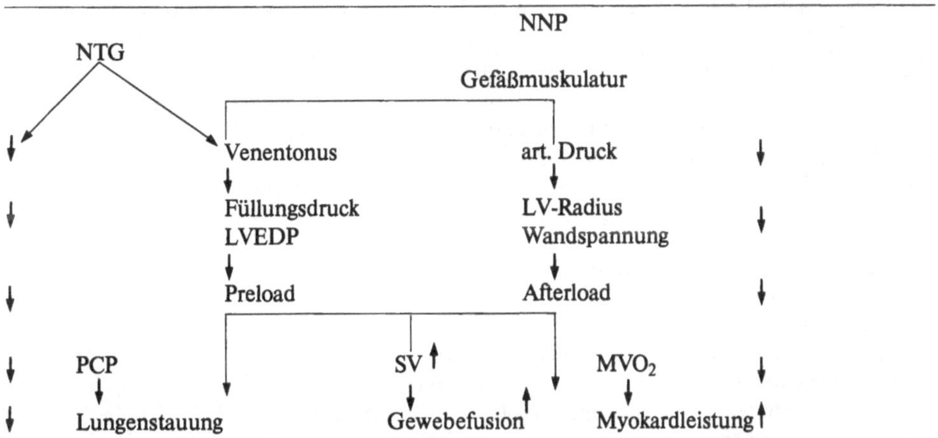

In Tabelle 4 sind die Wirkungen der beiden Vasodilatatoren NTG und NNP auf das kardiovaskuläre System dargestellt. Nitroglycerin mit einer Halbwertszeit von 2 min. wirkt bevorzugt am venösen Schenkel und führt zu einer Erhöhung der Kapazität des Nierendrucksystems. Die damit verbundene preload-Senkung reduziert deutlich den Sauerstoffbedarf des Myokards. NNP senkt den Venentonus und auch den Tonus der arteriellen Widerstandsgefäße. Auch hier ist mit der Vor- sowie Nachlastsenkung ein Absinken des myokardialen Sauerstoffbedarfs vorhanden. NNP, eine anorganische Komplexverbindung, besteht bis zu 44% ihres Gewichtes aus Zyanidionen. Der Komplex zerfällt schnell. Zyanid und der Metabolit Thiozyanat entstehen und sind für die toxischen Wirkungen verantwortlich, falls der Dosisstrom über 2 µ/kg/min NNP überschritten wird. Es konnte gezeigt werden [8], daß die maximale Entgiftungsgeschwindigkeit für Zyanid beim Menschen nicht 1 mg/kg/h, sondern 0,05 mg/kg/h beträgt. Die Intoxikationsproblematik ist durch die simultane Infusion von Thiosulfat gelöst, das für die Rhodanase-Reaktion, die die Überführung von Blutblausäure in Thiozyanat bewerkstelligt, im Überschuß vorhanden sein muß. Da Thiozyanat eine lange Halbwertszeit hat, ist besonders bei niereninsuffizienten Patienten mit subakuten Vergiftungen durch lange NNP-Anwendung zu rechnen. NNP bleibt deshalb ein Präparat für kurzfristige Anwendungen. Die Applikationsdauer sollte 8 Tage nicht überschreiten.

Es sei an dieser Stelle noch auf die Problematik des Blutdruckanstieges nach künstlichen Hypotensionen mit NNP hingewiesen, die durch gegenregulatorisch bedingte höhere Plasmarenin- und Katecholamin-Spiegel nach Absetzen ausgelöst werden [6]. Auch nach Nitroglyzerin sind unerwünschte Blutdruckanstiege beobachtet worden. Landauer hat die wesentlichen Maßnahmen herausgearbeitet, die geeignet sind, eine sogenannte overshoot-Reaktion oder einen Rebound so gering wie möglich zu halten (Tab. 5).

Tabelle 5 Maßnahmen zur Vermeidung eines Rebound-Effektes nach kontrollierter Hypotension [6]

1. Beschränkung der Hypotension auf das sowohl zeit- als auch druckmäßig notwendige Minimum.
2. „Sanfte" Änderungen des Dosisstromes mit nach längerer Nitroprussidgabe an der hormonellen sowie autoregulatorischen Normalisierung orientiertem „Ausschleichen".
3. Flankierende Blockade der β-Rezeptoren.
4. Hyperventilation des Patienten.
5. Fortführende Intensivbehandlung mit
   - kontrollierter Beatmung,
   - restriktiver Volumenbilanzierung,
   - ausreichender Sedierung,
   - bedarfsweiser Blutdruckbeeinflussung sowie
   - direkter Überwachung des intrakraniellen Druckes

   anstelle einer unmittelbar postoperativen Narkoseausleitung.
6. Eventuell Kombination verschiedener hypotensiver Prinzipien

Der Hauptnachteil der beiden so gut steuerbaren Substanzen Natriumnitroprussid und Nitroglyzerin ist in dem Einfluß auf die Hirndurchblutung zu sehen. Als direkte Vasodilatatoren führen Nitroglyzerin, NNP [9], Hydralazin und Diazoxid zu einer zerebralen Vasodilatation mit Anstieg des Blutflusses und Erhöhung des intrazerebralen Druckes [9].

Der Verlust der zerebralen Autoregulation macht diese Substanzen für die Behandlung neurochirurgischer Intensiv-Patienten zum Problem.

Von den Substanzen, die eine Reduktion des Sympathikotonus über zentrale Alpha-Stimulation erreichen, werden Clonidin und Urapidil eingesetzt. Von Clonidin sind mir keine Untersuchungen über den Einfluß auf den intrakraniellen Druck bekannt. Urapidil, eine vor kurzem neu eingeführte Substanz mit zentraler Alpha-Stimulation und einer peripheren postsynaptischen Alpha-l-Blokkade und Alpha-2-Rezeptor-Stimulation, ist antihypertensiv wirksam, ohne den intrakraniellen Druck zu erhöhen [9]. Es konnte gezeigt werden, daß Urapidil an Hunden, mit und ohne Massenläsion, zu einer Reduktion des mittleren arteriellen Druckes mit gleichsinniger Abnahme des zerebralen Perfusionsdrukkes führt, ohne den intrakraniellen Druck zu steigern [1]. Urapidil wird durch diese Befunde, Senkung des arteriellen Blutdruckes ohne Einfluß auf den intrakraniellen Druck, als ein nützliches Medikament für die Verhinderung und Behandlung hypertensiver Episoden während der perioperativen Phase bei neurochirurgischen Patienten betrachtet [9]. Nebenwirkungen bei der Therapie mit Urapidil wurden nicht beobachtet.

Zusammenfassend ist zu sagen, daß der Einsatz von Katecholaminen zur Stabilisierung des Kreislaufes und zur Reanimation ein wichtiger Teil der klinischen Routine bei Intensivpatienten ist. Mit den Substanzen Dopamin, Dobutamin, Adrenalin und Noradrenalin stehen Stoffe zur Verfügung, die sowohl einzeln als auch in Kombinationen eingesetzt werden und sich gegenüber Glykosiden durch größere therapeutische Breite, optimale Steuerbarkeit und konstanter Pharmakokinetik auszeichnen. Allerdings ist der Einsatz an eine Intensivbehandlungseinheit gebunden.

Durch die Verwendung von Vasodilatatoren wird über eine Reduktion der Vor-und Nachbelastung des Herzens eine Senkung des myokardialen Sauerstoffverbrauches erreicht. Die klinische Situation erfordert oft die Kombination von Katecholaminen und Vasodilatatoren.

Bei Einsatz von Nitroglycerin, Natriumnitroprussid, Hydralazin und Diazoxid ist über eine zerebrale Vasodilatation mit Anstieg des Blutflusses mit einer Erhöhung des intrakraniellen Druckes zu rechnen. Es ist deshalb der Einsatz dieser Medikamente bei Patienten mit erhöhtem Hirndruck sorgfältig abzuwägen.

Literatur

[1] Bolte, H.-D.: Allgemeines und Grundlagen. In: Katecholamine und Vasodilatantien bei Herzinsuffizienz (ed. H.-D. Bolte). Springer Verlag, Berlin-Heidelberg-New York, 1981.
[2] Dimai, W.: Katecholamine. ZAK Zürich, 13.–17. September 1983 (1983).
[3] Gattiker, R.: Medikamentöse Unterstützung der kardialen Wiederbelebung. ZAK Zürich 13.–17. September 1983 (1983).
[4] Gattiker, R.: Die Intensivbehandlung in der Kardiochirurgie. Anästh. Intensivmed. *23* (1982) 109–113.
[5] Landauer, B.: Zum Einsatz von Vasodilatatoren in der Intensivbehandlung. Eine Einführung. Intensivbehandlung *6* (1981) 145–147.
[6] Landauer, B.: Zur Frage des Blutdruckanstieges nach künstlicher Hypotension. Anästh. Intensivmed. *22* (1981) 276–282.
[7] Pfenninger, E. und F. W. Ahnefeld: Narkoseführung beim polytraumatisierten Patienten mit assoziiertem Schädel-Hirn-Trauma. Anaesthesist *32* (1983) 191–199.
[8] Schulz, V. und Th. Pasch: Pharmakologische und toxikologische Gesichtspunkte zur Therapie mit Natriumnitroprussid. Intensivbehandlung *6* (1981) 157–165.
[9] van Aken, H., Ch. Puchstein, Ch. Anger and P. Lawin: The influence of Urapidil, a new antihypertensive agent, on cerebral perfusion pressure in dogs with and without intracranial hypertension. Intensicare *9* (1983) 123–126.
[10] van Ackern, K.: Anästhesie bei Patienten mit kardiovasculären Nebenerkrankungen. Anästh.-Intensivtherapie, Notfallmedizin *17* (1982) 258–26.
[11] van Ackern, K., K. Peter und P. Schmucker: Therapie einer akuten Herzinsuffizienz nach koronarchirurgischen Eingriffen mit asodilatation und kardialer Stimulierung. Intensivbehandlung *6* (1981) 171–178.

Diskussion

VI. Intensivtherapie

Auer: Ich finde es sehr wichtig, daß in neuer Zeit häufiger gewarnt wird vor der Anwendung von Hydralazin und darauf hingewiesen wird, daß man das mit größter Vorsicht tun muß. Es gibt zusätzlich zu dem Argument, daß man den schon erhöhten intrakraniellen Druck weiter steigern kann, experimentelle Befunde, die darauf hinweisen, daß bei sehr hoher Hydralazin-Dosierung zerebrale Vasospasmen vorkommen können, die eine Ischämie hervorrufen. Es ist experimentell sogar nachgewiesen worden, daß nach Hydralazin-Gabe ischämische kleine Infarkte produziert wurden.

Gaab: Mit Bezug zum Vortrag von Herrn Krier ist festzustellen, daß die Verbesserung der Prognose beim Schädelhirntrauma ja nicht nur und wahrscheinlich nicht nur zum größten Teil auf dem Neurochirurgen, sondern wohl zum überwiegenden Teil auf dem Intensivmediziner, d.h. auf den Bemühungen der Anästhesie beruht. Ich bin auch schon sehr dankbar, daß er kritisch war mit dem Wort „Hirnprotektion". Das ist ein Schlagwort, das vorn und hinten beim Schädelhirntrauma mit einem Fragezeichen zu versehen ist. Es ist sehr fraglich, ob so etwas überhaupt existiert, ob es mit Barbituraten oder gar mit den Kalziumantagonisten überhaupt möglich ist. Sicher ist nur, daß Barbiturate in der Lage sind, einen kritischen Hirndruck, wenn man ihn mißt, zu senken; das beruht aber nicht auf der Hirnprotektion, sondern auf der akuten Verminderung des Blutvolumens.

Nun noch eine Anmerkung zu der immer wieder diskutierten Frage der Anwendung von PEEP. Sicher ist, daß ein exzessiver PEEP – das entspricht praktisch einer Kopftieflagerung – einen intrakraniell stark angestiegenen Druck zur Dekompensation bringen kann. Es ist aber eher selten. Eine Anwendung eines mäßigen PEEP führt auch bei Patienten mit Plateauwellen kaum zu gefährlichen Veränderungen des intrakraniellen Druckes. Man sollte sicher mit dem PEEP vorsichtig umgehen, möglichst unter Hirndruckmessung; aber es ist ganz sicher so, daß ein hoher PCO_2 und ein niedriger arterieller PO_2 viel gefährlicher sind für das Gehirn als die Sicherung einer guten Lungenfunktion, etwa nach Aspiration durch Anwendung eines PEEP. Wenn der Anästhesist die klare Indikation sieht, bei einem Patienten ein PEEP anzuwenden, dann sollte dies auch durchgeführt werden. Die Verbesserung der Mortalität bei schweren traumatisierten Patienten beruht ja nicht nur auf der Besserung des Schädelhirntraumas sondern auch ganz wesentlich auf der Verhinderung pulmonaler Komplikationen.

Baethmann: Es gibt die klassischen pathophysiologischen Untersuchungen, die besagen, daß PEEP den intrakraniellen Druck steigert. Ich meine, daß die Behandlung von schweren Schädelhirntraumapatienten mit PEEP häufiger ist als wahrscheinlich die Verbreitung der epiduralen Druckmessung. Es gibt Forderungen von Klinikern, die sagen, wenn man PEEP besonders in höherem Umfang vornimmt, muß man den intrakraniellen Druck messen, um zu wissen, ob der zerebrale Perfusionsdruck aufrecht erhalten ist. Weil die intrakranielle Druckmessung nicht so verbreitet ist, ergeben sich Schwierigkeiten in der Praxis. Gibt es eine absolute oder relative Indikation für die intrakranielle Druckmessung bei entsprechenden Patienten, die mit PEEP behandelt werden?

Krier: Zu PEEP möchte ich noch einmal betonen, daß PEEP oft eingesetzt wird, weil es das Gerät erlaubt, weil moderne Geräte einen PEEP möglich machen. PEEP sollte an sich nur eingesetzt werden, wenn die Indikation zu PEEP besteht. Ich glaube, es ist das einzige auf dem technischen Bereich der Respiratortherapie, was wirklich bewiesen ist, daß PEEP nämlich das progressive Lungenversagen, die Prognose ganz allgemein verbessern kann. Ich glaube, daß man bei niedrigem PEEP, wie schon Herr Gaab sagte, unbedingt eine Zunahme des intrakraniellen Druckes messen kann; es gibt zwar Einzelberichte, daß auch bei niedrigem PEEP bereits eine Erhöhung des intrakraniellen Druckes eintreten kann, nur kann man diesen meist durch die sowieso angestrebte Oberkörperhochlagerung kompensieren. Ich glaube, daß man im gefährlichen PEEP-Bereich den intrakraniellen Druck messen sollte.

Jensen: Ich habe eine kurze Frage an Herrn Junghänel. Ich habe in der Auflistung der Voraussetzungen für die Katecholamintherapie als kontinuierliches Monitoring nur das EKG gesehen. Meine Frage ist, machen Sie diese Therapie wirklich ohne kontinuierliche Blutdruckmessung?

Junghänel: Sie haben völlig recht, es gehört die arterielle Druckmessung der Arteria radialis oder femoralis einfach dazu.

Antibiotika

F. Daschner

Die wichtigsten Faktoren, die bei Antibiotikatherapie berücksichtigt werden müssen, sind in den Tabellen 1 und 2 zusammengestellt. Das Ausrufezeichen hinter der in-vivo-Wirksamkeit von Antibiotika soll hervorheben, daß sich jedes Antibiotikum nicht nur durch sehr gute in-vitro-Befunde, gute pharmakokinetische Eigenschaften, schöne Prospekte der pharmazeutischen Industrie etc., sondern erst in der klinischen Praxis beim Patienten als ausreichend oder besser wirksam wie andere Substanzen erweisen muß. Für den Kliniker und Praktiker bedeutet dies, daß er sich nicht durch bestimmte in-vitro-Befunde oder spezielle pharmakokinetische Vorteile allein, welche neuere Substanzen

Tabelle 1 Wichtigste Beurteilungskriterien für Antibiotika

1. Wirksamkeit (in vivo, in vitro)
2. Altersabhängige Pharmakokinetik
   (Eiweißbindung, Halbwertzeit, Gewebespiegel, usw.)
3. Antimikrobielle Aktivität
   (in vitro, in vivo, Tierversuche, usw.)
4. Toxizität - Nebenwirkungen
5. Galenik
   (Darreichungsform, Geschmack, usw.)
6. Synergismus - Antagonismus
   (in vitro, in vivo)
7. Inkompatibilitäten

Tabelle 2 Wichtigste Faktoren, die bei Antibiotika-Therapie berücksichtigt werden müssen

1. Erreger:	empfindlich? erreichbar? verursacht er die Erkrankung?
2. Antibiotikum:	wirksam? synergistisch - antagonistisch mit dem Wirt?
3. Patient:	körpereigene Abwehr? Katheter, Fremdkörper richtige Dosis?

Praktische Notfallmedizin 2 · Das Hirnödem

Printed in Germany

zweifellos haben, von einer bei seinen Patienten bewährten Antibiotikatherapie abbringen lassen soll.

Weiterhin wichtig ist, daß sich die Interaktion zwischen Antibiotika und Mikroorganismus bei der klinischen Antibiotikatherapie nicht in einem in-vitro-Testsystem, sondern im Patienten abspielt, dessen körpereigene Abwehr die Wirkung des Antibiotikums entweder verbessert oder verschlechtert. Deswegen muß bei jeder Antibiotikatherapie auch die spezifische Abwehrlage des Patienten berücksichtigt werden. Hat der Patient beispielsweise einen Venenkatheter bei einer Staphylokokken- oder Pilzsepsis, so wird die Antibiotikatherapie solange unwirksam bleiben, bis der Venenkatheter als möglicher Ausgangsort der Infektion entfernt ist, auch wenn durch den Venenkatheter gegen den Sepsiserreger hochwirksame Substanzen infundiert werden. Das gleiche gilt in der Neurochirurgie für Hydrozephalusventile bei sogenannter Ventilsepsis bzw. Ventilmeningitis. Auch wenn die Antibiotikatherapie versagt, sollten die in Tabelle 2 aufgeführten Faktoren abgefragt werden, d. h. z. B.: Verursacht der Erreger überhaupt die Infektion? Handelt es sich vielleicht um eine Virusinfektion? Welcher der Erreger bei Mischinfektionen ist der wahrscheinlichste Infektionserreger? Handelt es sich bei mehreren isolierten Keimen nicht um eine Infektion, sondern Kontamination (Urinmischkulturen!)? Erreicht das Antibiotikum überhaupt den Infektionsort? Wird die richtige Dosis appliziert, usw.? Eine häufige Ursache von persistierendem Fieber trotz Antibiotikatherapie ist das sogenannte Medikamentenfieber. Geht es dem Patienten relativ gut und er hat trotz hochwirksamer Antibiotika weiterhin zum Teil septische Temperaturen, sollte man vor allem auch differentialdiagnostisch an das Medikamentenfieber denken (Tab. 3).

Tabelle 3 Fieber trotz Antibiotika

Falsches Antibiotikum
Falsche Dosis
Falscher Keim (Pilze, Viren)
Drug Fieber
Abszeß
Venenkatheter
Fieber nicht bakterieller Genese (z. B. Tumor)
Abwehrdefekt

Wenn Antibiotika in Infusionen oder zusammen mit anderen Infusionen verabreicht werden, muß man bedenken, daß fast alle Antibiotika in Infusionen inaktiviert werden. Es empfiehlt sich daher die 30–60 min. Kurzinfusion von Antibiotika im Bypass zu anderen Infusionen. Auch sollten niemals andere Medikamente mit Antibiotika gemischt werden, da viele Substanzen Antibiotika inaktivieren, z. B. Vitamine, Kalzium, Bikarbonat etc.

Etwa 10–15 % aller Antibiotikaverabreichungen in der Klinik sind mit anderen gleichzeitig verabreichten Medikamenten im Körper des Patienten mehr oder weniger imkompatibel, d. h. sie verstärken entweder die Wirkung des einen oder anderen Interaktionspartners oder die Wirksamkeit von antibiotischen Substanzen wird durch andere Medikamente zum Teil erheblich beeinträchtigt oder deren Toxizität verstärkt. Phenobarbital beispielsweise aktiviert die Leberenzyme, dadurch wird eventuell auch der Abbau von Antibiotika, z. B. von Doxycyclin, verstärkt, so daß bei Phenobarbitalgabe geringere Doxycyclinspiegel im Serum erreicht werden. Ein weiteres, relativ häufiges Beispiel von Medikamenteninteraktionen ist die von Aminoglykosiden mit Cephalosporinen, bei deren gleichzeitiger Verabreichung die Oto- oder Nephrotoxizität verstärkt werden kann. Versucht man z. B. bei Patienten im kardiovaskulären Schock, bei dem auch die Nierenfunktion beeinträchtigt ist, die Nierenfunktion mit Furosemid oder anderen Diuretika zu verbessern, so kann dadurch die kombinierte Aminoglykosid-Cephalosporintoxizität doch weiter verstärkt werden (Tab. 4).

Tabelle 4 Interaktionen

Antibiotikum	Anderes Pharmakon	Wirkungsmechanismus	Effekt
Lincomycin	Kaolin - Pectin Cyclamat	Resorptionshemmung von Lincomycin	verminderte antibakterieller Wirkung
Isoniazid	Aluminiumantacida	Resorptionshemmung von Isoniazid	verminderte Wirkung von Isoniazid
Tetracycline Spiramycin	Antacida, polyvalente Kationen i. d. Nahrung	Bildung von unresorbierbar. Komplexen	verminderte Wirkung der Antibiotika
Sulfonamide Penicilline	Probenecid, Indometacin, Phenylbutazon, Salicylate Sulfinpyrazon		verstärkte Wirkung v. Sulfonamiden und Penicillinen
Doxycyclin	Phenobarbital	Stimulierung d. arzneimittelabbauenden Enzymsystems	verminderte Doxycyclinwirkung
Aminoglykosid-antibiotika	Ethacrynsäure Furosemid	synergistisch	Verstärkung der ototoxischen Wirkung
Cephalosporine	Ethacrynsäure Furosemid	synergistisch	Verstärkung der nephrotoxischen Wirkung

Der 1. Lehrsatz der Chemotherapie lautet: Ein Antibiotikum ist kein Antipyretikum. Das heißt, daß vor jeder Antibiotikatherapie der Versuch einer Erregerisolierung gemacht werden muß. Der häufig verwendete Begriff der sogenannten antibiotischen Abdeckung kann ein tödlicher Trugschluß für den Patienten werden. Es gibt überhaupt kein Antibiotikum oder eine Antibiotikakombination, welche alle möglichen Infektionserreger „abdeckt".

Die wichtigsten Faktoren, die berücksichtigt werden müssen, wenn die Antibiotikatherapie versagt, sind in Tabelle 3 zusammengestellt. Hier soll nochmals die klinische Bedeutung des Medikamentenfiebers hervorgehoben werden.

Jede Antibiotikatherapie greift in die normale Bakterienökologie des Patienten ein. Am meisten verändert sich dabei die Flora der Haut und des Gastrointestinaltraktes. Die durch möglicherweise unnötig verabreichte Antibiotika veränderte Haut, und vor allem Gastrointestinalflora, wird häufig zum Erregerreservoir für schwere, lebensbedrohliche Krankenhausinfektionen.

Mit jeder Antibiotikatherapie, vor allem, wenn sie über einen längeren Zeitraum schematisch in bestimmten Bereichen durchgeführt wird, setzt man eine sogenannte Resistenzkaskade in Bewegung (Abb. 1). Ampicillin führt zur Selektion von Klebsiella pneumoniae, Cephalosporine führen zur Selektion von Enterokokken und Pseudomonaden, Breitspektrumpenicilline können eine Selektion von Staphylokokken und Betalaktamase-produzierenden gramnegativen Keimen hervorrufen, überdurchschnittlich häufige Aminoglykosidtherapie z. B. auf Intensivstationen führt zu ansteigender Aminoglykosidresistenz von Staphylokokken und gramnegativen Keimen.

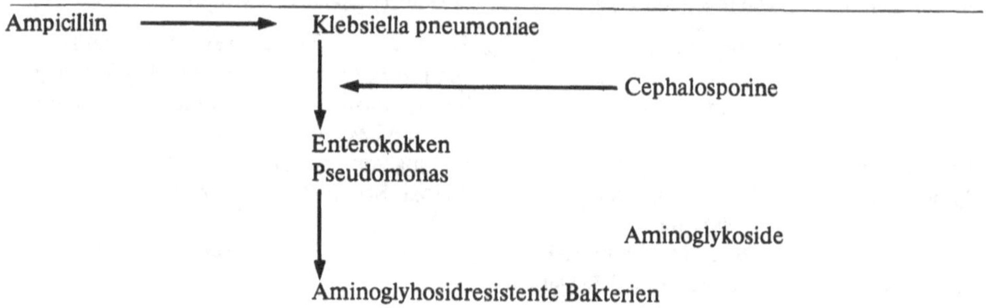

Abb. 1 Die „Resistenzkaskade“

Vor allem bei der Anwendung von Lokalantibiotika sollte man sehr zurückhaltend sein (Tab. 5). Im Universitätsklinikum Freiburg werden fast keine Lokalantibiotika mehr verwendet, vor allem nicht zu Therapie von Wundinfektionen, Prophylaxe von Wundinfektionen, Prophylaxe von Blasenkatheterinfektionen. In den allermeisten Fällen können Lokalantibiotika durch Lokalantiseptika, z. B. auf der Basis von PVP-Jod ersetzt werden. Diese Form der Lokaltherapie ist wesentlich billiger, klinisch gleich gut wirksam und führt nicht zu Resistenzentwicklung. Bei der Gabe von z. B. Nebacetin muß berücksichtigt werden, daß dadurch nicht nur die Entwicklung von Neomycin-resistenten Bakterien gefördert wird, sondern durch Kreuzresistenz auch die Entwicklung von Gentamicin- und Tobramycin-resistenten Keimen. Die letztgenannten An-

Tabelle 5 Lokalantibiotika: ja/nein

Kontraindiziert:	Verbrennungen (vor allem Aminoglykoside, Sulfonamide, Tetracycline), eiternde Wunden, Abzesse, Furunkel, Blasenspülungen, Angina
Indiziert (selten):	eitrige Konjunktivitis, Spülung von eitergefüllten Höhlen

In den allermeisten Fällen können Lokalantibiotika durch Antiseptika (z. B. Betaisodona, Braunol, usw.) ersetzt werden

tibiotika sind zur Behandlung bestimmter lebensbedrohlicher Infektionen unerläßlich.

Bei der Therapie mit Breitspektrumpenicillinen (Tab. 6) muß man bedenken, daß keine der Substanzen klinisch ausreichend gegen Staphylokokken-Infektionen wirkt. Gerade diese Keime sind häufig Erreger von Krankenhausinfektionen in der Neurochirurgie und auf Intensivpflegestationen. Fixe Antibiotika, z. B. auch Penicillin-Kombinationen ersparen dem Arzt zwar manchmal das Denken, erleichtern vielen Bakterien jedoch das Überleben.

Tabelle 6 Neue Breitspektrumpenicilline

Generic	Handelsname	Bemerkungen
Azlocillin	Securopen	Pseudomonas!
Ticarcillin	Aerugipen	nicht Klebsiellen, nicht Staphylokokken! usw.
Mezlocillin	Baypen	nicht Klebsiellen, nicht Staphylokokken, usw.
Piperacillin	Pipril	= Azlo + Mezlo
Mezlocillin/Oxycillin	Optocillin	nein

Gibt es Neues bei Cephalosporinen?

Bei den Cephalosporinen gibt es zu viel Neues, so daß nur noch Spezialisten sich zurechtfinden (Tab. 7). Daher ist es nicht verwunderlich, daß in vielen Kliniken eine totale Cephalosporinverwirrung herrscht. Daher zur Vereinfachung folgende Hinweise (Tab. 8). Orale Cephalosporine sind in der Klinik selten indiziert. Die Cephalosporine der älteren Generation sind nahezu durchweg in vitro wesentlich besser wirksam gegen Staphylokokken als die Cephalosporine der neueren Generationen, die gegen gramnegative Keime in vitro besser wirksam sind. Wenn ein neues Cephalosporin ausgewählt wird, dann sollte es neben einer guten gramnegativen Wirksamkeit möglichst auch gegen Anaerobier wirksam sein und eine gute Liquorgängigkeit besitzen. Dies gilt vor allem für Infektionen in der Neurochirurgie. Bezüglich der sehr guten in-vitro-Wirksamkeit

Tabelle 7 Gibt es Neues bei Cephalosporinen? Ja!

Cefotaxim	Cefotetan
Cefoperazon	Claforan
Cefsulodin	Cefobis
Latamoxef	Pseudomonil
Ceftizoxim	Moxalactam
Ceftriaxon	Ceftix
Cefmenoxim	Rocephin
Ceftazidim	Tacef

Tabelle 8 3 Cephalosporine braucht der Arzt

ein orales, selten!
ein "älteres", gut gegen Staphylokokken
ein "neueres", gut gegen gramnegative Keime,
(möglichst auch Anaerobier und Liquorgängigkeit)

gegen Staphylokokken und sehr guten Liquorpenetration kommen 3 Präparate in Frage: Latamoxef, Ceftriaxon und Cefotaxim. Diese Substanzen gehören zu den Cephalosporinen bzw. Mitteln der 1. Wahl bei gramnegativer Meningitis, mit Ausnahme von z. B. Pseudomonas aeruginosa.

Auch bei Aminoglykosiden besteht die Möglichkeit der Auswahl zwischen verschiedenen Substanzen. Tobramycin gehört zu den Mitteln der 1. Wahl bei Pseudomonas aerugonisa-Infektionen. Netilmicin hat sich im Vergleich zu Tobramycin und Gentamicin als weniger ototoxisch erwiesen. Diese Substanz sollte daher bevorzugt bei Risikopatienten z. B. auch auf Intensivstationen eingesetzt werden. In vielen Kliniken werden auch heute noch Aminoglykoside unterdosiert gegeben. Die Einzeldosis für Amikacin beträgt 7,5 mg/kg/Tag, die von Gentamicin, Tobramycin und Netilmicin 1,5 mg/kg/Tag. Amikacin wird 2x täglich, die anderen Aminoglykoside 3 bis 4x täglich verabreicht (Tab. 9).

Tabelle 9 Aminoglykoside

Gentamicin	Refobacin	im iv
Tobramycin	Gernebcin	im iv
Sisomicin	Extramicin	im iv
Amikacin	Biklin	im iv
Dibekacin	Orbicin	im iv
Netilmicin	Certomycin	im iv

Zum Schluß möchte ich noch auf eine neue Substanzklasse zu sprechen kommen, welche möglicherweise eine wesentliche Bereicherung der chemotherapeutischen Möglichkeiten darstellt, die Monobactame. Von diesen Substanzen ist Azthreonam am nächsten zur klinischen Einführung. Die Substanzen sind nicht nephrotoxisch, ototoxisch, besitzen keine Kreuzallergie mit anderen Substanzen und haben eine extrem gute in-vitro-Wirksamkeit gegen gramnegative Keime. In Abbildung 2 ist der Serumspiegelverlauf von Azthreonam im Verhältnis zu minimalen Hemmkonzentrationen verschiedener wichtiger gramnegativer Keime dargestellt.

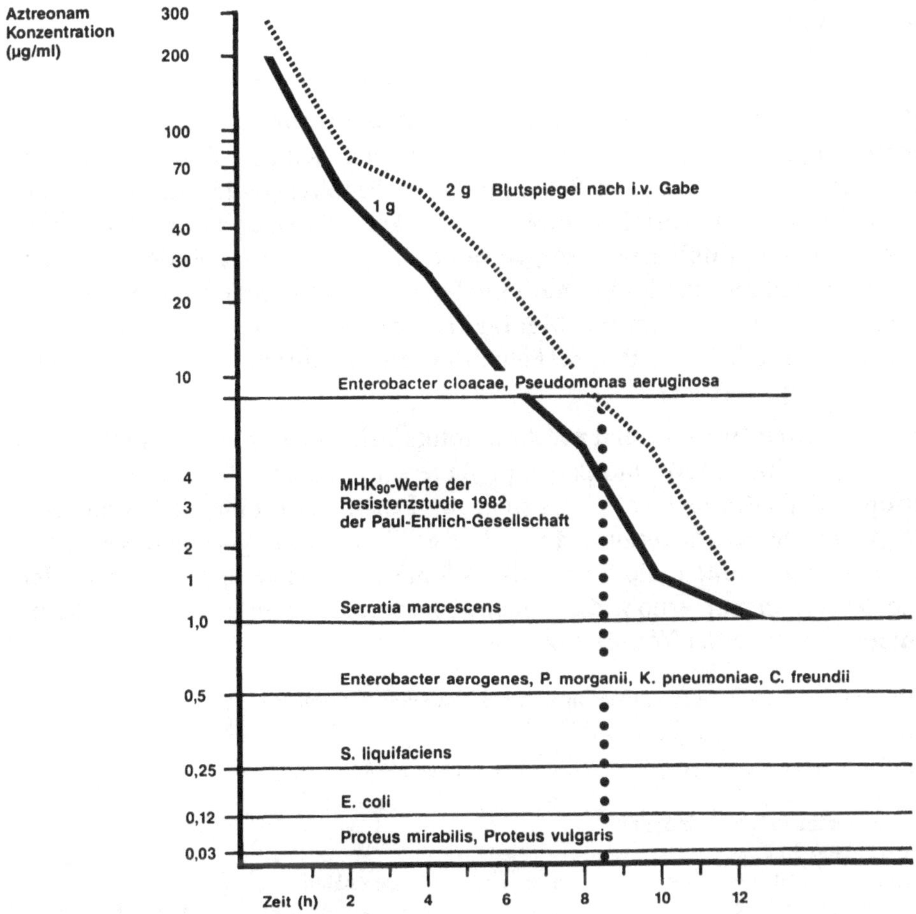

Abb. 2 Aztreonam Pharmakokinetik und MHK_{90}-Werte

Abschließend noch ein Wort zur Antibiotikaprophylaxe.

Etwa die Hälfte aller Antibiotika werden heute in Kliniken für die Antibiotikaprophylaxe verwendet, wiederum etwa die Hälfte davon wird unnötig oder irrational eingesetzt. Zum Teil ist Antibiotikaprophylaxe sogar kontraindiziert (Tab. 10). Es gibt beispielsweise keinerlei Möglichkeit, eine Beatmungspneumonie durch Antibiotikaprophylaxe zu verhüten. Auch die Liquorfistel nach Schä-

Tabelle 10 Kontraindikationen von Antibiotikaprophylaxe

Venen-, Arterien-, Blasenkatheter
Intubation und maschinelle Beatmung
Verbrennungen und Verbrühungen
Virusinfektionen
komatöse Patienten (Pneumonieprophylaxe)
Angiographie (z. B. Herzkatheter)
Kortison-Therapie
Liquorfistel nach Schädelhirntrauma

del-Hirn-Trauma ist keine Indikation für Antibiotikaprophylaxe. In verschiedenen Neurochirurgischen Abteilungen wird auch heute noch Chloramphenicol, Cotrimoxazol oder auch Penicillin G zur Prophylaxe der aszendierenden Meningitis bei Liquorfistel verabreicht. Man kann dadurch natürlich nicht Aszension von empfindlichen Erregern in den Liquorraum verhindern, sondern erreicht in den meisten Fällen nur eine Selektion resistenter Keime, die trotzdem aszendieren und dann eine Meningitis verursachen. Durch Antibiotikaprophylaxe wird lediglich z. B. eine Penicillin-sensible durch eine Penicillin-resistente Meningitis ersetzt.

Die gesicherten Indikationen zur Antibiotikaprophylaxe sind in Tabelle 11 zusammengestellt. Die Antibiotikaprophylaxe wird heute am besten in Form der perioperativen Prophylaxe, häufig schon als Ein-Dosis-Prophylaxe unmittelbar präoperativ zu geben, verabreicht. Jede Antibiotikaprophylaxe zur Verhütung von Wundinfektionen, die länger als 24 Stunden durchgeführt wird, ist infektiologischer Unsinn, erhöht die Nebenwirkungen, Kosten und führt zu keiner weiteren Senkung der Wundinfektionsrate.

Tabelle 11 Gesicherte Indikationen von perioperativer Antibiotikaprophylaxe

Elektive Chirurgie an Kolon, Rektum*
selektive Magenchirurgie (stenosierende Ulzera, zerfallende karzinome)
vaginale Hysterektomie*
totale abdominale Hysterektomie*
Risiko-Kaiserschnitt
Gefäßtransplantate der abdominalen oder der unteren Extremitäten
künstliche Hüftgelenke
Karzinom-Chirurgie im Kopf- und Nackenbereich
ausgewählte Gallenweg-Chirurgie (infizierte Galle, Steine, Ikterus, hohes Lebensalter)*
offene Herz-Chirurgie*
offene Frakturen zweiten und dritten Grades
Patienten mit kongenitalen Herzvitien (nicht Vorhofseptumdefekt), rheumatischen und erworbenen Herzvitien, künstlichen Herzklappen bei allen Eingriffen an Zähnen, die zu Gingivablutungen führen (z. B. Zahnextraktion), chirurgischen Eingriffen am oberen Respirationstrakt (z. B. Tonsillektomie), im Gastrointestinal- oder Urogenitaltrakt

* Wirksamkeit einer Eindosis-Prophylaxe (eine einzige Antibiotika-Dosis präoperativ appliziert!) durch kontrollierte Doppelblindstudien gesichert.

Antimykotische Prophylaxe bei chirurgischen Intensivpatienten

M. Brandl, M. Rettig und J. Seibt

Problematik der Pilzerkrankungen

In Westeuropa werden die meisten Organ- und Systemmykosen von Pilzen der Gattung Candida verursacht, die der Gruppe der Hefen oder Sproßpilze angehören (Übersicht siehe Tab. 1). Innerhalb dieser Gattung, in der sieben Candidaarten unterschieden werden können, ist der Sproßpilz Candida albicans zu 95 % Ursache der Erkrankungen. Lediglich ein kleiner Rest von 5 % der Candidainfektionen geht zu Lasten der letztgenannten sechs Sproßpilzarten, die gewöhnlich unter dem Sammelbegriff „Candida spezies" geführt werden.

Tabelle 1 Übersicht Candidaarten

C. stellatoida	Candida spezies
C. tropicalis	
C. krusei	
C. parapsilosis	
C. pseudotropicalis	
C. guilliermodnii	

Normalerweise leben die Hefen als harmlose, unschädliche Saprophyten auf der Schleimhaut des Verdauungstraktes bzw. im Genitalbereich und können häufig auch bei gesunden Menschen aus Sputum, Magensaft, Stuhl und Urin isoliert werden. Sie müssen jedoch als fakultativ pathogen bzw. wie im angelsächsischen Sprachraum üblich, als opportunistisch bezeichnet werden, da sie unter bestimmten Voraussetzungen zu generalisierten Infekten führen.

Eine Schlüsselstellung in der Pathogenese generalisierter Mykosen bzw. Candidosen kommt der Verminderung der Abwehrkraft des Gesamtorganismus im Zuge schwerer Erkrankungen zu [3, 4, 14], die zahlreiche Ursachen haben kann (Abb. 1): Durch die erweiterten operativen und anästhesiologischen Möglichkeiten werden heute chirurgische Interventionen größten Ausmaßes auch an Patienten mit hohem Alter durchgeführt – allerdings mit deutlich vergrößertem Risiko, gesteigerter post-operativer Komplikationsrate und langer Dauer der Intensivpflegebedürftigkeit [2]. Zusätzlich wurden durch die Einführung bahnbre-

Praktische Notfallmedizin 2 · Das Hirnödem

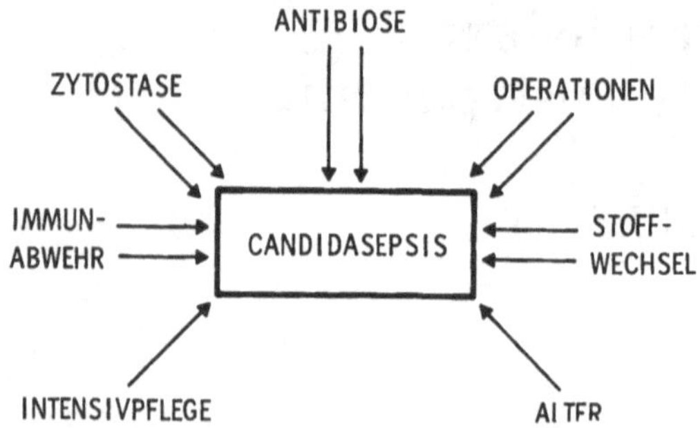

Abb. 1 Risikofaktoren für generalisierte Mykosen.

chender Arzneimittel wie der Breitbandantibiotika, der Zytostatika und der Immunsupressiva potente Risikofaktoren für generalisierte Mykosen geschaffen, da durch diese Medikamente die humorale und zelluläre Immunabwehr stark reduziert wird [6, 14, 18]. Hochkatabole Stoffwechsellagen im Zuge des Postaggressionssyndroms nach Traumatisierung bzw. großen Operationen sowie Stoffwechselentgleisungen, wie z. B. Diabetes mellitus, Pankreatitis, Verbrennungskrankheit usw., tragen zu einer weiteren Verschlechterung der Situation bei [10, 14].

Auch einer hoch dosierten Kortikosteroidtherapie, wie sie heute zur Behandlung von Schädel-Hirn-Traumen üblich ist, kommt eine besondere Bedeutung zu, da sie die Filterleistung des reticulo-histiocytären Systems zur Elimination von Pilzen um den Faktor 1.000 herabsetzt [13, 16].

Im Zusammenspiel der genannten pathogenetischen Faktoren ist die Tatsache zu sehen, daß die Anzahl von Organmykosen in der Sektionsstatistik des Pathologischen Institutes der Universität Erlangen-Nürnberg von 0,2 bis 0,5 % im Jahre 1940 auf 3,1 % im Jahre 1979 angestiegen ist [7].

Infektionsmodi von Candida albicans

Die Infektionswege für die Entstehung generalisierter Candidosen bei chirurgischen Intensivpatienten sind letztendlich noch ungeklärt. Durch mangelnde Handhygiene des Pflegepersonals kann es über Hautläsionen, Wunden, Drains, Kathetereinstichstellen und Beatmungsgeräte zu einer exogenen Infektion von Patienten kommen.

Ungleich wichtiger scheint jedoch ein endogener Infektionsmodus zu sein, da die Patienten unter bestimmten Voraussetzungen die wichtigste Keimquelle für sich selbst darstellen und im Sinne einer Autoinfektion gefährdet werden:

Durch die Behandlung mit modernen Antibiotikakombinationen kommt es zu einem ungehemmten Wachstum von Pilzen im Intestinaltrakt und damit in konstanter Regelmäßigkeit durch den Übertritt von Pilzen in die Blutbahn zu einer Fungiämie. Dieser Übertritt soll – wenn auch nicht unumstritten – nach Volkheimer [19] parazellulär durch die Epithelzellschicht des Darmes im Sinne der sog. „Persorption“ erfolgen [8, 9, 15, 17], und zwar im Jejunum, wo infolge der Motorik der Muscularis mucosae die Zottenpumpe am stärksten ausgeprägt ist [15].

Nach Ansicht dieser Autoren muß die Persorption von Candida albicans im Dünndarm als wichtigster Faktor in der Entstehung von Organmykosen in Betracht gezogen werden [8, 9, 15, 17], insbesondere bei Intensivpatienten mit antibiotischer Behandlung, wenn die Abwehrmechanismen dieser Patienten nicht mehr zur Beherrschung einer Fungiämie ausreichen.

Andere Autoren halten jedoch auch einen Übertritt von Candida aus den Lungen in die Blutbahn, eventuell nach Aspiration candidahaltiger Sekrete und davon ausgehend eine Streuung in andere Organe (ZNS, Milz, Niere) für möglich [6, 11, 14].

Unabhängig vom Übertrittsmodus kommt es immer dann zur Ausbildung einer Pilzseptikämie, wenn die Relation von zirkulierenden Pilzen zu fungistatisch-fungiziden Immunomechanismen des Blutes verändert wurde (Abb. 2).

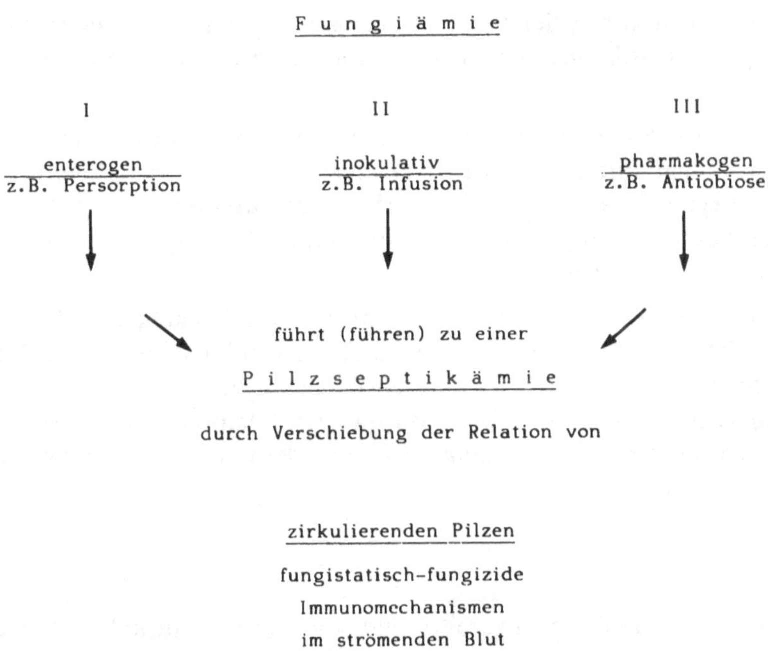

Abb. 2 Relation zwischen Fungiämie und Pilzseptikämie.

Möglicher Stellenwert einer oralen antimykotischen Prophylaxe

Vor dem geschilderten pathogenetischen Hintergrund sind die Bestrebungen zu sehen, die Ausbildung einer Fungiämie bzw. Pilzseptikämie durch Gabe eines schwer resorbierbaren oralen Antimykotikums und der damit verbundenen Reduktion des Erregerreservoirs im Gastrointestinaltrakt zu verhindern.

Bereits Mitte der siebziger Jahre konnte Stone das Verschwinden einer Candiämie nach oraler Gabe eines schwer resorbierbaren Antimykotikums nachweisen. Er schloß daraus, daß der Übertritt von Pilzen aus dem Gastrointestinaltrakt ins Blut durch diese Form einer antimykotischen Dekontamination vermindert wird [16].

Die Erkenntnis von Stone war Ausgangspunkt für eine eigene Studie, die 1979 an Patienten der Chirurgischen Intensivstation der Universität Erlangen-Nürnberg durchgeführt wurde.

Studiendesign

Aufnahme in die Studie fanden 60 schwerstkranke Patienten mit Polytrauma, Schädel-Hirn-Trauma, großen abdominellen oder thorakalen Eingriffen, welche aufgrund ihrer hochkatabolen Stoffwechsellage künstlich ernährt werden mußten und unter einer intensiven Behandlung mit Breitbandbiotika standen. Zusätzlich war in vielen Fällen zur Verminderung einer bestehenden Hirndrucksymptomatik eine hochdosierte Kortikosteroidtherapie angeordnet worden.

Ein Teil dieser Patienten wurde in randomisierter Reihenfolge einer prophylaktischen, oralen antimykotischen Dekontamination mit Amphotericin B zugeführt, einem hochpotenten nicht resorbierbaren Breitbandantimykotikum. Insgesamt wurde 1 g Amphotericin B/die verabreicht, aufgeteilt in 5 Portionen à 200 mg, Therapiedauer 10 Tage.

Bei der Auswahl der Patienten wurde streng darauf geachtet, daß sie sich mindestens 3 Tage auf der Intensivstation befanden und daß mindestens 3 Tage eine Therapie mit Breitbandantibiotika vorausgegangen war. Die meisten der Patienten erhielten eine Kombination aus zwei Antibiotika, in der Regel die Kombination eines β-Lactamantibiotikums bzw. Cephalosporins mit einem Aminoglykosid.

Diagnostik

Während eines Beobachtungszeitraumes von durchschnittlich 2 Wochen wurde bei allen Patienten eine intensive Pilzdiagnostik im Abstand von jeweils 3–4 Tagen betrieben (Schema siehe Tab. 2).

Tabelle 2 Schematische Darstellung des Studienablaufes

		1. Abstr.	2. Abstr.	3. Abstr.
Proph.:	3 Tg. Intensivst.	3 Tg. Proph.	3 - 4 Tg.	3 - 4 Tg.
Keine Proph.:	3 Tg. Intensivst.	keine Proph.	3 - 4 Tg.	3 - 4 Tg.
		1. Abstr.	2. Abstr.	3. Abstr.

Von allen Körperöffnungen (Mund, Anus, Genitalbereich, Ohren, Nasenlöcher) sowie von Wunden, Drains und Laschen wurden Abstriche gemacht und Pilzkulturen angelegt.

Die Erstüberimpfung der Abstriche erfolgte auf Grütz-Kimmig-Agar mit Refobacin für 2 Tage, anschließend wurde eine Überimpfung auf Reisagar nach Rieth-Ito-Schirren für weitere 2 Tage vorgenommen. Bei der abschließenden mikroskopischen Auswertung wurde nach Clamydosporen, dem typischen Merkmal von Candida albicans, gefahndet.

Als pathologisch stark verdächtiger Pilzbefall im Sinne der eingangs diskutierten Übertrittsmodi – exogene Inokulation, enterogene Persorption – wurde definiert, wenn an zwei oder mehr Entnahmestellen bei aufeinanderfolgenden Untersuchungen ein massives Pilzwachstum nachzuweisen war. Trat bei einem Patienten gleichzeitig ein starker Candidabefall der Mundschleimhaut bzw. der Schleimhaut des Rektums auf, so wurde davon ausgegangen, daß ein Persorptionsgeschehen im Darm stattfinden könnte; eine Kombination beider Möglichkeiten wurde daher als positive „Persorptionsachse" oder abgekürzt als „P-Achse" bezeichnet.

Da, wie bereits einleitend erwähnt, 95 % aller Candidosen durch Candida albicans verursacht werden, wurde die Auswertung nur auf diesen Sproßpilz ausgerichtet, Infektionen mit Candida spezies wurden vernachlässigt [10, 11].

Insgesamt wurden 2600 Abstriche entnommen und 3900 Kulturen angelegt. 1300 Kulturen mußten mikroskopisch ausgewertet werden.

Ergebnisse

Abbildung 3 soll einen orientierenden Gesamtüberblick über Lokalisation und Häufigkeit aller positiven Candidaabstriche aufzeigen. Es ist zu erkennen, daß bei allen Patienten, d. h. sowohl in der Therapie- als auch in der Nichttherapiegruppe, in einem Prozentsatz von 75 % im Mund und 62 % intrarektal positive Pilzkulturen gewonnen werden konnten.

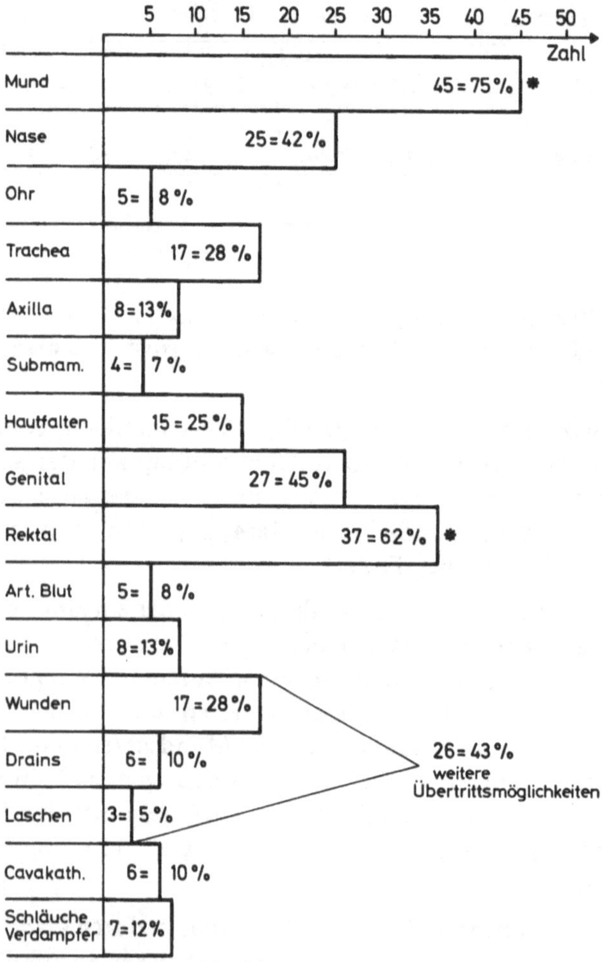

Abb. 3 Lokalisation und absolute Häufigkeit der ermittelten positiven Candidaabstriche.

Betrachtet man Wunden, Drains und Laschen als weitere mögliche Eintrittspforten ins Blut, so ist festzustellen, daß der zusätzliche Anteil von 43 % positiver Kulturen erschreckend hoch ist.

Allein aus dieser Übersicht rückt der Gedanke an die Notwendigkeit einer antimykotischen Dekontamination zwingend in den Vordergrund. Geht man davon aus, daß in unserem Krankengut von 60 Patienten 31 dauerbeatmet waren, so spricht die hohe Anzahl positiver Trachealbefunde von 54 % zusätzlich dafür. Interessant ist in diesem Zusammenhang, daß in 12 % der Fälle positive Pilzkulturen im Inspirationsteil von Beatmungsgeräten festgestellt werden konnten. In 10 % der Fälle konnten sogar an den Spitzen gezogener Cavakatheter Pilze angebrütet werden.

Schlüsselt man die Patienten nun in eine Therapie- bzw. Nichttherapiegruppe auf und zieht zur Auswertung nur die Fälle mit massivem Pilzbefall heran (Definition siehe Methodik), die stark verdächtig sind auf die Ausbildung einer Fungiämie, so ist in Abbildung 4 klar zu erkennen, daß die Anzahl positiver Candidakulturen durch eine orale Amphotericin B-Therapie deutlich vermindert wird. Während in der Gruppe mit antimykotischer Prophylaxe nur 33 % der Patienten einen derartig starken Candidabefall aufweisen, sind es in der Gruppe der Patienten ohne Prophylaxe 81 %. Besonders anschaulich läßt sich die Wirkung einer antimykotischen Dekontamination auch an der Verteilung pathologischer Candidabefunde im Rahmen der sog. „Persorptionsachse" darstellen: 61 % der Patienten ohne Prophylaxe wiesen eine positive P-Achse auf gegenüber 21 % in der Amphotericin B-Gruppe.

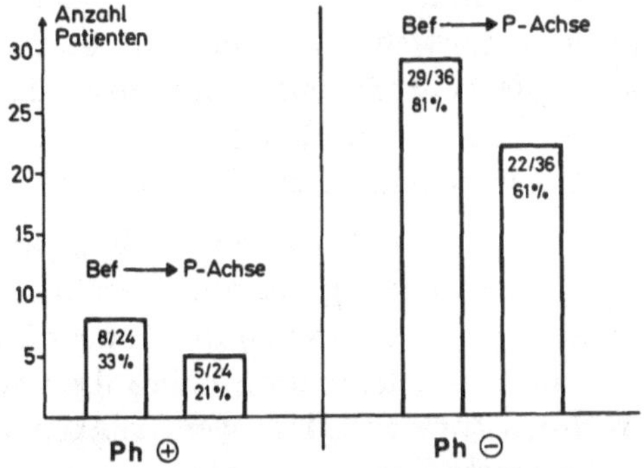

Abb. 4 Prozentuale Häufigkeit eines massiven Candidabefalls bei Patienten mit und ohne Prophylaxe mit Amphotericin B.
Bef ≙ massiver Candidabefall; P-Achse ≙ Persorptionsachse; Ph + ≙ Patienten mit Amphotericin-B-Prophylaxe; Ph – ≙ Patienten ohne Amphotericin-B-Prophylaxe.

Diskussion

Wie die vorliegenden Ergebnisse beweisen, kann bei schwerstkranken chirurgischen Intensivpatienten durch die prophylaktische Gabe eines oral verabreichten, nicht resorbierbaren Antimykotikums generell der Befall mit Candida albicans vermindert werden. Die von uns gefundene Verminderung der Infektionsrate im Bereich der sog. „Persorptionsachse" ist durch die direkte Wirkung des verabreichten Amphotericin B im Bereich des Gastrointestinaltraktes leicht erklärbar. Es scheint jedoch auch so zu sein, daß durch die Reduktion dieses Erregerreservoirs zusätzlich die durch Schmierinfektionen bedingte Kontamination von Wunden, Drains, Laschen und Beatmungsgeräte herabgesetzt werden kann.

Durch diese Erkenntnis rückt die Fragestellung, ob zur Ausbildung einer Fungiämie bzw. einer Pilzsepsis der endogene Infektionsweg über ein Persorptionsgeschehen oder exogene Übertrittspforten die ausschlaggebende Rolle spielen, eigentlich in den Hintergrund.

Wichtig ist, festzustellen, daß durch eine orale Prophylaxe mit Amphotericin B die Anzahl der pro Zeiteinheit ins Blut übertretenden Hefen und damit die Ausbildung einer Fungiämie verhindert werden kann.

Sehr wahrscheinlich sind Fungiämien, d. h. das Eindringen von Hefen ins Blut ohne die Induktion von Krankheitserscheinungen, ein relativ häufiges Ereignis bei chirurgischen Intensivpatienten, welches nur aufgrund der schwierigen klinischen Diagnostik zu wenig Beachtung findet. In diesem Zusammenhang muß jedoch mit Nachdruck darauf hingewiesen werden, daß jede Fungiämie bei entsprechender Disposition, d. h. insbesondere bei Kindern oder bei Patienten mit hohem Alter und reduzierter Immunabwehr aufgrund einer hochdosierten Antibiotikatherapie, Kortikoidtherapie oder Zytostase zur Ausbildung einer Pilzsepsis führen kann [8]. Außerdem darf nicht übersehen werden, daß eine Fungiämie bereits Ausdruck einer tiefen systemischen Mykose sein kann.

Obwohl ursprünglich in der Studienkonzeption nicht vorgesehen, wurde versucht, aus dieser Erkenntnis heraus eine Wertung der oben geschilderten Befunde im Hinblick auf einen eventuellen letalen Ausgang bei dem einzelnen Patienten vorzunehmen: 24 Patienten, d. h. 40% der in die Studie aufgenommenen Patienten, verstarben, viele von ihnen während des zweiwöchigen Untersuchungszeitraumes. Zwei Drittel aller verstorbenen Patienten wiesen einen starken Candidabefall auf, über die Hälfte eine positive „Persorptionsachse“.

Leider wurden von den 24 verstorbenen Patienten nur 9 seziert, so daß aus statistischen Gründen nicht mehr zwischen einer Gruppe mit und ohne Prophylaxe unterschieden werden konnte. Interessant ist immerhin der Hinweis, daß bei 4 der sezierten Patienten Anhaltspunkte für eine tiefe systemische Mykose gefunden werden konnten: Bei einem Patienten wurden im Eiter eines subphrenischen Abszesses Hefen isoliert, in einem anderen Fall ergaben Abstriche von Lunge und Pleura einen massiven Befall mit Candida albicans, allerdings unter Mitbeteiligung von Enterobakter und Klebsiellen.

Bei einem weiteren Patienten konnten positive Candida albicans-Abstriche vom Peritoneum, Perikard, Venenblut, Milz und Lunge gewonnen werden. Zudem konnten aus dem Blut Candidakulturen angezüchtet werden, serologisch wurde dieser Blutbefund durch steigende Candidatiter bestätigt. Bei einem vierten Patienten mit septisch veränderten Organen konnte im histologischen Schnitt eine tiefe Candidose der Milz gefunden werden.

Obwohl bis heute nicht eindeutig geklärt ist, ob der postmortale Pilznachweis in Organen oder Schleimhäuten ein wenig bedeutendes Epiphänomen bei unheilbaren Grunderkrankungen ist oder ob die Mykosen eine Bedeutung als Todesursache haben [3, 7], müssen unseres Erachtens die im Rahmen dieser Studie erhobenen Befunde ernst genommen werden, denn grundsätzlich stellt jede Mykose einen wesentlichen Befund dar, der das Schicksal eines Patienten besiegeln oder entscheidend mitbeeinflussen kann [1, 3, 7]. Vielleicht mag auf diese These das immer wieder beobachtete Phänomen zurückzuführen sein, daß Patienten mit septischen Temperaturen sich nach wochenlanger hochdosierter Antibiotikatherapie erholen, wenn in Resignation die Antibiose abgesetzt wurde. So lange nicht das Gegenteil bewiesen werden kann, muß vermutet werden, daß bei diesen Patienten eine bestehende, nicht diagnostizierte Candidasepsis durch Normalisierung der Darmflora und der damit verbundenen Reduktion des Erregerreservoirs im Dünndarm behoben wurde.

Resümee

Candidamykosen stellen nach vielfältiger Ansicht einen wesentlichen Befund im Krankheitsbild eines chirurgischen Intensivpatientens dar, der das Schicksal eines Patienten im Sinne eines Summationsgeschehens, an dessen Ende der Tod steht, mitbeeinflussen kann [1, 3, 7, 20].

Wenn man bedenkt, daß einerseits die Diagnostik einer generalisierten Candidiasis, angefangen von der Gewinnung positiver Blutkulturen [13], von der Spiegelung des Augenhintergrundes [5] bis hin zur serologischen Diagnostik [12], mit großen Schwierigkeiten verbunden ist, daß andererseits eine systemische antimykotische Therapie bei nachgewiesener Pilzsepsis bzw. starkem Sepsisverdacht in Anbetracht der Toxizität der zur Verfügung stehenden Präparate mit zahlreichen Nebenwirkungen verbunden ist, so müssen prophylaktische Maßnahmen zur Verhinderung einer Fungiämie bzw. Pilzsepsis beträchtlich in den Vordergrund gerückt werden. Hier bietet sich als wirkungsvolles Konzept die Reduktion von Pilzen im Sinne eines „Traitment de la porte d'entree“ an. Unseres Erachtens kommt dabei einer Minimierung des Persorptionsgeschehens im Gastrointestinaltrakt durch Verabreichung eines schwer resorbierbaren Antimykotikums vom Typ des Amphotericin B eine entscheidende Bedeutung zu, selbstverständlich in Ergänzung mit anderen Formen der lokalen Prophylaxe wie z. B. einer Inhalationstherapie.

Literatur

[1] Becker, V., G. Brandt, P. Brunner et al.: Todesursache als Summationsphänomen. Therapiewoche *27* (1977) 8811–8822.

[2] Bernhardt, H. E., J. C. Orlando, J. R. Benfield, F. M. Hirose and R. Y. Foos: Disseminated candidiasis in surgical patients. Surgery, Gynecology and Obstetrics *134* (1972) 819–825.

[3] Brandt, G.: Organmykosen – Entzündliche Erkrankungen durch fakultativ pathogene Erreger. Deutsches Ärzteblatt *51/52* (1979) 3367–3371.
[4] Gloor, F. und T. Wegmann: Pathologie und Klinik der einheimischen Systemmykosen. Chemotherapy *22* (1976) 31–52.
[5] Griffin, J. R., Th. H. Pettit, L. S. Fischmann and R. Y. Foss: Blood born candida endophthalmitis. A clinical and pathologic study of 21 cases. Arch of Ophthal. *89* (1973) 450.
[6] Henze, G., P. Aldenhoff, U. Stephani, G. Grosse, E. Kazner and F. Staib: Successful treatment of pulmonary and cerebral aspergillosis in an immunosuppressed child. Eur J Pediatr *138* (1982) 263–265.
[7] Kehrer, E. und G. Brandt: Mykosen im Autopsiematerial: Häufigkeit, Lokalisationen und Ursachenspektrum. Mykosen *22* (1979) 280–288.
[8] Krause, E., H. Matheis und K. Wulf: Experimentelle Fungiämie und Fungiurie durch orale Verabreichung großer Mengen Candida albicans beim gesunden Menschen (Selbstversuch). Arzneim. Forsch. *19* (1969) 85–91.
[9] Male, O. und B. Boltz-Nitulescu: Tierexperimentelle Studien über die Resorption von Candida albicans und die intestinale Auslösbarkeit einer Immunantwort. Wien. Klin. Wochenschr. *91* (1979) 826–830.
[10] Male, O. und E. Diem: Die systemische Candidose bei schweren Verbrennungen. Wien. Klin. Wochenschr. *88* (1976) 700–706.
[11] Seeliger, H. und T. Heymer: Diagnostik pathogener Pilze des Menschen und seiner Umwelt. Lehrbuch und Atlas. Thieme, Stuttgart-New York 1981.
[12] Seeliger, H.: Systemmykosen, Epidemiologie und mikroskopisch-serologische Diagnostik. Monatskurse für die ärztliche Fortbildung *27* (1977) 736–745.
[13] Seeliger, H. und U. Vögtle-Junkert: Die Blutkultur bei Verdacht auf Fungiämie und Pilzsepsis. Dtsch. med. Wochenschr. *100* (1975) 1190–1195.
[14] Staib, F.: Bronchopulmonale Mykosen in der Intensivmedizin. In: Rügheimer, E. (Hrsg.). Intubation, Tracheotomie, bronchopulmonale Infektion. pp. 330–335. Springer, Berlin, Heidelberg, New York 1983.
[15] Stone, H. H., C. E. Geheber, L. D. Kolb and W. R. Kitchens: Alimentary tract colonization by candida albicans. J. Surg. Res. *14* (1973) 273–276.
[16] Stone, H. H., L. D. Kolb, M. B. Hoover and Z. Cuzzell: Candida-Sepsis. Portals of invasion, tissue-filtration and principles of treatment. Bulletin de la Société Internationale de Chirurgie *34* (1975) 193–195.
[17] Stone, H. H., L. D. Kolb, C. A. Currie, C. E. Geheber and J. Z. Cuzzell: Candida-Sepsis: pathogenesis and principles of treatment. Annals. Surg. *179* (1974) 697–711.
[18] Thoma, R., C. Dienst und R. Gross: Immunerkrankungen der Lunge. I. Immundefekte. Dtsch. Ärztebl. *46* (1981) 2186–2190.
[19] Volkheimer, G.: Persorption. Thieme, Stuttgart 1972.
[20] Weber, A. und D. Romig: Vergleichende histologische und kulturelle Untersuchungen zum Vorkommen von Sproßpilzen in einem Obduktionsgut. Mykosen *25* (1982) 82–88.

Diskussion

Wallenfang: Herr Daschner, ich stimme Ihnen grundsätzlich zu, daß man nicht prophylaktisch antibiotisch abdecken soll. Ich war sehr überrascht, als Sie uns mitteilten, daß Claforan oder Moxalaktam liquorgängig ist. Natürlich sind fast alle Antibiotika liquorgängig, wenn die Bluthirnschranke offen ist und die Meningen entzündlich verändert sind. Aber in dem Augenblick, wo Sie diese pathologischen Veränderungen in den besagten Zonen nicht mehr haben, sind die Cephalosporine nicht liquorgängig.

Karimi: Ich muß zustimmen, Cefotaxim geht bei intakter Hirnblutschranke überhaupt nicht in den Liquor. Wir haben fast alle Antibiotika untersucht. Bei einer entzündlich veränderten Bluthirnschranke gehen aber alle in den Liquor.

Daschner: Natürlich gehen bei nicht entzündlichen Meningen, mit Ausnahme von Bactrim und Chloramphenicol, überhaupt keine Antibiotika in ausreichenden Konzentrationen in den Liquor; aber auch bei entzündeten Meningen gehen von den Cephalosporinen fast überhaupt keine in den Liquor, mit Ausnahme der 3 Substanzen, die ich Ihnen genannt habe. Aber auch da sind die Liquorspiegel nicht exorbitant, sondern relativ niedrig. Der Vorteil dieser neuen Substanzen ist der, daß sie so geringe, minimale Hemmkonzentrationen gegen die gramnegativen Keime haben, daß man mit diesen 3 Substanzen trotzdem eine gramnegative Meningitis behandeln kann. Im übrigen, wenn der Liquor nicht entzündet ist, braucht man auch keine Medikamente zu geben. Dann sind Antibiotika unnötig.

Lanksch: Herr Daschner, wenn ich Sie richtig verstanden habe, haben Sie für die Instillation eines lokalen Antibiotikums in einen Hirnabszeß oder für die Dauerspülung bei einem Empyem auch nur ein müdes Lächeln.

Daschner: Ja. Bisher hat noch niemand in kontrollierten Studien, d. h. mit bzw. ohne Antibiotikazusatz zur Spüllösung, nachgewiesen, daß lokale Antibiotika eine Verbesserung der Spülbehandlung bewirken.

Arnold: Herr Daschner, Sie haben sicher Recht, daß eine sogenannte prophylaktische Therapie eigentlich mehr ein Tranquilizer für den Neurochirurgen ist als eine Hilfe für den Patienten. Sie haben auf Ihrer Indikationsliste für die sogenannte Prophylaxe die Hüftendoprothese aufgeführt. Wir stehen ja eigentlich mit der Ventiloperation vor dem selben Problem. Wir schleppen den Staphylokokkus epidermidis sehr häufig in die Wunde mit ein. Es kommt also dabei häufiger zu Infektionen. Sehen Sie daher keine Indikation, in ähnlicher Weise mit Antibiotika vorzugehen?

Daschner: Die Indikationsliste, die ich Ihnen gebracht habe, ist eine Zusammenstellung aus der internationalen Literatur und es sind nur Indikationen aufgeführt, die durch prospektive randomisierte Doppelblindstudien geklärt sind. Das trifft z. B. auch für die Hüftimplantation zu. Leider gibt es zu den Hydrozephalus-Ventilen keine prospektive randomisierte Studie. Wir geben bei Revisionen von Hydrozephalus-Ventilen eine 24stündige perioperative Antibiotika-Prophylaxe; aber auch deren Wert ist noch nicht nachgewiesen.

Engelhardt: Ich habe eine Frage und eine Anmerkung zu dem Problem: Fieber bei polytraumatisiertenPatienten. Welchen Stellenwert nimmt hier das Schädel-Hirn-Trauma ein, wann darf ich davon ausgehen, daß das Fieber zentral bedingt ist und nicht chirurgische Komplikationen repräsentiert. Die Anmerkung bezieht sich auf die Tatsache, daß wir endlich Schluß machen sollten mit der transurethralen Ableitung. Bei uns wird fast ausschließlich suprapubisch abgeleitet.

Daschner: Da sprechen Sie mir natürlich aus der Seele! Bei allen Patienten, die länger als 24 Stunden eine Blasendrainage benötigen, legen wir eine suprapubische Harndrainage; die Infektionsrate haben wir nachgewiesenerweise um 50% senken können. Der fiebernde Patient mit enem Schädel-Hirn-Trauma ist hinsichtlich der Beurteilung durch den Infektiologen/Bakteriologen am schwierigsten einzustufen. Verlangen Sie bitte von mir keine ideale Lösung des Problems. Ich habe verschiedene Faktoren aufgezählt, die für die Fiebererklärung in Frage kommen können. Man denkt an vieles: Die Urinkultur bei Blasenkatheter, das Trachealsekret, Blutkulturen, Untersuchung auf Candida-Antikörpertiter. Wenn wir alle Untersuchungen durchgeführt haben, sind wir häufiger genauso gescheit wie vorher und der Patient fiebert immer noch. In der Annahme, daß es vielleicht doch eine bakterielle Infektion ist, geben wir dann doch Antibiotika. Wenn diese dann nicht ansprechen, kann man mit Sicherheit beim Schädel-Hirn-Trauma keine bakterielle Infektion annehmen. Das Antibiotikum wird dann wieder abgesetzt.

Krier: In der letzten Zeit findet eine Verunsicherung dadurch statt, daß gerade von den wasserlöslichen Polyvidon-Jodpräparaten behauptet wird, daß sie eine Wirkungslücke im Staphylokokken-Bereich haben. Ist dem so, und wenn ja, welchen Ausweg sehen Sie?

Daschner: Die wasserlöslichen PVP-Jodpräparate haben keine Wirkungslücke im Staphylokokken-Bereich, das wird vorwiegend behauptet von Firmen, die keine PVP-Jodpräparate haben. Da muß man sehr vorsichtig sein. Aber sie haben eine geringere Wirksamkeit gegen Staphylokokken und auch gegen Candida. Interessanterweise, wenn man die PVP-Jodlösung verdünnt 1 : 20, 1 : 50 bis 1 : 100, ist die Staphylokokken- und Candida-Wirksamkeit wieder voll da.

Krier: Bewußtlose Patienten kommen oft mit einer Aspiration zu uns und entwickeln in einem sehr hohen Prozentsatz eine Pneumonie, die dann sehr häufig mit Anärobiern vergesellschaftet ist. Wir meinen, in solchen Fällen doch den prophylaktischen Einsatz von Antibiotika zu rechtfertigen. Wie stehen Sie dazu?

Daschner: Wenn Sie mir eine einzige Studie der Weltliteratur zeigen können, die beweist, daß diese Maßnahmen helfen, würde ich sofort sagen „ja". Zum jetzigen Zeitpunkt sind wir der Meinung, daß eine solche prophylaktische Gabe nicht erfolgen sollte. Es ist nämlich eine sinnlose Maßnahme. Es gibt überhaupt keine Antibiotika-Prophylaxe gegen das Entstehen einer Pneumonie.

Karimi: Ich habe eine Frage hinsichtlich der antibiotischen Prophylaxe bei fronto-basaler Liquorfistel, bei der es sich operativ um eine aufgeschobene Dringlichkeit handelt. Man sollte Chloramphenicol 5 Tage lang geben, dann absetzen, sodann ein Tetracyclin-Präparat weitergeben. Wenn wir in diesen Fällen nichts tun, haben wir eine Pneumokokken-Meningitis.

Daschner: Das ist richtig. Der Patient mit der offenen Liquorfistel neigt besonders zu Pneumokokken-Meningitiden. Wenn sie Chloramphenicol geben mit einer etwa 85- bis 90%igen Wirksamkeit gegen Pneumokokken z. Z. in Deutschland, dann können Sie die Pneumokokken aus dem Nasen-Rachenraum mit dieser Substanz eliminieren. Aber was übrig bleibt sind z. B. die Staphylokokken. Chloramphenicol ist eine sehr schlechte Staphylokokken-Substanz, dasselbe trifft zu für das Tetracyclin; dann bekommen Sie eben die Staphylokokken-Meningitis.

Bauer: Eine der häufigsten Hautkontaminationen oder gelegentlich auch Kontaminationen an Drainagenenden sind die Mikrococcaceae. Diese Kontaminationen werden häufig beobachtet, ohne daß irgendwelche klinische Erscheinungen auftreten. Die Paediater sagen uns, daß diese Kontaminationen gelegentlich Wegbereiter auch für schwere Staphylokokkeninfektionen seien. Meine Frage – wie würden Sie das sehen?

Daschner: Man weiß, daß etwa 20–30 % aller länger liegenden Venenkatheter an der Spitze kontaminiert sind. Die Arbeitsgruppe um Pulverer vom Hygiene-Institut in Köln hat fantastisch nachgewiesen, warum das so ist. Die Mikrococcaceae sprich Staphylococcus epidermidis, sind offensichtlich in der Lage, das Plastikmaterial der Venenkatheter als Nährstoff zu verwenden, sich in diesen Venenkatheter einzugraben, einen Deckel über sich durch extrazelluläre Produkte hinwegzuziehen, so daß dieser Erreger der körpereigenen Abwehr entzogen sind. Tatsächlich ist es so, daß Staphylococcus epidermidis, Mikrococcaceae und Staphylococcus aureus die häufigsten Erreger sind von Fremdkörperimplantationsinfektionen.

Bauer: Nur eine Frage: In all den Fällen, wo wir gezwungen sind, ohne vorherigen Nachweis eines Erregers und seiner Resistenz antibiotisch zu behandeln, können wir weiter die Kombination Cephalosporine und Aminoglykoside anwenden oder haben Sie ein anderes Rezept?

Daschner: Das ist eine prima Frage, eine kurze Antwort: Sie können natürlich. Sie haben nur einen einzigen Nachteil: die Rate nephrotoxischer Nebenwirkungen ist bei Cephalosporinen plus Aminoglykoside höher als Breitspektrumpenicillinen plus Aminoglykoside. Darum bevorzugen wir in unserer Klinik die letztere Kombination wegen der Gefahren auf der Intensivstation.

Schlußwort

Es ist also doch mit Recht festzustellen, daß Themen wie Hirnödem und Management von Schädelhirntraumen trotz ihrer häufigen wissenschaftlichen Aufarbeitung doch nicht a priori als alte Hüte abzutun sind. So war es sicher sehr sinnvoll, in den ersten beiden Grundsatzreferaten die gesamte Palette der Problematik in Forschung und Diagnostik des Hirnödems in seinen verschiedenen Formen und mit seiner klinischen Relevanz sowie die Probleme der verschiedensten Schädigungsformen der Schädelhirntraumen sich wieder einmal zu vergegenwärtigen. Den Begriff der Mediatorsubstanz mit ihren verschiedenen chemischen Substanzen wird man in der Zukunft größte Aufmerksamkeit schenken müssen. Daß das CT zur wichtigsten diagnostischen Maßnahme beim Schädelhirntrauma geworden ist, steht außer Frage. Das NMR (Kernspintomographie) spielt diesbezüglich beim jetzigen Stand der Technik keine Rolle. Aber das CT vermag trotz Beschäftigung mit dieser Methode seit einem Jahrzehnt nicht alle Probleme in der Diagnostik des Hirnödems, der Schädelhirntraumen und vor allem bei deren prognostischer Einordnung zu lösen. Klinische Aspekte haben hier ohne Ausnahme das Primat.

Ein wichtiges, aber kontroverses Thema stellt die Frage nach dem Wert der Steroidgabe beim Schädelhirntrauma dar. Wie zu erwarten war, kann und konnte eine exakte Beantwortung nicht erreicht werden. Je nach eigener Einstellung und Erfahrung sollte man anfangs sofort nach dem Unfall eine einmalige hohe Dosis von Kortikoiden verabreichen. Die neurologische Ausgangsposition muß aber unbedingt dabei berücksichtigt werden. Die kontroverse Problematik (Steroide ja – nein) sollte unbedingt in einer gemeinsamen künftigen Studie verschiedener Kliniken angepackt werden, wobei unter ständiger Kontrolle und Mitarbeit eines Theoretikers die verschiedenen Parameter bei der Behandlung von Schädelhirntraumen beachtet werden, um so endlich Teilaspekte der Probleme zu lösen und das ständige Hin und Her und Für und Wider des Einsatzes von Steroiden beim Schädelhirntrauma zu beenden und endlich die Glaubensbekenntnisse durch gesicherte Realitäten zu ersetzen.

Bei der Früh- und Anfangsversorgung von polytraumatisierten Schädelhirnverletzten mit Bewußtlosigkeit, Zeichen der möglichen intrakraniellen Drucksteigerung und vor allem schon geringfügigen traumatischen Veränderungen im CT sollte der Patient vorsichtshalber mit einer epiduralen Drucksonde versorgt werden. So lassen sich gröbere Verkennungen von in Entstehung begriffenen, operationspflichtigen intrakraniellen Hämatomen bei Behandlung chirurgischer Verletzungen verhindern; die intensiv-medizinischen Maßnahmen können generell besser angepaßt getroffen werden. Epidurale Drucksonden sollten daher vermehrt routinemäßig eingesetzt werden.

Eine Behandlung mit Barbituraten auf dem Transport sollte unterbleiben. Der Wert dieser Behandlung beim gesteigerten Hirndruck aufgrund des Hirnödems wird als zwiespältig angesehen; jeder hat diesbezüglich seine Erfahrungen.

Wesentliche Probleme beim Tumor-Ödem scheint es nicht zu geben. Der Effekt von Kortikoiden ist klinisch bewiesen und gesichert, auch wenn im CT unterschiedliche Befunde mitgeteilt werden.

Das Ödem bei Hirnabszessen scheint durch Steroid-Gabe gebessert zu werden, so daß eine Kombinationstherapie mit Antibiotika vorzuschlagen ist. Allerdings muß man die Inhibierung der Kapselbildung des Abszesses mit in die Überlegung einbeziehen.

Welche Kortikoide soll man nehmen? Hier soll keine Firmenreklame gemacht werden; zwei Medikamente sind zu nennen: Dexamethason und Triamcinolonacetonid, wobei Dexamethason bisher am besten pharmakologisch und klinisch erforscht worden ist. Entsprechende Untersuchungen sollte man auf das Triamcinolonacetonid ausdehnen. Wie es nun jeder mit den Steroiden hält, bleibt jedem überlassen.

Th. Grumme

Engelhardt

Unfallheilkunde für die Praxis

17 x 24 cm. XX, 490 Seiten. Mit 202 Abbildungen und 11 Tabellen. 1984.
Gebunden. **DM 68,–** ISBN 3 11 007762 0

Die »Unfallpraxis« von Walther Ehalt hat in fünf Auflagen eine ganze Medizinergeneration begleitet. Die **Unfallheilkunde für die Praxis** baut in direkter Nachfolge auf dieses weitverbreitete Standardwerk auf und gibt in konzentrierter Form praxisnahe Erfahrungen bei der Versorgung von Unfallverletzten wieder. Besonders dem Studenten der Medizin, dem jungen Arzt, dem Krankenhausassistenten, dem Arzt für Allgemeinmedizin oder dem Betriebsarzt soll die Basisversorgung von Unfallverletzten dargestellt werden. Keine »Traumatologie« im üblichen Sprachgebrauch wird geboten: Dieses Werk beschränkt sich nicht nur auf Körperhöhlen- und Gliedmaßenverletzungen, es wird der Versuch einer interdisziplinären Darstellung aller den Menschen betreffenden Unfallfolgen unternommen. Die Hauptlast dieser Aufgabe trägt die Allgemeinchirurgie unter Beteiligung aller angrenzenden Fachgebiete. Die Integrationsfähigkeit der Chirurgie soll sicherstellen, daß über dem speziellen Wissen und Können der Fachleute nicht der spezifisch ärztliche Auftrag vergessen wird.

Die außerordentlich reichhaltige Bebilderung ermöglicht einen schnellen Zugang zur Information für die Erstversorgung und erlaubt darüber hinaus schon bei ersten Maßnahmen die Berücksichtigung der klinischen Weiterversorgung.

W DE G

de Gruyter